Hildegard
Almanach der Jahreszeiten

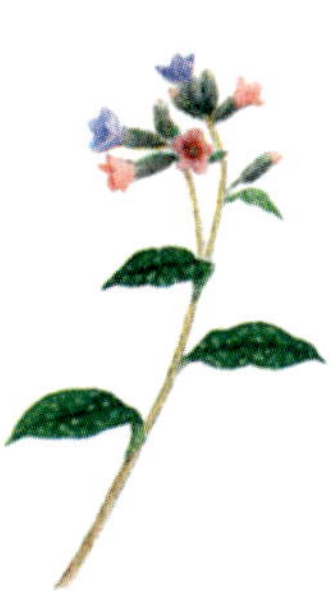

Peter Pukownik

HILDEGARD

Almanach der Jahreszeiten

illustriert von Johannes Wawra

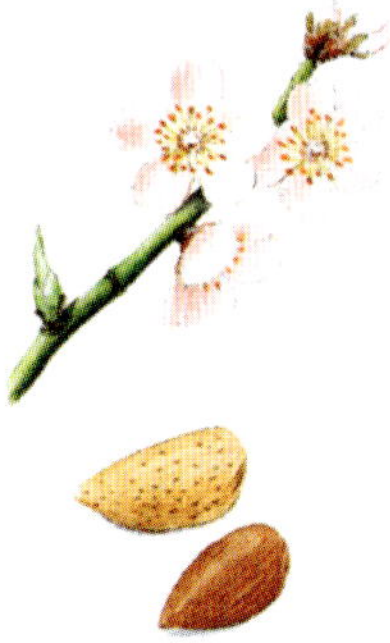

vianova

1. Auflage 2012

Verlag Via Nova, Alte Landstr. 12, 36100 Petersberg
Telefon: (06 61) 6 29 73 · Fax: (06 61) 96 79 560
E-Mail: info@verlag-vianova.de
Internet: www.verlag-vianova.de / www. transpersonale.de

Bildnachweis Hildegard von Bingen: © akg-images
Gestaltung, Illustration und Satz: Johannes Wawra, Aachen
Umschlaggestaltung: Guter Punkt, München
Druck und Verarbeitung: Appel und Klinger, 96277 Schneckenlohe

ISBN 978-3-86616-217-4

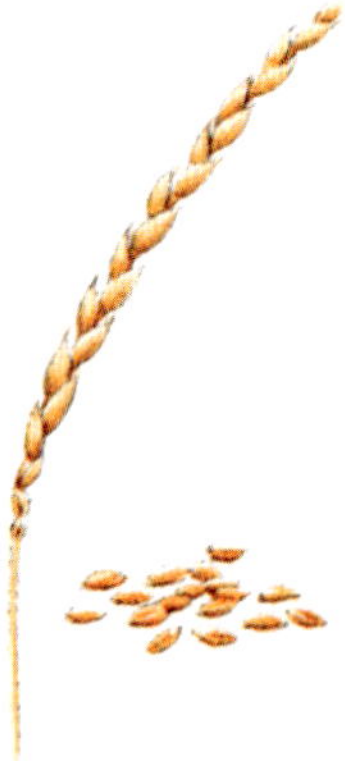

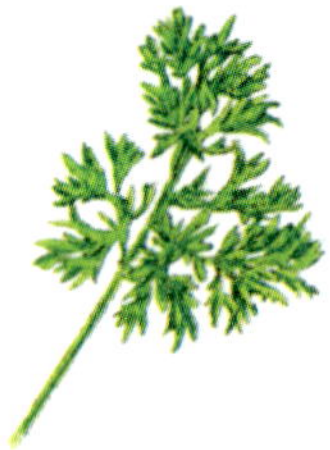

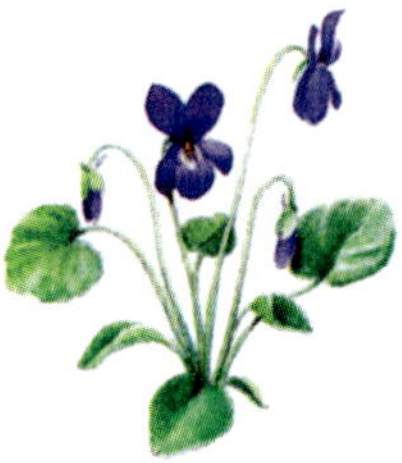

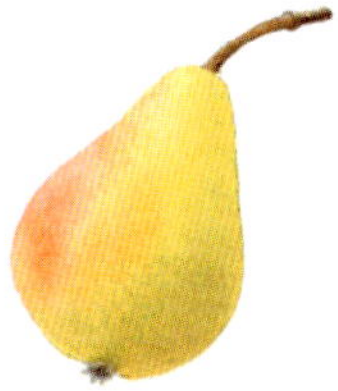

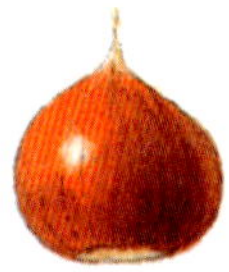

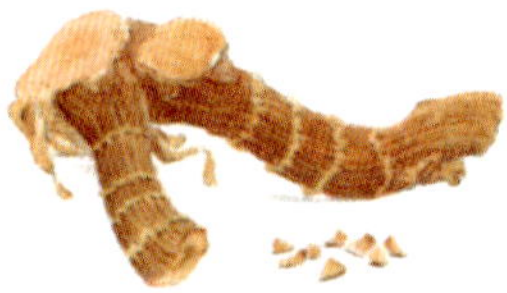

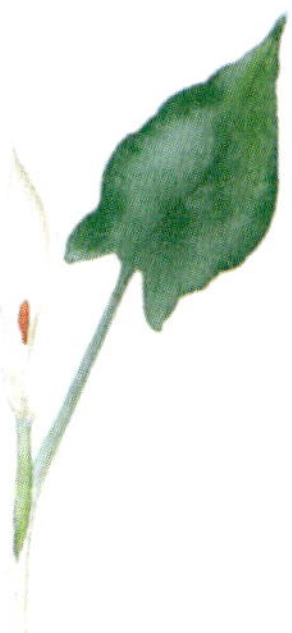

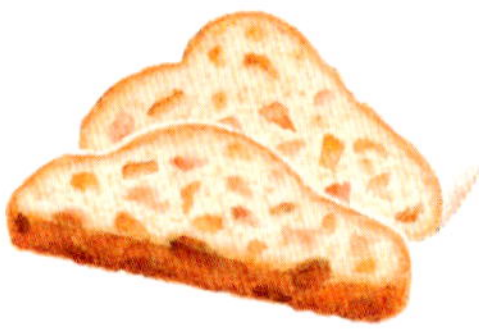

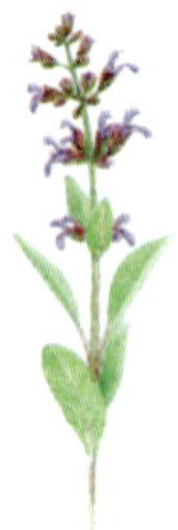

Einführung

Dieses Buch kann nie vollständig sein, sondern nur Anregungen geben, dass man in einem anderen Buch intensiver über das angerissene Thema nachliest, vor allem in den Büchern des Pionieres der Hildegard-Heilkunde, Dr. Hertzka. Er hat uns die nötigen Impulse gegeben, im Sinne der heiligen Hildegard weiterzumachen, und dies soll auch das Buch bei Ihnen bewirken.

Man darf natürlich vor lauter Euphorie nicht in den Irrtum verfallen, dass man mit der Hildegard-Heilkunde alles erreichen könnte. Man darf diese Therapien und vor allem sich selbst nicht überschätzen. Die heilige Hildegard verlangt oft viel von uns, und der Geist ist oft willig, aber das Fleisch ist schwach. Aus diesem Grund mangelt es sehr oft an der praktischen und korrekten Ausführung.

Die heilige Hildegard war die größte deutsche Frau des Mittelalters, gründete das Kloster Rupertsberg und war dessen Äbtissin. Sie diktierte theologisch-psychologische Werke und zwei Medizinbücher, komponierte Hymnen und ein Oratorium, unternahm weite Missionsreisen, visitierte Klöster und wirkte durch eine umfangreiche Korrespondenz, die sie mit den Großen der damaligen Zeit führte, mit am Weltgeschehen. Dies alles tat sie nur zum Lobe des Allerhöchsten. Sie selbst nannte sich die „Posaune Gottes“ und wurde von ihren Zeitgenossen „Prophetissa Teutonica“ oder auch „Seherin vom Rhein“ genannt.

Schon damals zeigte sie die Zusammenhänge von Kosmos und Mensch und die Gefährdung des Menschen und seiner Umwelt sowie in ihren Visionen ein Wissen, das unsere Vorstellungskraft überschreitet. Vieles davon ist heute schon wissenschaftlich bewiesen, anderes harrt noch dieses Beweises. Diese große Mystikerin des ausgehenden Mittelalters war keine Ärztin, wie immer wieder geschrieben wird. Ihre Heilkunde war zum Zeitpunkt der Niederschrift weder Erfahrungs- noch Volksheilkunde. Alles, was sie schrieb, war göttliche Eingebung. Ihr Briefwechsel mit Päpsten, Kaisern, Königen und anderen hohen Persönlichkeiten ermöglicht den Wissenschaftlern heute, die Echtheit ihrer Werke darzulegen. Über 300 dieser Schriftstücke sind in Originalen erhalten.

Geboren wurde Hildegard im Jahre 1098. Mit acht Jahren wurde sie der Klausnerin Jutta von Sponheim, einer Benediktinerin auf dem Disibodenberg, zur Erziehung und Ausbildung übergeben. Im Jahre 1114 nahm sie den Schleier als Nonne und wurde 1136 zur Äbtissin gewählt. 1141 erhielt sie von Gott den inneren Befehl, alles, was sie vor ihrem geistigen Auge sah, niederzuschreiben.

Schon als Kind hatte sie Sehergaben und erschreckte damit ihre Umgebung. Sie erzählte Dinge, die außer ihr keiner sah. Als hochbegabte Frau schrieb sie über diese Wahrnehmungen. Sie hielt fest, dass sie sich ihrer menschlichen Unzulänglichkeit voll bewusst sei, aber ein innerer Drang zwinge sie, alles so niederzuschreiben, wie sie es vor ihrem Auge sah. Die heilige Hildegard fiel dabei aber nicht in Trance, sondern war hellwach.

Ihre Heilkunde ist bisher schon zu einem Teil in einigen Praxen und von vielen Laien-Hildegard-Freunden aufgearbeitet worden. Der große Rest wartet noch auf die Erprobung.

Auf der Synode von Trier 1147/48 wurden durch eine Kommission, die Papst Eugen III. ins Kloster schickte, die Sehergaben Hildegards streng geprüft und anerkannt. Als geachtete Prophetin hatte sie gewisse Freiheiten, die sie zum Wohle der Menschheit und der Kirche nutzte. In der Folgezeit schrieb sie dann ihre visionären Werke und 1179, kurz vor ihrem Tod, noch eine Autobiographie. Dies dürfte das einzige Werk Hildegards sein, das sie ohne Eingebung schrieb.

Zu jeder Zeit stellte sie Gott in den Mittelpunkt und den Menschen als sein höchstes Geschöpf in Bezug zu ihm. Es gibt kein Werk Hildegards ohne Theologie und Medizin. Für sie war alles eins und eins greift nahtlos in das andere über. Sie lehrt uns das Ganze anzuschauen, den ganzen Menschen in seiner Einheit von Körper, Seele und Geist, und uns nicht im Detail zu verirren.

Hildegard sagte, dass sich Gott in uns, seinen Geschöpfen, ausdrückt und dass wir für diesen uns anvertrauten Körper eine Verantwortung haben. So meinte sie auch, dass die Medizin nicht dazu da sei, Leben zu verlängern, sondern dazu, das Leben lebenswerter und offener für Gott zu machen. Sie erklärte, dass wir in einem gesunden Körper offener für Gott sind, und drückte damit klar aus, dass die Heilkunde ein Werkzeug für die geistige Reifung des Menschen und die Mystik ist. Krankheit war für Hildegard von Bingen ein Mangel an Sein. Heil und Heilung seien aufeinander bezogen. Wer Heilung braucht, der ist des letzten Ziels des Menschen, des Heils, ebenso bedürftig. Sowohl in ihren theologisch-psychologischen Werken, als auch in ihren Medizinbüchern geht sie auf konkrete Krankheitsbilder ein, gibt gezielte Anweisungen mit je 35 Tugenden und Lastern. Viele Pflanzen, Steine, Mineralien und Tiere benennt sie mit konkreten Worten als Heilmittel, wobei sie aber nicht auf die Tradition der damaligen Medizin zurückgreift, sondern ganz erstaunliche neue Indikationen, die weder damals noch heute bekannt waren und sind, bringt.

Manchmal schreibt sie: „… es *hilft, wenn Gott will, dass* es *hilft!“* Dann hilft es nicht jedem. Wenn sie aber sagt: „… es *heilt!“,* kann man sich darauf verlassen, dass es heilt – wenn man es genau so anwendet, wie sie es vorschreibt.

Sie schrieb sinngemäß, dass alles auf dieser Welt Schwingung sei und dass die verschiedenen Schwingungen unterschiedliche Wirkungen auf den menschlichen Körper ausüben. Man müsse diese Schwingung nur durch ein geeignetes Medium auf den Körper übertragen. Dazu ein Beispiel, Originalton Hildegard: *„Und wenn jemandem Blut aus der Nase fließt, dann wärme Wein und in den gewärmten Wein lege den Karneol* (einen Halbedelstein). *Und so gib jenem zu trinken und das Blut wird aufhören zu fließen. „* Dies hilft heute vielen, denen sonst nichts hilft, wo bisher weder Medikamente noch Verätzungen halfen. Diese Personen sollten immer wieder vorbeugend ein Gläschen Karneolwein trinken und die Beschwerden verschwinden. Oft wird damit langsam ein zu hoher Blutdruck gesenkt, der meist die Ursache des Nasenblutens ist. Dies ist schon in vielen Praxen erprobt worden. Hildegard ging immer an die Wurzel des Übels und nicht ans Symptom.

Die Hildegard-Heilkunde besteht, neben der psychisch-geistig-theologischen Betreuung, aus drei tragenden Säulen:

1. die Umstellung der gesamten Ernährung auf Dinkel,
2. die Reinigung des Körpers durch Ausleitungsverfahren: Aderlaß, Schröpfen und Fasten,
3. die Hildegard-Heilmittel.

Damit sollen Sie hier etwas vertraut gemacht werden, gemäß dem Ausspruch der großen Theresa von Avila: „Tu Deinem Körper etwas Gutes, damit die Seele Lust hat, darin zu wohnen!“

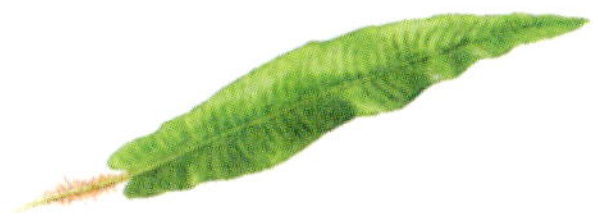

JANUAR

1	*Neujahr*
2	*Makarius*
3	*Genoveva*
4	
5	
6	*Dreikönigstag. Epiphanie*
7	
8	*Erhard*
9	
10	
11	
12	
13	*Hilarius*
14	*Englmar*
15	*Romedius*
16	
17	
18	*Petri Stuhlfeier*
19	*Sara*
20	*Sebastian*
21	
22	*Vinzenz*
23	
24	*Timotheus*
25	*Pauli Bekehrung*
26	
27	
28	*Karl der Große*
29	
30	
31	*Eusebius*

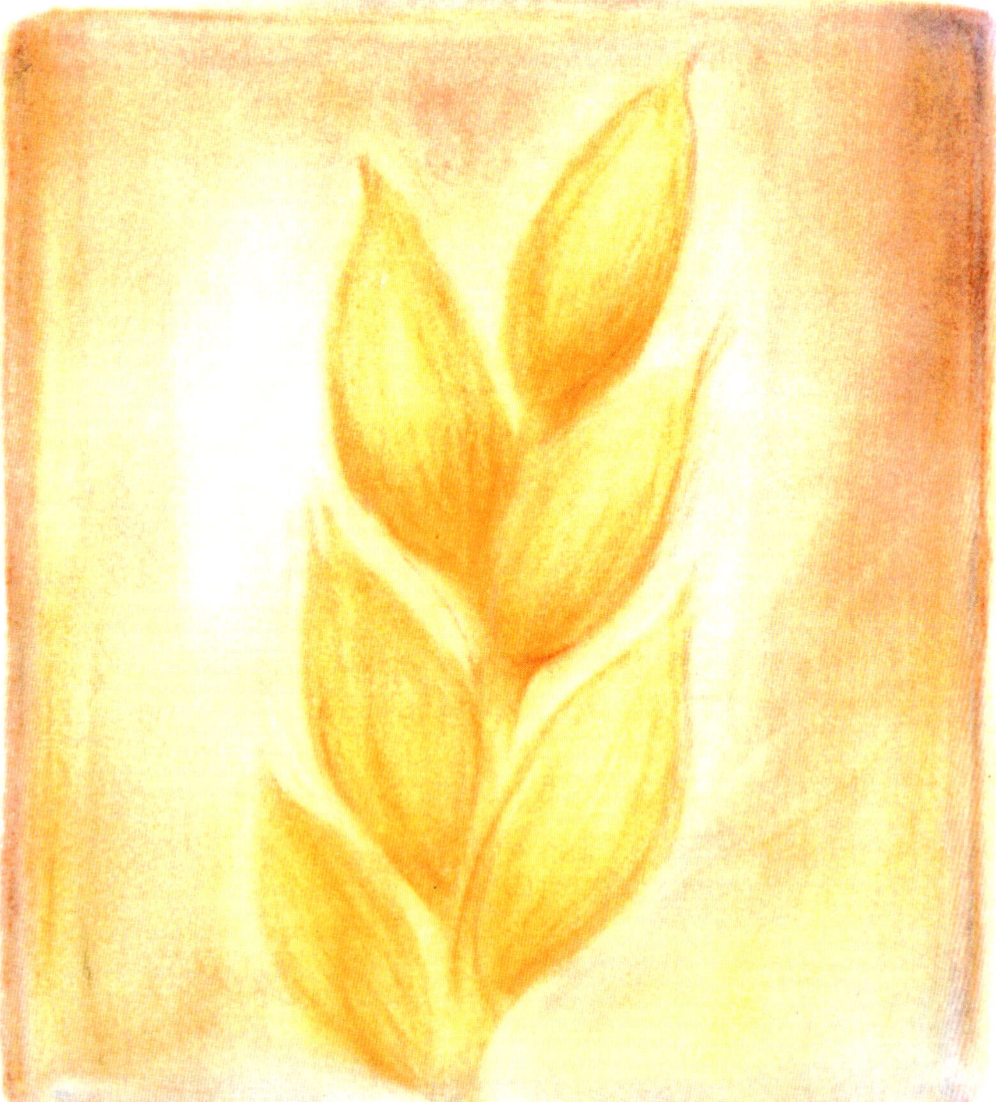

JANUAR

JANUAR

1 Neujahr

2

3

4

„Januar“ kommt vom römischen Gott Janus, der Gott mit den zwei Gesichtern, auch „Jänner“ oder „Hartung“ genannt, soll uns aber auch an den hl. Januarius (lat. Pförtner) erinnern, der unter Kaiser Diokletian im 4. Jahrhundert starb. Er ist Schutzheiliger von Neapel, sein Namenstag der 19. September.

„Will jemand bei großer Winterkälte essen, soll er einen Raum suchen, der weder zu warm noch zu kalt ist, und soll nur lauwarme Speisen genießen, und so wird das Gesunde in der Nahrung bewahrt.

Auch soll er beim Essen nicht in einem kalten Raum sitzen, selbst wenn er sich durch die Kleidung die nötige Wärme verschafft, weil ihn die kalte Luft, die er beim Essen in sich zieht, krank macht. Die während der Mahlzeit von den glühenden Kohlen den Rücken des Menschen heraufsteigende Wärme aber ist ihm gesünder, wie wenn die Wärme des Feuers ihm ins Gesicht kommt.

Immer aber soll sich der Mensch davor hüten, dass er nicht siedendheiße und dampfende Speisen zu sich nimmt, sondern abwarten, bis nach dem Kochen die Hitze und der Dampf verzogen sind, weil sie, wenn er sie zu heiß und noch dampfend verzehrt, seinen Magen auftreiben und leicht den Aussatz bei ihm verursachen.

Auch soll der Mensch im Winter nicht unnötig viel trinken, aber ausreichend. Denn wenn er dann zu viel trinkt, verdirbt er seine inneren Säfte und zieht sich selbst Krankheiten zu.

Im Winter soll er Wein und Bier trinken, und das Wasser, wenn er kann, vermeiden.“

Zum Trinken sagt die heilige Hildegard von Bingen weiter:

„Zu jeder Zeit aber, ob Sommer oder Winter, hat sich der Mensch vor unmäßigem Trinken zu hüten. Wie zu reichlicher Regen dem Erdreich durch das zu viele Wasser schadet, so *bringt auch, wer übermäßig trinkt, seinem Körper den Nachteil schädlicher Säfte.*

Es soll sich aber der Mensch das Getränk auch nicht zu sehr entziehen, denn wenn er sich bei seiner Enthaltsamkeit im *Trinken trocken gemacht hat, bekommt er davon Beschwerde an Geist, wovon Schwerfälligkeit im Denken und Handeln resultiert, und am Körper. Auch können ihm dann die aufgenommenen Speisen innerlich weder eine gute Verdauung, noch körperliche Gesundheit bringen."*

„Wenn der Mensch bei Tisch zwischendurch beim Essen nicht tränke, würde er schwerfällig in geistiger und körperlicher Hinsicht. Es würde auch keinen guten Blutsaft herbeiführen, und er könnte darum keine gute Verdauung haben.

Trinkt der Mensch aber zu viel beim Essen, dann macht das in den Säftes seines Körpers einen üblen Schwall von Sturmfluten, so *dass die rechten regelmäßigen Säfte in ihm zersprengt würden."*

Auch hier empfiehlt sie wieder „das richtige Maß", die „Discretio", wie uns die heilige Hildegard immer wieder wissen läßt.

„Der Leib ist die Wohnstätte und die Unterstützung aller Seelenkräfte, weil die Seele, solange sie im *Leib bleibt, mit dem Leib wirkt und der Leib mit ihr – sei* es *nun gut oder böse."*

Dinkel

JANUAR

5

6 Dreikönigstag, Epiphanie

7

8

Wenn die heilige Hildegard von Bingen im Winter vom Essen spricht, dann sollten wir dies gleich aufgreifen und mit dem Dinkel beginnen. Dinkel sollte die Basis der Ernährung in gesunden und kranken Tagen sein. Sie schreibt dazu:

„Der Dinkel ist das beste Getreide und er ist warm und fett und kräftig, und er ist milder als andere Getreidearten, und er bereitet dem, der ihn isst, rechtes Fleisch und rechtes Blut, und er macht frohen Sinn im *Gemüt des Menschen. Und wie auch immer die Menschen ihn essen, sei* es *in Brot, sei* es *in anderen Speisen, er ist gut und mild.*

Und wenn einer so *krank ist, dass er vor Krankheit nicht essen (kauen) kann, dann nimm die ganzen Körner des Dinkels und koche sie in Wasser, unter Beigabe von Fett oder Eidotter,* so *dass man ihn wegen des besseren Geschmacks gern essen kann und gib das dem Kranken zu essen und es heilt ihn innerlich wie eine gute und gesunde Salbe."*

Dinkel ist ein Urgetreide, das schon vor 8000 Jahren in Mittel-und Nordeuropa verbreitet war. Weizen kam dagegen „erst" vor ca. 5000 Jahren aus dem asiatischen Raum zu uns und verdrängte, durch seine größeren Erträge, langsam den Dinkel. Das Dinkelkorn ist aber das menschenfreundlichste Lebensmittel, das man sich vorstellen kann, seit der Katastrophe von Tschernobyl wissen wir dies erst recht, denn es hat kaum radioaktive Strahlen in sich aufgenommen; die blieben in den äußeren Speltzen hängen.

Dinkel enthält in idealer Zusammensetzung alle lebensnotwendigen Stoffe in einer leicht vom Körper zu verarbeitenden Form und ist dadurch ein Vollwertlebensmittel erster Klasse und zur Wiederherstellung der Gesundheit (oder auch zu deren Erhaltung) bestens geeignet.

Es belastet den Verdauungstrakt nicht so wie andere Nahrungsmittel, weil die Inhaltsstoffe incl. Eiweiß schon bei niedrigen Temperaturen, also auch schon beim Kochvorgang, voll für die menschliche Ernährung aufgeschlossen werden, was bei anderen Getreidearten nicht immer der Fall ist.

Dinkel wurde früher bis in die höchsten Mittelgebirge angebaut. Der Ortsname „Dinkelsbühl" zeugt heute noch davon. Da beim ausgereiften Getreide sehr leicht die Körner ausfallen, erntete man meist schon vor der Reife und reifte das Korn dann auf der Darre künstlich nach. Es kam dann unter dem Namen „Grünkern" in den Handel. Das am Halm gereifte Korn hat aber durch die natürliche Reifung gerade in den letzten entscheidenden Wochen eben noch den letzten Pfiff und ist somit vollwertiger als Grünkern. Dinkel sollte in jeglicher Form die Grundlage jeder Kranken-und Gesundenkost sein.

Er ist sehr vielseitig verwendbar: Man kann ihn verbacken als Kuchen, Brot, Brötchen oder Pfannkuchen, man kann Suppen oder Brei daraus machen oder ihn auch als ganze Körner wie Reis verwenden. Man kann ihn süß oder salzig bereiten, aber am besten immer mit Wasser kochen. Wenn man Milch mitverwenden möchte, dann diese erst nach dem Kochvorgang dazugeben.

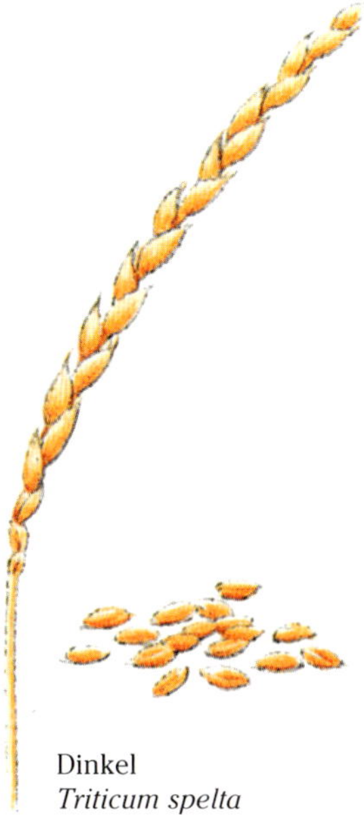

Dinkel
Triticum spelta

Der Dinkel ist eine sehr alte Weizenart mit typischen Merkmalen des Wildweizens. Vor der Reife geerntet und künstlich getrocknet ist er als Grünkern im *Handel*

„Der Verstand haftet an der Seele, wie der Arm am Leib. Denn wie der Arm mit Hand und Fingern vom Leib ausgestreckt wird, so geht auch der Verstand mit dem Wirken der übrigen Seelenkräfte, mit denen er alle Werke des Menschen versteht, ganz aus der Seele hervor."

Getreidemühlen

JANUAR

9

Zur Bereitung von Müsli, aber auch für das eigene, frische Mehl, ist es ratsam, sich für den Hausgebrauch eine Getreidemühle anzuschaffen.

Mühlen sollten immer – egal ob mit Handbetrieb oder elektrisch getrieben – ein Mahlwerk haben. Eine elektrische Kaffeemühle z. B. mit einem Schlagwerk eignet sich auf keinen Fall dafür, da das Gemahlene dabei zu heiß werden kann und z. T. sogar verbrennt.

10

Viele biologisch orientierte Personen sind der Meinung, es müsse unbedingt ein Stein-Mahlwerk sein, andere stehen mehr auf einem Stahl-Mahlwerk. Dies ist z. T. eine Weltanschauung, weil eben das Stein-Mahlwerk das Ursprünglichere war. Ein gutes Stahl-Mahlwerk hält aber meist länger und ist auch in der Anschaffung meist etwas billiger. Am Mahlgut selbst merkt man keinen Unterschied.

11

Der Vorteil einer eigenen Mühle liegt auf der Hand:

Man kann sich zu jeder Zeit ein Vollkornmehl oder -schrot bereiten und hat dadurch alle wertvollen Stoffe des ganzen Kornes.

12

Wenn man ein fertig gemahlenes Vollkornmehl kauft, kann es möglich sein, dass durch die fettigen Bestandteile im Schalenbereich des Kornes das Mehl schon etwas ranzig riecht oder auch schmeckt, wenn es schon etwas gelagert war. Bei einem frisch gemahlenen Mehl kann das nicht passieren.

Es können auch – wenn man das Mahlgut unmittelbar nach dem Mahlen weiter verarbeitet – keinerlei Oxydationsprozesse stattfinden, und alle Vitalstoffe bleiben unverändert, so dass man wirklich alles in einer idealen Form der Nahrung zuführt.

Außerdem schmeckt es einfach viel besser – und das ist gerade in der heutigen Zeit, wo alles möglichst schnell und billig und gleich hergestellt wird und dadurch natürlich viele dieser Fertigprodukte sich geschmacklich ähneln, ein gutes Argument für eine eigene Getreidemühle im Haus.

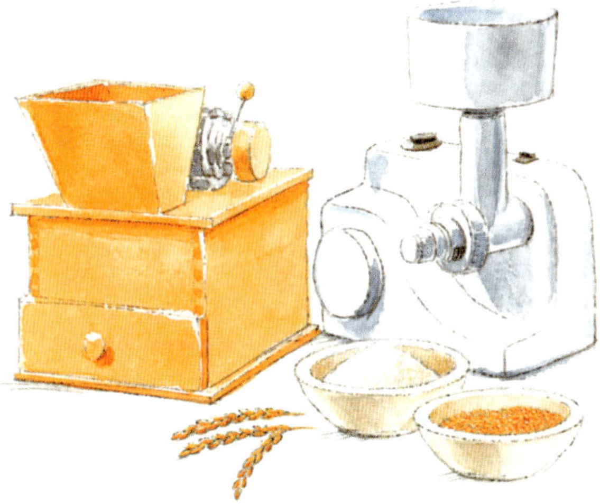

Zwei Getreidemühlen für den Hausgebrauch. Neben dem großen Angebot an Elektromühlen gibt es auch Geräte für den Handbetrieb

„Und wie der Leib ein Herz hat, so hat auch die Seele einen Verstand, der in diesem Teil der Seele seine Kraft aus übt wie der Wille in einem anderen Teil.“

Dinkelbrot

JANUAR

13

14

15

16

Rezept:

- 500 Gramm Dinkel-Vollkornmehl (evtl. frisch gemahlen)
- 20 Gramm Hefe
- 1 Teelöffel Honig
- 1/2 Liter Frischmilch
- 1/2 – 1 Teelöffel Vollmeersalz

Verändern und variieren kann man dieses Brot sehr vielseitig. Man kann den Honig weglassen und dafür mit etwas Galgant und Bertram, Kardamon und Kümmel würzen und man kann eventuell noch mit einer Handvoll gehackter Mandeln die ganze Sache verfeinern.

Mandeln kann man natürlich auch in Verbindung mit dem Honig an das Brot geben und Galgant und Bertram in feiner Dosierung auch mit dem Honig und den Mandeln. Nach einiger Zeit hat sicher jeder dann seine ideale Mischung gefunden.

Aus den obigen Zutaten mit den entsprecheden persönlichen Variationen einen Hefeteig bereiten, den Teig gut gehen lassen und in eine leicht gefettete Kastenform einfüllen, darin den Teig nochmals 30 Minuten gehen lassen und dann bei 200 Grad Celsius ca. eine Stunde backen.

Dieses Brot kann man auch sehr gut auf Vorrat einfrieren, entweder als ganzes Stück oder besser schon in Scheiben geschnitten, so dass man immer nur das herauszuholen braucht, was man gerade benötigt. Wenn man die eingefrorenen Scheiben in einen Toaster steckt und in gefrorenem Zustand toastet, schmeckt es wie frisches Brot.

Dinkelzwieback

Wenn man unter den vorher beschriebenen Teig nach dem Grundrezept mit Honig noch ca. 200 Gramm zerlassene Butter knetet (dann evtl. etwas weniger Frischmilch nehmen), kann man daraus Zwieback machen.

Das in der Kastenform gut aufgegangene Brot wird mit dem Messer im Abstand von ca. 1 – 1,5 cm quer eingekerbt und dann bei 200 Grad Celsius ca. eine Stunde gebacken. Danach kurz abkühlen lassen und aus der Form lösen.

Mit einem scharfen Messer wird nun an den Kerbstellen das Brot in Scheiben geschnitten, auf ein gefettetes Backblech gelegt und bei kleiner Hitze nun mehr getrocknet als gebacken. Der Zwieback – also der zweifach gebackene – muss goldgelb sein.

Will man fettärmeren Zwieback, dann braucht man nur 2 Esslöffel Butter, aber dafür die gesamte Milchmenge von 1/2 Liter.

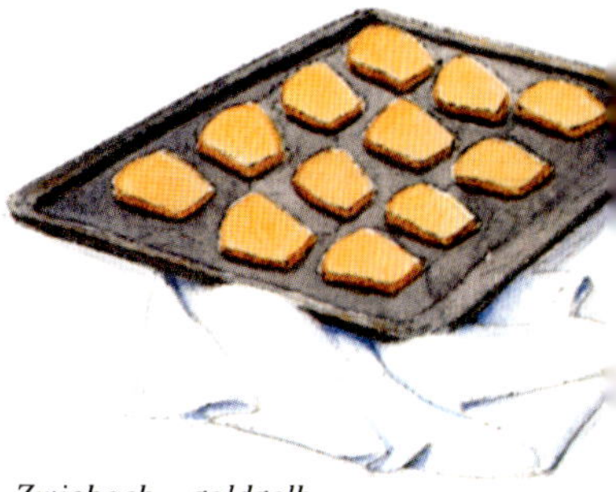

Zwieback – goldgelb nach dem zweiten Backen

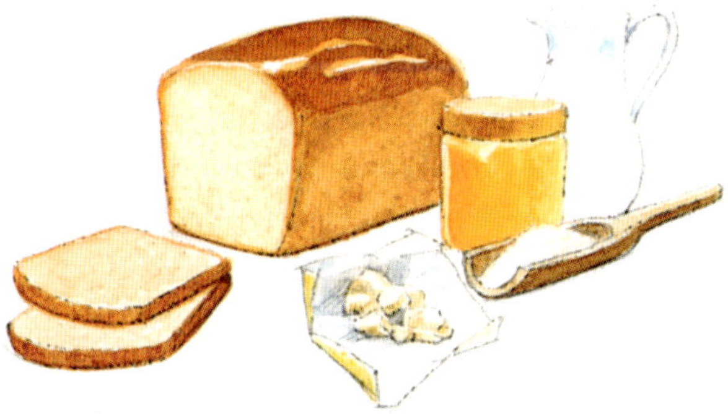

Auch als Toastbrot köstlich: das Dinkelbrot

„Das Gemüt hat im Herzen der Menschen eine Wohnstätte, das sowohl den Verstand, den Willen und jede Seelenkraft stärkt."

JANUAR

17

18

19

20

Grundgewürze

Einige Grundgewürze, die die heilige Hildegard von Bingen uns wärmstens ans Herz gelegt hat und die harmonisch zu allen Dinkel-Rezepten passen und der Gesundheit förderlich sind:

Galgantpulver

Galgant ist, alleine eingenommen, das schnellstwirkendste Hildegard-Herzmittel bei Zuständen von Schwindel, Schwäche und Schmerzen, die vom Herzen kommen.
Es hat auf den Verdauungstrakt regulierende Einwirkung, beeinflusst alle Ursachen von Schmerzen oder Krämpfen, beeinflusst auch Migräne und Kopfschmerzen positiv, hilft gegen Wallungen in den Wechseljahren und beinflusst sogar das Schnarchen.

In der Hildegard-Küche sollte man Galgant in jedes Essen, wo es geschmacklich dazu paßt, mitverwenden.

Bertrampulver

Betram wird in der Hildegard-Heilkunde zur Säftereinigung des Blutes, auch bei schlechten Laborwerten verwendet, *„... da er die Fäulnis in ihm mindert und das gute Blut in ihm vermehrt ... Aber auch den Kranken, der schon fast in seinem Körper gestorben ist, bringt er wieder zu Kräften ... schickt nichts unverdaut hinaus ... ein Mensch, der viel Schleim im Kopf hat, dem mindert er die Schleime in seinem Kopf ... vertreibt er ihm die Krankheit und verhindert, dass er krank wird ".*

An diesen Aussagen der heiligen Hildegard von Bingen kann man ersehen, wie wertvoll dieses Pulver ist. Deshalb sollte auch Bertram in der Küche mitverwendet werden.

Quendelpulver

„Und ein Mensch, der krankes Fleisch des Körpers hat, so *dass sein Fleisch wie Krätze ausblüht, der esse oft Quendel, entweder mit Fleisch oder im Mus gekocht und das Fleisch seines Körpers wird innerlich geheilt und gereinigt werden.*

Und wenn das Gehirn krank und wie leer ist, dann pulverisiere er Quendel und dieses Pulver vermische er mit Semmelmehl (Feinmehl vom Dinkelkorn) *in Wasser und* so *mache er Törtchen und er esse sie oft und sein Gehirn wird sich besser befinden."*

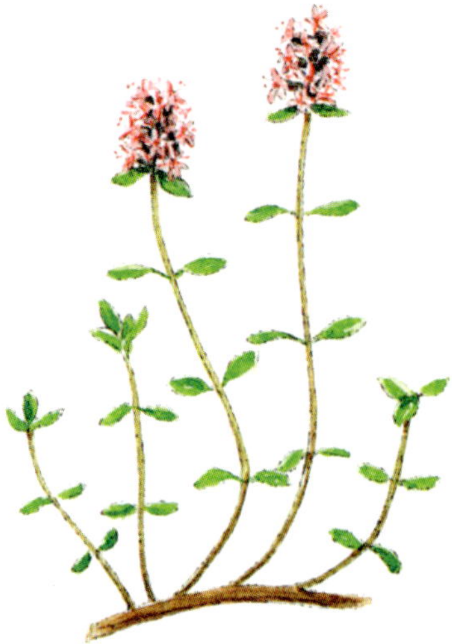

Quendel (Feldthymian)
Thymus serpillum

Also bei allen Hautkrankheiten, aber auch überall dort, wo ein innerer Reinigungseffekt erreicht werden soll – und wo sollte dies nicht der Fall sein – an jedes Essen also, wo es geschmacklich dazupasst, auch Quendel geben.

Diese drei Gewürze sind neben dem Salz, das man mäßig benutzen sollte, die Basisgewürze der ganzen Hildegard-Heilkunde und der Hildegard-Küche. Sie bringen eine etwas eigenwillige, aber sehr gute Geschmackskomponente auf den Tisch und alleine dadurch sind viele schon zu begeisterten Hildegard-Anhängern geworden.

Außerdem „essen Sie sich damit gesund"!

„Werft aus dem Bewusstsein eures Herzens das Ausforschen jener geheimen Dinge, die bei der obersten Weisheit unnütz sind."

Dinkel-Gofio

21

Man kann aus den Dinkelkörnern auch „Gofio“ bereiten.

Die Ureinwohner der Kanarischen Inseln nannten die in einer Pfanne gerösteten Getreidekörner so. Sie wurden unter ständigem Rühren geröstet und dann zu Mehl oder Schrot weiter verarbeitet. Ähnliches weiß man auch von Tibet, wo die Gerstenkörner geröstet, zerstampft und dann daraus mit dem gesalzenen Buttertee das Nationalgericht „Tsampa“ bereitet wird.

22

Dieses Rösten kann man natürlich auch mit den Dinkelkörnern machen. Sie werden durch diese Erhitzung für die menschliche Ernährung voll aufgeschlossen und sind dann keine „Rohkost“ mehr, wenn man sie weiter verarbeitet. Man kann dann daraus auch Frischkornmüsli aus den gemahlenen Dinkelkörnern bereiten.

23

Zur Herstellung nimmt man eine Pfanne, für die man kein Fett braucht, gibt die ganzen Dinkelkörner hinein und erhitzt sie einige Minuten lang unter ständigem Rühren mit einem Holzlöffel, bis sie goldgelb werden. Dabei knackt und knistert es ständig, weil die Körner durch die Erhitzung auseinandergehen und z. T. sogar etwas aufplatzen. Wenn man vorher und nachher die Menge und das Gewicht der Körner miteinander vergleicht, werden die Körner durch den Flüssigkeitsverlust um 3 – 5 % leichter, nehmen aber gleichzeitig um 3 – 5 % an Volumen zu.

24

Man lässt sie nach dem Erhitzen in einer Porzellanschüssei ganz auskühlen, indem man auch ab und zu etwas mit einem Holzlöffel umrührt und gibt sie dann in ein luftdichtes Gefäß mit Schraubverschluss zur Aufbewahrung und weiteren Verarbeitung.

Die heilige Hildegard von Bingen lässt uns nämlich unter dem Kapitel „Rohkost" wissen, dass sie von Rohkost und rohen Körnern in der Ernährung des Kranken nicht allzuviel hält, ja dies schadet dem Kranken sogar mehr, als es ihm nützt.

Man muss allerdings unterscheiden zwischen dem, was man allgemein als Rohkost bezeichnet und dem, was sie darunter versteht: Für sie ist alles Rohkost, was entweder nicht gekocht ist oder was nicht durch Gewürze und Kräuter für die menschliche Ernährung aufgeschlossen wurde. Das heißt also, dass die rohe Wurzel (auch Mohrrübe oder Gelbe Rübe genannt) aus der Hand gegessen, für sie Rohkost ist, dieselbe Wurzel, in rohem Zustand geraspelt und roh als Salat angemacht, für sie schon keine Rohkost mehr ist.

Um beim Beispiel zu bleiben: Man weiß, dass die Mohrrübe das fettlösliche Vitamin A enthält, das nicht zur Wirkung kommen kann, wenn nicht gleichzeitig etwas Fett dabei ist, selbst wenn man einen ganzen Sack Möhren in „rohem Zustand" essen würde. Erst mit Fett kann es für den Körper verwertet werden.

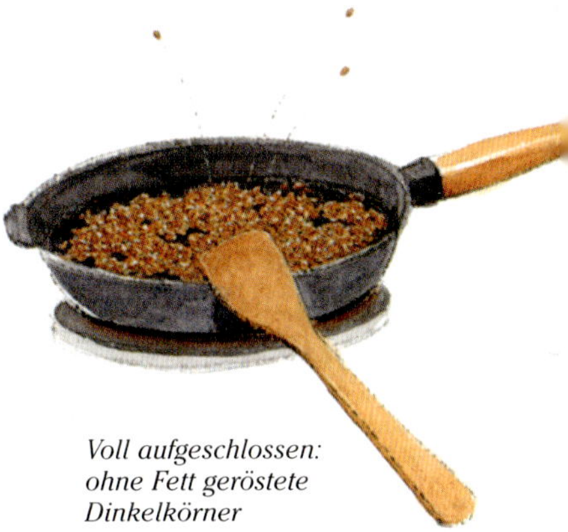

Voll aufgeschlossen: ohne Fett geröstete Dinkelkörner

Von den rohen Körnern sagt sie, dass sie für Gesunde nicht gut seien und Kranke davon sogar Schaden nehmen können.

Deshalb ist die Vorverarbeitung der rohen Körner zu „Gofio" eine akzeptable Alternative. Man braucht dann auf seine bisherigen Gewohnheiten nicht verzichten und kann sich trotzdem gesund ernähren.

„Mit den Augen, dem Gehör und den anderen Sinneswahrnehmungen verherrlicht die Seele den Körper, so dass der Mensch durch und durch wachsam wird."

Dinkelkaffee

25

26

27

28

Sollten einige Dinkelkörner beim Rösten zu „Gofio" zu dunkel werden, so ist dies auch kein Problem: Man sortiert sie aus und verwendet sie für den Dinkelkaffee.

Dinkelkaffee wird von sehr vielen Hildegard-Anhängern gerne getrunken. Er wird aus braun bis dunkel gerösteten Dinkelkörnern hergestellt.

Beim Dinkelkaffee gibt es zwei verschiedene Zubereitungsarten:

1. Nach Dr. Hertzka werden die Körner für die Zubereitung des Dinkelkaffees nicht gemahlen. Die ganzen Körner werden mit heißem Wasser angesetzt und einige Minuten sprudelnd gekocht.

Man hat am Anfang dadurch einen grünlich-braunen Kaffee, der mit etwas Milch, eventuell sogar Ziegenmilch, geschmacklich verbessert wird. Die Körner werden nicht weggeworfen, sondern am nächsten Tag wird ein Löffel frischer Körner den alten Körnern zugesetzt und wieder mit Wasser gekocht. So macht man es eine ganze Woche lang. Jeden Tag wird ein Löffel frischer Körner den alten zugesetzt und gekocht. Von Tag zu Tag wird dadurch der Kaffee dunkler und ist zum Schluss so schwarz wie richtiger Bohnenkaffee. Dann wird das Ganze weggeworfen, und die Woche fängt wieder mit einem dünneren Kaffee von vorne an.

2. Nach Ermatinger Rezept wird ca. 1 Esslöffel geröstete Körner für 1/2 Liter Wasser grob gemahlen, 3 Minuten sprudelnd gekocht, abgeseiht und am nächsten Tag werden wieder neue, möglichst frisch gemahle Körner verwendet.

Egal, wie man nun den Dinkelkaffee zubereitet, sollte man ihn dann mit Milch trinken. Er schmeckt köstlich und ist so eine Wohltat für jeden übersäuerten Magen, den ja heutzutage sehr viele Leute haben.

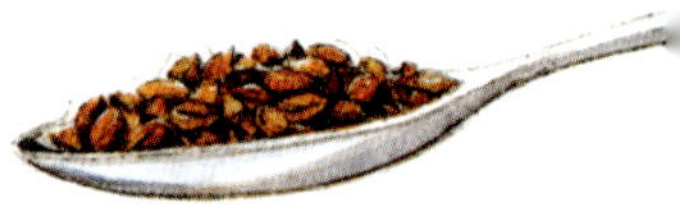

Ganze, geröstete Körner nach Dr. Hertzka

Der Dinkelkaffee ist sehr magenschonend, da er basisch ist, und jeder, der an einer Übersäuerung des Magen-Darm-Traktes leidet, empfindet ihn als große Wohltat. Der normale Bohnenkaffee wird in solchen Fällen noch mehr Säureproduktion im Magen hervorrufen – man spricht dabei von einem Säurelocker –, und dadurch wird der übersäuerte Magen noch mehr gereizt.

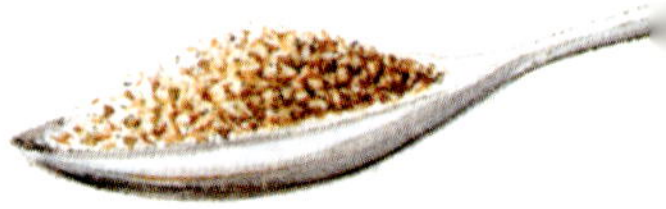

Grob gemahlene, geröstete Körner nach Ermatinger Rezept

Dieser Dinkelkaffee ist übrigens auch der ideale Kaffee für das Kater-Frühstück. Probieren Sie ihn doch einmal, z. B. am 1. Januar, wenn Sie so richtig das „Alte Jahr“ verabschiedet und das „Neue Jahr“ begrüßt haben oder nach einer größeren Geburtstagsparty. Sie werden ihn dann sofort zu schätzen wissen.

In der Praxis verordne ich bei solchen Magenübersäuerungen neben dem Dinkelkaffee auch Fencheltabletten. Meist ist dann auch der Urin zu sauer, meist bei pH-Wert von 5, und damit zeigt eben der ganze Mensch an, dass er total sauer ist und reagiert.

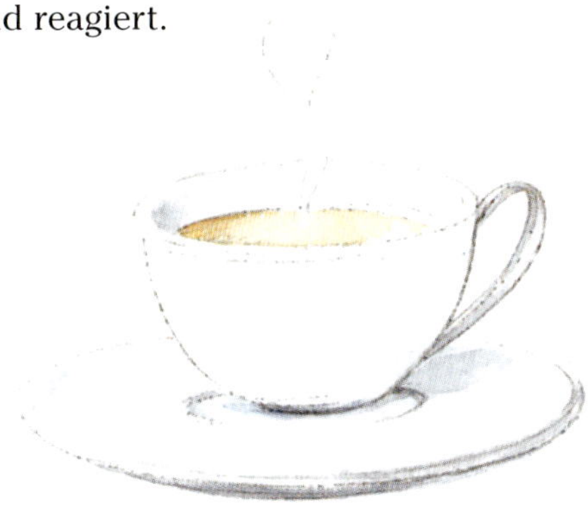

29

30

31

Dinkel-Rezept:

Dinkelkörner mit Fenchel, überbacken mit Käse

Ein sehr wohlschmeckendes Essen, das satt macht, aber den Verdauungstrakt nicht zu sehr belastet, und das man auch einmal Gästen vorsetzen kann. Damit kann man eventuell einen kleinen Einblick in die „Hildegard-Küche" nehmen und auch weitergeben.

Eine entsprechende Menge Dinkelkörner (ca. 50 – 60 g pro Person) werden in einer fertigen Gemüsebrühe (ohne Lauch!) im Schnellkochtopf ca. 30 Minten gekocht.

Parallel dazu kocht man den Gemüsefenchel, ebenfalls in einer fertigen Gemüsebrühe, setzt diesen aber ca. 10 Minuten später auf, weil der Fenchel schneller weich wird und Körner und Gemüse zur gleichen Zeit fertig sein sollten.

Die beiden Brühen – von den Körnern und vom Fenchel gießt man zusammen, würzt diese Brühe noch etwas nach Geschmack mit Salz, Galgant und Bertram ab, gibt das grüne Fenchelkraut, das man vor dem Kochvorgang abgeschnitten hat, kleingehackt hinein und reicht diese Suppe nun als ersten Gang zur Anregung der Magensäfte.

Die fertigen Dinkelkörner werden auf die Teller portionsweise verteilt, der gekochte Gemüsefenchel darübergelegt, mit Käse abgedeckt, mit Paprika und Mutterkümmelpulver bestreut, einige Butterflöckchen darauf gegeben und im Ofen nochmals auf den Tellern ca. 5 Minuten überbacken.

Dazu reicht man einen „hildegardisierten Wein", das heißt, man bricht die Säure des Weines, indem man eine sehr kleine Menge Wasser dazugibt. Ein Esslöffel Wasser pro Glas Wein reicht schon. Der Wein wird dadurch für den Magen bekömmlicher und sehr oft auch aromatischer und geschmacklich aufgeschlossen.

Ein wunderbar schmeckendes und „kern"-gesundes Hildegard-Essen.

Guten Appetit!

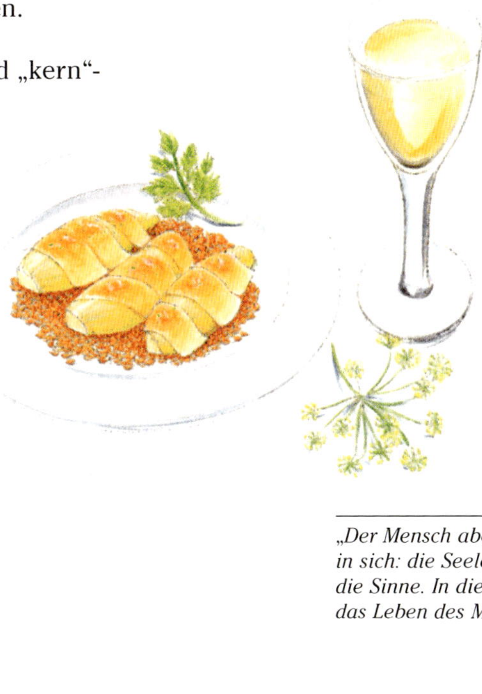

„Der Mensch aber hat drei Pfade in sich: die Seele, den Leib und die Sinne. In diesen trägt sich das Leben des Menschen."

FEBRUAR

1
2 *Mariä Lichtmeß – Mariä Reinigung*
3 *Blasius*
4
5 *Albuin*
6 *Dorothea*
7
8 *Salomon*
9
10 *Scholastika*
11 *Erscheinung Mariä in Lourdes*
12 *Eulalia*
13
14 *Valentin*
15
16 *Juliana*
17 *Mangold*
18
19 *Konrad*
20
21
22
23
24 *Matthias*
25 *Walburga*
26 *Dionysius*
27
28
29 *Roman*

- *Rosenmontag*
- *Faschingsdienstag*
- *Aschermittwoch*

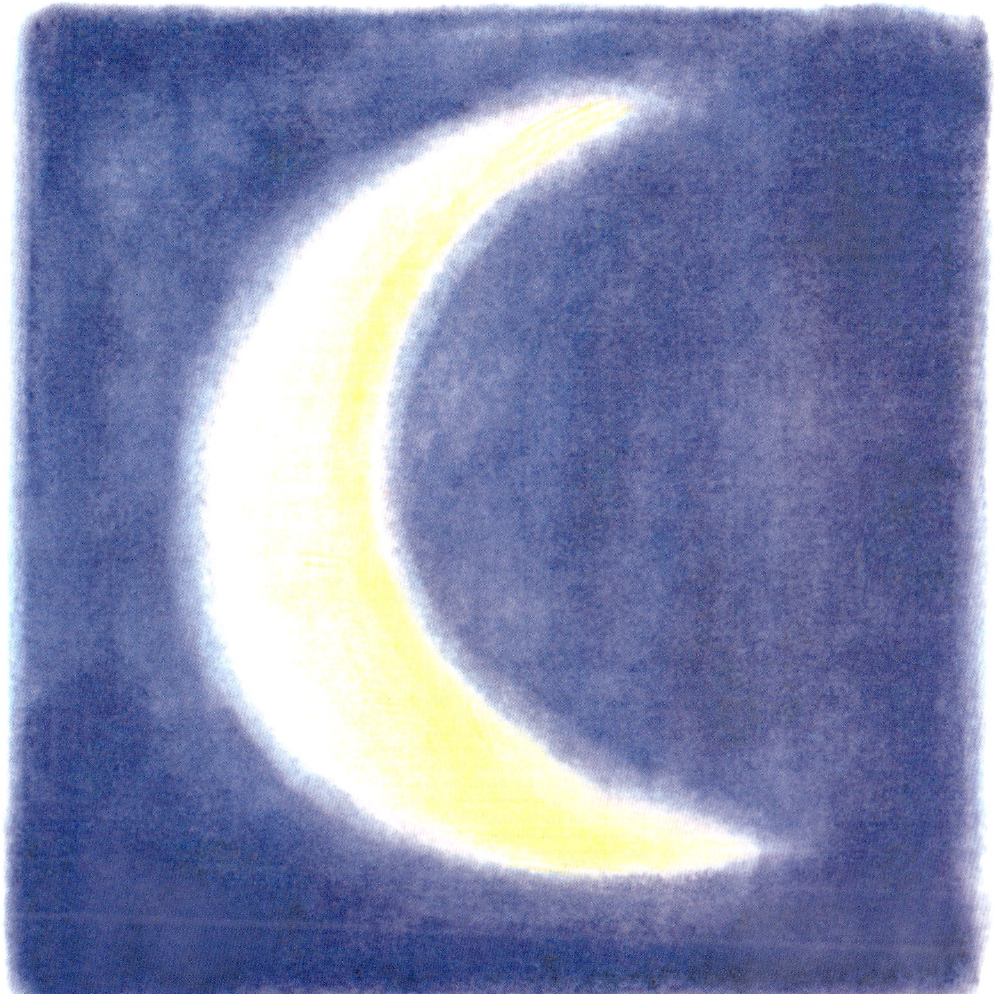

FEBRUAR

FEBRUAR

1

„Februar“, lat. „Sühnemonat, Reinigungsmonat“ , auch „Hornung“ genannt, der zweite Monat des Jahres, mit 28 Tagen und alle vier Jahre im Schaltjahr mit 29 Tagen. Ab Lichtmeß merkt man, dass die Tage länger werden, das Licht nimmt zu, aber es wird gerade in dieser Zeit oft noch grimmig kalt. Der Februar gilt als schneesicherster Monat.

2

Fest Mariä Lichtmeß
Mariä Reinigung

Nach altem, mosaischem Gesetz musste Maria 40 Tage nach der Geburt Christi in den Tempel gehen, um symbolisch gereinigt zu werden.

Allerdings kann man als Hobbygärtner, wenn man ein beheiztes Treibhaus hat, schon jetzt den Boden lockern und eventuell mit Kompost verbessern. Auch einsäen kann man schon einige Sachen, da die Sonne, wenn sie am Tag durch die Wolken durchkommt und scheint, schon etwas Kraft hat und die Samen bei entsprechender Wärme aus der Erde lockt, z. B. Spinat, Salat und Petersilie. Dies kann man auch im unbeheizten Glashaus machen, wenn die Gewähr besteht, dass die Temperatur nachts nicht unter 10 Grad Celsius fällt.

3

Einjährige Kräuter können wir ab Februar schon auf der Sonnenseite auf einer Fensterbank im Blumentopf vorziehen, so dass wir dann im Mai schon kräftige Pflanzen in den Garten setzen können.

Ebenfalls im Februar sollten wir unseren biologischen Helfern im Garten, den Vögeln, ihre Nistplätze richten und eventuell auch abdichten. Die Vogelkästen sollten aufgemacht, die alten Nester völlig entfernt, mit ganz heißem Wasser ohne jeden Zusatz in der Bade-oder Duschwanne gut ausgespritzt und dann erst nach dem völligen Trocknen wieder am gewohnten Platz aufgehängt werden. Pilze und Sporen, die sich oft in alten Nestern befinden, werden damit beseitigt, so dass die Jungvögel gesund heranwachsen können.

Im Garten selbst kann man noch nicht viel machen, es sei denn, man schneidet an den Bäumen und Sträuchern das alte Gehölz aus. Obwohl die Bäume und Sträucher kahl und ohne Blätter sind, sollte man beim Beschneiden immer auf den Mond achten: Nur bei abnehmendem Mond beschneiden, am besten kurz vor oder direkt an Neumond, da die Säfte dann vollkommen aus dem Holz verschwunden sind und durch den Frost die Wunden schneller und besser verheilen.
Große Äste erst einmal ca. 10 cm vom Stamm weg von unten ansägen und dann 15 cm von Stamm weg von oben wegsägen. Dadurch verhindert man ein Wegreißen am Stamm und bekommt keine großen Wunden. Den übriggebliebenen Aststummel sollte man dann anschließend hart am Stamm absägen.

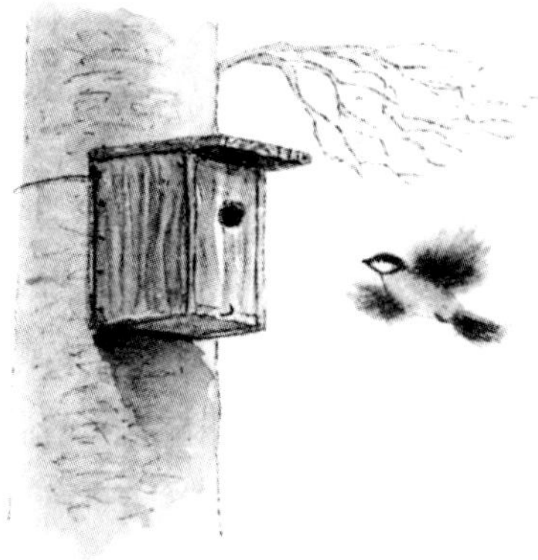

Einsatz für die fliegenden Helfer: Vogelkästen reinigen und instandsetzen

Oft ist schon Mitte oder Ende des Monats Fasching, Fastnacht, Karneval – wie diese Zeit auch immer landschaftlich verschieden heißt. Das ist das Signal für die beginnende Fastenzeit, also die ruhige und besinnliche Zeit bis Ostern. Deshalb heißt dieser Monat auch in den Gegenden, wo die alten Bräuche in der Sprache noch hochgehalten werden, „Sühne-“ oder auch „Reinigungsmonat“.
Also die richtige Zeit fürdie „Frühjahrs-Entschlackungskur“ mit Fenchelteefasten z.B. Es kann auch irgend etwas anderes sein. Ich kenne tiefgläubige Leute, die in der „Fastenzeit“ auf irgend etwas, das ihnen sehr lieb geworden ist, verzichten: Der eine raucht in dieser Zeit keine Zigarre, der andere verzichtet auf das Bier, zumindest an den Wochentagen. Am Sonntag – am Tag des Herrn kann man dann schon einmal dieses „Fasten“ brechen.

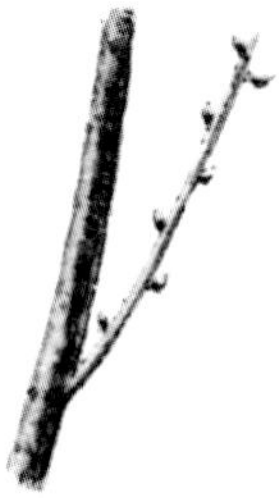

Bäume und Sträucher nur bei abnehmendem Mond beschneiden, am besten direkt an Neumond

Die Küchengifte

FEBRUAR

4

5

6

„Erhalten Magen und Blase des Menschen Speise und Trank im Übermaß, so bringen sie dem ganzen Körper die Unwetter der verdorbenen Säfte.“

Die sogenannten „Küchengifte“ sollten unbedingt gemieden werden.

Diesen Begriff „Küchengifte“ gibt es nur in der Hildegard-Heilkunde. Dies ist ein von Dr. Hertzka geprägter Ausdruck, der eigentlich ganz kurz und prägnant das Wesentliche aussagt. Ich könnte mir dafür kein besseres Wort vorstellen.

Küchengifte sind in der Küche verwendete Nahrungsmittel, die den Körper mehr schädigen, ja sogar vergiften, und ihm keinerlei Nutzen bringen. Wenn wir bei der heiligen Hildegard nachlesen, so können wir bei fast jedem Lebensmittel den Heilwert in bezug auf den Menschen nachlesen. Sie nennt dies „Subtilität“.
Die Nahrungsmittel, – ich sage hier absichtlich nicht „Lebensmittel“ – die sie als gesundheitsschädigend einstuft, bezeichnete Dr. Herztka dann als Küchengifte und es gibt keinen besseren, kürzeren und aussagekräftigeren Ausdruck dafür.

Je schwerer jemand krank ist, desto strenger muss er diese Küchengifte meiden. Einem Kerngesunden macht dies relativ wenig aus, aber jeder Kranke wird damit weiter geschädigt und alle anderen Lebensmittel und auch Medikamente werden damit in ihrer Heilwirkung abgeschwächt.

Durch ständige Zufuhr von Küchengiften wird mit Sicherheit aber auch bei einem Gesunden die allgemeine Abwehrsituation langsam aber sicher geschwächt und eine beginnende Erkrankung wird dadurch sehr viel stärker auftreten und wird dann auch nicht so gut und schnell ausheilen. Dies geht bis hin zu Allergien und Krebserkrankung, die dann eben nicht so gut auf Therapien ansprechen.

Zu den großen Küchengiften gehören im Frühjahr die Erdbeeren, gegen die ja auch immer mehr Leute eine Allergie entwickeln, im Sommer die Pfirsiche, im Herbst die Pflaumen, die besonders gefährlich für Patienten mit Atemwegserkrankungen sind, und im Winter der Lauch oder Porree, wie er auch genannt wird. Auch die Heidelbeeren, auch Blaubeeren genannt, muss man hier mit aufzählen, da sie bei entsprechender Veranlagung oftmals Gichtanfälle auslösen. Dasselbe habe ich aber in der Praxis bei Patienten auch schon nach einer Lauchmahlzeit erlebt.

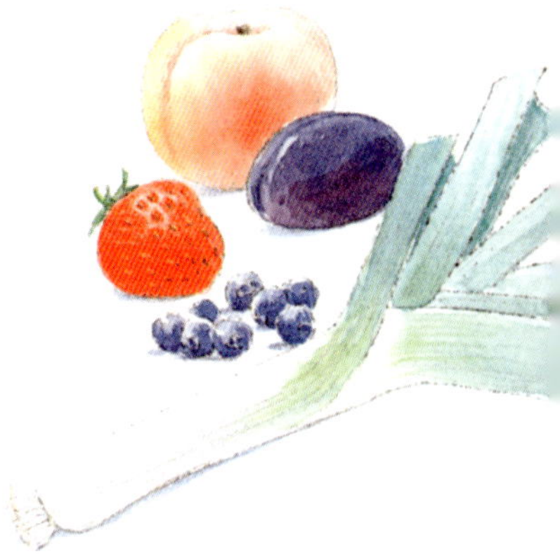

Auch Schweinefleisch gehört eigentlich mit dazu, wenn es hierbei auch eine kleine Einschränkung gibt. Die heilige Hildegard von Bingen sagt dazu, dass nur derjenige
„vom jungen Schweinchen essen darf, der krank und schwach ist. Wenn er aber wieder bei Kräften ist, darf er kein Schweinefleisch mehr essen!“

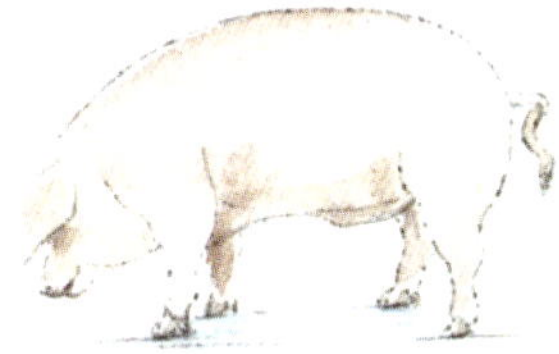

Die Küchengifte
Diese Nahrungsmittel, von der heiligen Hildegard als gesundheitsschädigend eingestuft, sollten unbedingt gemieden werden. Kleine Ausnahme: „Vom jungen Schweinchen darf nur essen, wer krank und schwach ist“

An Getränken kann man dann eigentlich nur Dinkelkaffee, Fencheltee und reines Quellwasser als gut ansehen.

Es gibt jede Menge sehr gute Lebensmittel bei Hildegard, aber nicht jedes Lebensmittel ist auch für jeden sehr gut geeignet.

In der heutigen Zeit müssten diese Küchengifte noch ergänzt werden durch alle künstlichen Aromen, Stabilisatoren, Emulgatoren usw. und vor allem Konservierungsstoffe aller Art. Alles was außerhalb des Körpers lange braucht, um sich abzubauen, das braucht auch im Körper sehr lange, bis es verwertbar ist.

Herzwein

FEBRUAR

7

8

9

Rezept:

- 8 – 10 große Stengel frische Petersilie mit allem Grün (aber nicht die Wurzeln mitverwenden!)
- 1 Liter guter, möglichst biologisch angebauter Weißwein
- 1 – 2 Esslöffel reiner Weinessig
- 100 – 150 Gramm reiner Bienenhonig vom Imker (spez. Diabetiker: weniger Honig; Patienten mit Neigung zu Unterzucker können aber auch ohne Bedenken bis zu 300 Gramm reinen Bienenhonig vom Imker nehmen)

Die frische Petersilie wird grob zerkleinert und in den Wein gegeben, zusammen mit 1 – 2 Esslöffel reinem Weinessig (bei süßem Wein etwas mehr Weinessig, bei herbem Wein etwas weniger – je nach Geschmack des einzelnen). Diese Mischung 10 Minuten möglichst zugedeckt kräftig kochen, aber immer wieder einmal durchrühren, da es eventuell stark schäumt. Wenn man es offen kocht, verdampft zu viel und man bekommt ein Konzentrat! Danach den reinen Bienenhonig zufügen und bei kleiner Flamme noch 4 – 5 Minuten köcheln.

Heiß und sorgfältig abseihen und noch heiß in gut gereinigte Flaschen mit Schraubverschluss abfüllen, in die man vorher zur Desinfektion und besseren Haltbarbeit je 1 Teelöffel reinen Alkohol gegeben und diesen in der Flasche belassen hat.

Bei Beschwerden oder auch regelmäßig 2 – 3 x täglich, bei Bedarf öfters, 1 Esslöffel voll nehmen. Bei Neigung zu Unterzucker am Vormittag auch gegen 10 Uhr gesondert einnehmen! Dieser Herzwein kann unbedenklich auch über längere Zeit oder auf Dauer eingenommen werden. Alkoholgehalt bei dieser Zubereitungsart ca. 2 – 3 %.

Bei trockenen Alkoholikern oder auch bei Kindern kann man immer eine kleine Menge für ca. 2 bis 3 Tage nochmals kräftig einige Minuten bei offenem Topf kochen, so dass der Alkohol vollkommen verfliegt. Diese abgekochte Menge, aber auch eine angebrochene Flasche, möglichst im Kühlschrank aufbewahren und bald verwenden! Verschlossen ist er bei Kellerlagerung einige Monate haltbar.

Den Herzwein sollte man aber ebenso wie jeden anderen Medizinwein nie kalt trinken, sondern immer nur leicht erwärmt! Man kann dies auch dadurch machen, dass man ihn solange im Mund behält, bis er Körpertemperatur angenommen hat. Die Wirkung ist dann besser.

Die Wirkungen dieses Universalmittels, das auf „Herz, Nieren und Nerven“ eine Wirkung ausübt, sind sehr vielseitig. Er hilft (eventuell zusammen mit einer Tablette Galgant) bei:

- Wetterfühligkeit bis hin zum Föhn
- Hyper-und Hypotonie (hoher und niedriger Blutdruck)
- leichten Ödemen
- Nierenschwäche
- Schlaflosigkeit (abends nehmen) und nervösen Störungen
- Schwangerschaft
- Herz-und Kreislaufstörungen

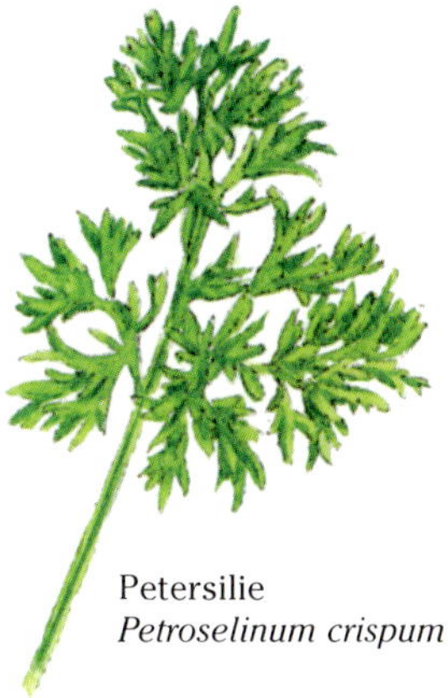

Petersilie
Petroselinum crispum

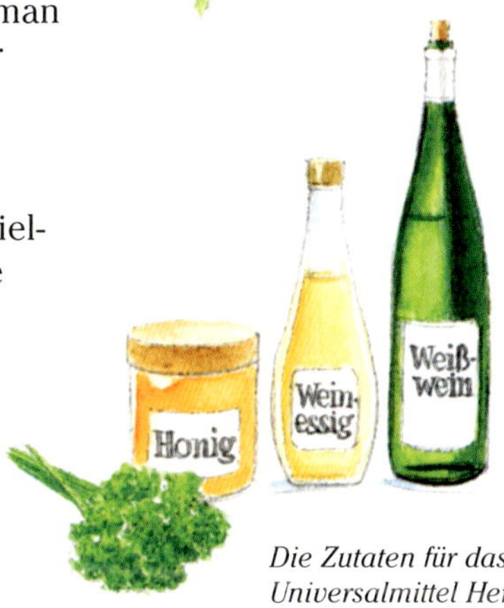

Die Zutaten für das Universalmittel Herzwein

„Und die Lebenskraft, die Grünkraft“ Viriditas“, ergießt sich durch alle Glieder des Menschen und verleiht dem ganzen Leib Kraft, wie der Baum aus seinen Wurzeln den Saft und die Grünkraft allen Zweigen gibt.“

Fieber

FEBRUAR

10

11

12

13

In älteren, medizinischen Werken kann man noch lesen:

„Ein Fieber und eine Entzündung im Körper ist ein biologisch zweckmäßiger Vorgang zum Zwecke der Reinigung."

Wenn man heute die Praktiken eines Großteiles der offiziellen Medizin betrachtet, hat man das Gefühl, dass die wenigsten diesen wichtigen Lehrsatz ihrer eigenen Fakultät kennen. In der Regel wird hier sofort und massiv mit Antibiotica oder ähnlichem unterdrückt, und der Körper hat gar keine Chance, durch das Fieber einen „biologisch zweckmäßigen Vorgang zur Reinigung" einzuleiten.

In der Hildegard-Heilkunde wird das Fieber nicht unterdrückt, sondern erträglicher gemacht und damit kann es seine ihm gerechte Aufgabe erfüllen, ohne dass der Patient zu sehr darunter leidet. Das beste Mittel dafür ist der Meisterwurz-Wein.

Meisterwurz-Wein

Er sollte bei Fieber jeder Art sofort mit eingesetzt werden. Er macht das Fieber erträglich und verhindert – vor allem, wenn man ihn zusammen mit Galgant nimmt – eine weitere Ausbreitung und eine Festsetzumng einer Entzündung und dadurch hat man eine sehr viel geringere Rekonvaleszenzzeit.

Ein Teelöffel Wurzelstücke vom Meisterwurz wird über Nacht in 1/2 Glas Wein zugedeckt angesetzt, am Morgen noch mit etwas frischem Wein ergänzt und dann tagsüber schlückchenweise getrunken.

Bei Kindern gibt man je nach Alter immer wieder einmal 1/2 bis 1 Teelöffel dieses Weins. Dauer der Einnahme zwischen 2 und 6 Tage.

Wichtig:
- Das Angesetzte tagsüber aufbrauchen!
- Für den nächsten Tag wieder frisch ansetzen!

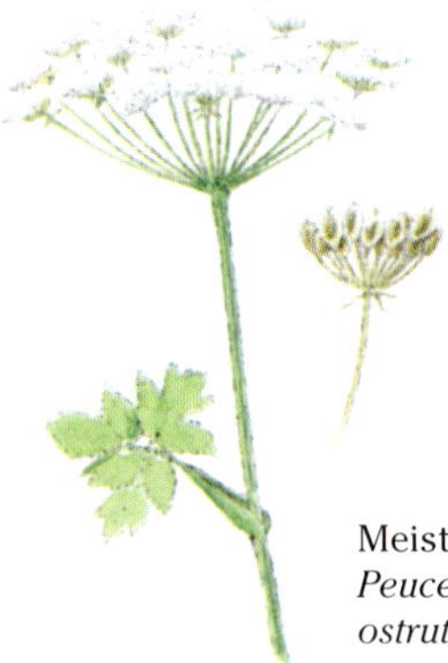

Meisterwurz
Peucedanum ostruthium

Galgant

Da Galgant entzündungshemmend, ausheilend auf Entzündungen und krampflösend auf alle Organe und Gefäße wirkt, kann man es auch bei allen Fieberzuständen sehr gut einsetzen.

Man löst dabei eine Galganttablette oder Galganthonig in frischem Wasser auf und trinkt dies. Kinder bekommen den Galganthonig in nicht zu kaltem – aber auch nicht warmen – Himbeerwasser gelöst zum Trinken.

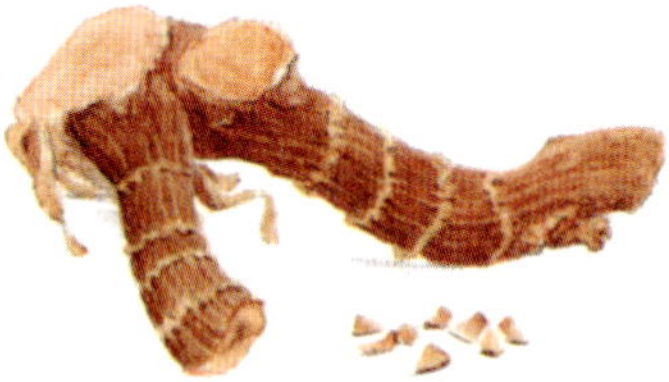

Galgant
Alpinia officinarum

Dadurch wird jedes Fieber erträglicher und klingt schneller ab. Bei äußeren Erscheinungen einer Erkrankung mit Fieber – z. B. bei einer Gürtelrose – kann man an den betroffenen Stellen auch noch einen kalten Umschlag mit in Wasser gelöstem Galgant machen. Die unangenehmen Nachwirkungen einer Virusinfektion werden abgeschwächt und die Zeit der Rekonvaleszenz abgekürzt. Nach der Ausheilung – und mit Galgant geht dies viel schneller als mit anderen Mitteln – ist der Patient sofort wieder voll körperlich und geistig einsatzfähig.

„Die Seele belebt den Leib und haucht die Sinneswahrnehmungen hervor; der Leib aber zieht die Seele an sich und öffnet die Sinne; die Sinne aber locken die Seele und locken den Leib an."

Therapie-Basis

FEBRUAR

14 Valentinstag

15

16

Die Basis aller Therapien, auch und gerade die der Hildegard-Therapien, sind uralte, goldene Lebensregeln, die dem Menschen sein verlorenes, inneres Gleichgewicht wieder zurückgeben und sein ganzes, zukünftiges Leben neu gestalten. Diese Regeln sind:

1. Die Generalreinigung des ganzen Körpers

durch richtiges Ausscheiden und Absondern. Dies kann man in der ersten Phase mit einem einleitenden Fasten erreichen, durch Ableitung über Niere, Darm und Haut und weiter mit dem Hildegard-Aderlass und dem Schröpfen. Hierzu gehört aber auch eine gewisse Psycho-Hygiene der Seele. Die heilige Hildegard von Bingen sagt immer wieder, dass die Reue die größte Reinigungskraft für die Seele und damit auch für den Körper hat. Wir würden heute vielleicht „Selbsterkenntnis" dazu sagen. Wenn man einsieht, was man bisher in seinem Leben verkehrt gemacht hat und sich bemüht, es von jetzt an besser zu machen, ist die Voraussetzung für jeden seelischen und körperlichen Heilungsprozess gegeben.

2. Heilen durch richtiges Essen und Trinken

Jeder Mensch sollte das für ihn Richtige essen und trinken. Was dem einen guttut, schadet dem anderen. Die Subtilität der Lebensmittel – wie die heilige Hildegard es nennt – spielt hier eine große Rolle.
In den letzten Jahren hat sich erfreulicherweise in weiten Kreisen – auch in der offiziellen Medizin – die Meinung durchgesetzt, dass es sehr oft schon ausreicht, wenn der Patient seine ganze Nahrung umstellt, um zu gesunden. Man kann alleine damit bis zu 70 % Medikamente sparen!

3. Zurückgewinnung der Lebenskraft

durch Bewegung und Ruhe, Schlafen und Wachen, alles im richtigen Rhythmus. Wobei der regelmäßigen Bewegung größtes Augenmerk geschenkt werden sollte.
Es müssen nicht immer ganz tolle Übungen sein, sondern es reichen wenige und einfache Übungen am frühen Morgen nach dem Aufstehen schon aus – wenn sie täglich gemacht werden. Regelmäßige Bewegung an der frischen Luft z. B. bringt schon sehr viel. Nicht umsonst sagen alle großen Heiler: „Der kürzesete Weg zur Gesundheit ist der Fußweg!"

4. Durch die richtige Einstellung

zu sich, seiner Umwelt und seiner Krankheit den Körper in eine gewisse Harmonie bringen und damit die inneren Heilungskräfte motivieren. Am besten schafft man dies mit einer gewissen christlichen Grundeinstellung. Eine regelmäßige Meditation in irgendeiner Art oder ein Gebet in der richtigen inneren Haltung trägt schon wesentlich dazu bei, dass man sich selbst erkennt und dadurch innere Ruhe und inneren Frieden bekommt. Dies ist eine der Grundvoraussetzungen für eine Heilung.

Hier treffen sich Punkt 4 mit Punkt 1. Der Kreis hat sich geschlossen. Hier haben wir das Patentrezept zu jeder Heilung, auch wenn dies alles für einen Patienten nicht immer leicht ist.

Fastnacht/Karneval:

Beide Wörter bedeuten an und für sich fast dasselbe: „Fastnacht" heißt, dass mit dieser letzten Nacht des närrischen Treibens das große, 40tägige Fasten beginnen sollte. „Karneval" kommt aus dem Lateinischen, von „Carne vale – Fleisch ade", bezeichnet also den Fastenbeginn.

Aschermittwoch

Der Aschermittwoch ist der 1. Tag der Fastenzeit nach dem Fastnachttreiben. In den Kirchen wird mit der Asche der Palmkätzchen vom Palmsonntag des letzten Jahres den Gläubigen ein Aschenkreuz auf die Stirn gezeichnet, damit sie daran erinnert werden, dass sie „aus der Asche kommen und wieder zu Asche werden".

Fasten und Fastenzeit

FEBRUAR

17

Nun sollte also das große Fasten beginnen. Es hat aber heute seinen eigentlichen Sinn verloren, weil nur sehr wenige Leute sich darauf zurückbesinnen und der eigentliche Sinn dieses Fastens oft nicht mehr erkannt wird.

Zum Fastenzeit sagte einmal ein Großer dieser Welt:

„Wer das Fasten nicht ehrt,
ist des Essens nicht wert!"

18

Erst wenn wir uns einmal richtig mit dem Fasten beschäftigt und es danach auch einmal ausprobiert haben, können wir oftmals erst wieder den Wert eines Essens richtig einschätzen.

Man isst wieder bewusster, kaut ausgiebiger, ganz im Sinne des Wortes „Mahlzeit", das vom „vermahlen" der Speisen im Mund kommt, sonst könnte man ja auch ganz kurz und bündig „Schlingzeit" sagen. Sehr oft wäre dies in der heutigen Zeit der bessere Ausdruck, weil viele ihr Essen sehr oft gedankenlos hineinschlingen.

19

Es gibt drei gute Gründe zum Fasten:

1. Der eine Sinn des Fastens ist, dass wir uns des Essens bewusster werden.

20

2. Ein weiterer Zweck des Fastens ist die Generalreinigung des ganzen Körpers. Deshalb nennt man das Fasten auch oftmals „das unblutige Messer des Internisten", weil hierbei eben nur kranke Zellen abgebaut werden und das umliegende, gesunde Gewebe voll erhalten bleibt. Aber auch sonst wird der Körper von allen unnötigen Schlackenstoffen gereinigt, man fühlt sich wohler und die Widerstandskraft wird enorm gestärkt.

3. Der dritte und letzte Zweck des Fastens ist der des Abnehmens. Hierzu einsetzen kann man sehr gut die „Holländische“ Dinkel-Fastenkur.

„Holländische“ Dinkel-Fastenkur

Bei der sogenannten „Holländischen Fastenkur“ sollte man 3 – 4 Monate lang jeden 2. Tag nur Dinkel in irgendeiner Form zu sich nehmen, am Tag dazwischen aber kann man wieder ganz normal essen.

Durch diese Umstellung des gesamten Stoffwechsels kann man eine enorme Abnahme erzielen. „Holländisch“ heißt diese Kur deshalb, weil mit dieser Kur vor Jahren erstmals in Holland ein Mann in vier Monaten ca. 40 Kilogramm Gewicht (von ursprünglich 135 kg) abgenommen hat.

Wenn jemand aber schon Dinkel in jeder Form isst, wirkt diese Kur erfahrungsgemäß nicht so gut, weil sich der Stoffwechsel nicht so radikal umstellen muss. Sie wirkt also nur, wenn sich jemand von der sogenannten „Normalkost“ auf Hildegard-Kost mit Dinkel umstellt und dabei diese „Holländische Dinkelkur“ versucht.

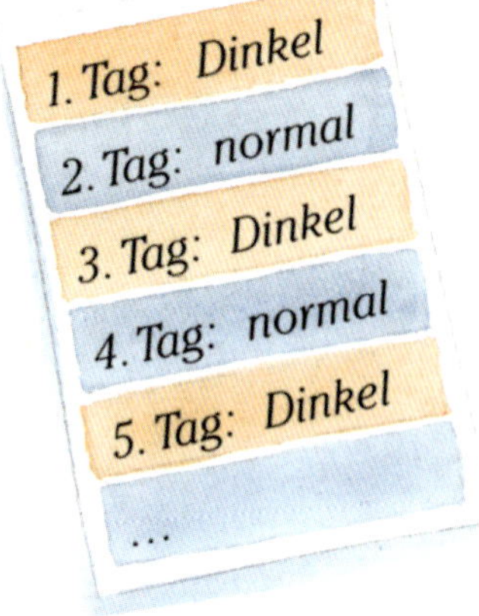
1. Tag: Dinkel
2. Tag: normal
3. Tag: Dinkel
4. Tag: normal
5. Tag: Dinkel
...

„Wechselbäder“ für den Stoffwechsel: 3 – 4 Monate lang jeden zweiten Tag nur Dinkel...

„Die Seele verleiht dem Leib das Leben, wie das Feuer das Licht in die Finsternis eingießt.“

Würz- und Heilkräuter

FEBRUAR

21

22

23

„Zwei Hauptkräfte hat die Seele, nämlich den Verstand und den Willen"

Seit Beginn des Gartenbaues zierten die Würz-und Heilkräuter die Kloster-und Bauerngärten und wurden und werden immer noch auch als Wildkräuter gesammelt und hochgeschätzt. Durch sie werden sowohl die Nahrung geschmacklich verbessert, als auch im Körper anregende und heilende Vorgänge ausgelöst und eingeleitet. Sehr oft werden sie auch als Einzelmedikament oder in einer Mischung mit anderen Kräutern zur direkten Beeinflussung des Körpers und damit zur Heilung eingesetzt. Die Pflege dieser oft anspruchslosen Wild-und Halbwildpflanzen im Garten oder sogar im Blumentopf auf der Fensterbank erfordert meist sehr wenig Mühe und die Freude am Gelingen wiegt dies mehr als auf.

Es gibt einjährige Heil- und Gewürzkräuter und Kräuter, die immer wiederkommen, was wir beim Anbau berücksichtigen sollten. Die immer wiederkommenden Pflanzen werden wie Stauden behandelt und in einem Gewürzbeet am besten in die Mitte gesetzt. Rundherum dann die meist etwas niedrigeren Jahrespflanzen. Prinzipiell werden alle diese Pflanzen nie mit frischem Dung oder mit Kunstdünger versorgt, sondern nur mit Kompost.

Die benötigten Wurzeln werden nach Abschluss des Wachstums im Herbst geerntet, wenn sich die ganze Kraft der Pflanze dorthin zurückgezogen hat und die überirdischen Teile eingetrocknet sind. Deshalb ist es wichtig, dass man sich die Stellen, wo man die Wurzeln ausgraben möchte, genau markiert. Man sollte aber immer nur ca. 1/3 bis maximal 1/2 der Wurzeln ernten, damit genügend für das Sprießen der Staude im kommenden Jahr übrig bleibt und die Pflanze nicht verkümmert und eingeht.

Samengewürz (Kümmel z. B.) muss zur Ernte gerade ausgereift sein und man sollte diese bei strahlendem Sonnenschein in der Mittagszeit ernten, damit sie so wenig wie möglich Feuchtigkeit enthalten. Außerdem sollte man bei der Ernte immer den Mondstand beachten!

Blattgewürze wie Bohnenkraut oder Majoran u. a. werden kurz vor der Blüte in den Morgenstunden nach Abtrocknung des Taues geerntet und im Schatten luftig getrocknet, damit nicht zuviel der kostbaren ätherischen Öle verloren geht. Vor dem Einschließen in einem luftdichten Behältnis, z. 8. einem Schraubglas, kann man sie aber ganz kurz in der offenen Backröhre auf einem Blech nochmal bei ca. 50 Grad Celsius einige Minuten erhitzen, um auch die letzten Flüssigkeitsreste herauszuholen. Das offene Schraubglas sollte man auch mit in die heiße Röhre stellen, damit es innen wirklich ganz trocken ist. Dadurch läuft man nicht Gefahr, dass die getrockneten Kräuter bei der Aufbewahrung im Behälter schimmeln.

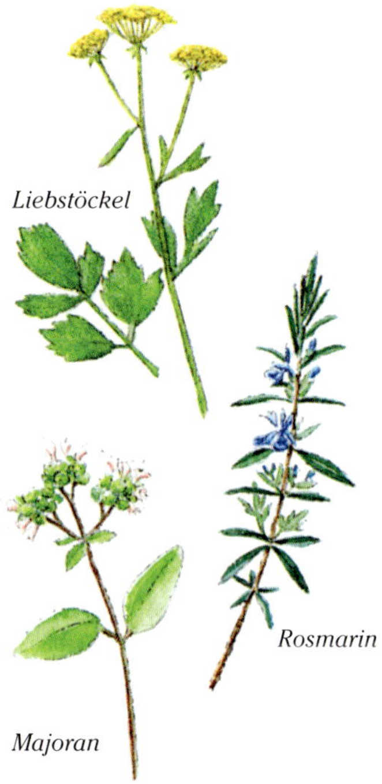

Hier nun noch einige Kräuter, die sich besonders für den Anbau im eigenen Garten und im Blumentopf eignen:

- Bohnenkraut
- Dill
- Majoran
- Schnittlauch
- Thymian
- Weinraute
- Liebstöckel
- Petersilie
- Rosmarin
- Ysop
- Kerbel
- Melisse

Der Mond I

FEBRUAR

24

25

26

Der Mond beeinflusst unser Leben und das Leben um uns herum viel mehr, als wir denken und es wahr haben möchten.

Die heilige Hildegard von Bingen gibt uns in ihren Schriften genaue Angaben, warum und wie wir vom Mond und seinen Phasen beeinflusst werden, wie wir haltbare Materialien und Lebensmittel erhalten können, um dies für uns und unser Leben zu nutzen bei Saat und Ernte im Anbau von Lebensmitteln und Heilkräutern.

Der Mond beeinflusst die Gezeiten, ist Hauptverursacher von Ebbe und Flut. Welche Kraft er dabei entwickelt, sehen wir daran, dass der Unterschied zwischen Hoch- und Niederwasser an manchen Stellen bis zu 15 cm misst. Wenn diese Kraft so stark ist, werden auch unsere Körperflüssigkeiten durch den Mond beeinflusst, ebenso wie die Säfte in Bäumen und Pflanzen. Hildegard schreibt dazu:

„*Wenn der Mond in seiner Fülle heranwächst, nimmt auch das Blut* im *Menschen zu, und wenn der Mond abnimmt, wird auch das Blut* im *Menschen gemindert. Auch in den Bäumen und Pflanzen nimmt der Saft zu bei zunehmendem und sinkt bei abnehmendem Mond.*“

Früher wurde Bauholz immer im Winter bei abnehmendem Mond gefällt, weil da am wenigsten Saft im Holz war. Dieses Holz faulte weniger und hatte weniger Risse, wenn es trocknete. Selbst dem Holzwurm war es zu trocken. Solches Holz hielt Jahrhunderte.
Weihnachtsbäume dagegen werden noch heute von Kennern bei zunehmendem Mond gefällt werden, weil dann mehr Saft im Baum ist und die Nadeln besser und länger halten. Brennholz, bei abnehmendem Mond geschlagen, trocknet schneller und brennt besser.

Pflanzen sollte man bei abnehmendem Mond in die neue Erde setzen, weil die Wurzeln besser durchsaftet werden und die Wurzelneubildung schneller geht. Auch das Beschneiden der Bäume sollte bei abnehmendem Mond gemacht werden, weil dann weniger Saft verlorengeht und es zu größerem Ertrag und zu mehr Früchten kommt. Kräuter für Tee bei abnehmendem Mond gesammelt, trocknen viel schneller und halten besser und länger. Hildegard schreibt dazu:

„Das Korn, das bei wachsendem Mond geschnitten wird, liefert mehr Mehl, als wenn es bei abnehmendem Mond gemäht wurde, weil es bei zunehmendem Mond seine ganze Vollkraft besitzt, die bei abnehmendem Mond etwas beschränkter ist. Korn bei zunehmendem Mond geerntet und zur Saat in die Erde geworfen, bewurzelt schneller, geht auch rascher in den Halm und bringt mehr Stroh, aber weniger Ertrag, als wenn es bei abnehmendem Mond geschnitten würde.

Was bei abnehmendem Mond geerntet und zur Aussaat verwandt wurde, keimt und wächst langsamer, bringt weniger Halm, liefert aber größeren Ertrag an Korn. Überhaupt geht jede Art von Samen, der bei zunehmendem Mond in die Erde kommt, schneller auf, wächst rascher und bringt auch mehr Grün, wie wenn er bei abnehmendem Mond ausgesät würde, weil, wenn es zu dieser Zeit gesät würde, es langsamer auskeimen würde, bis er in guter Kraft weiter wächst."

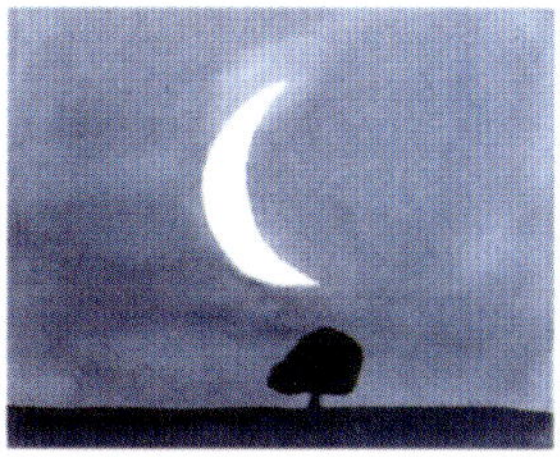

Abnehmender Mond

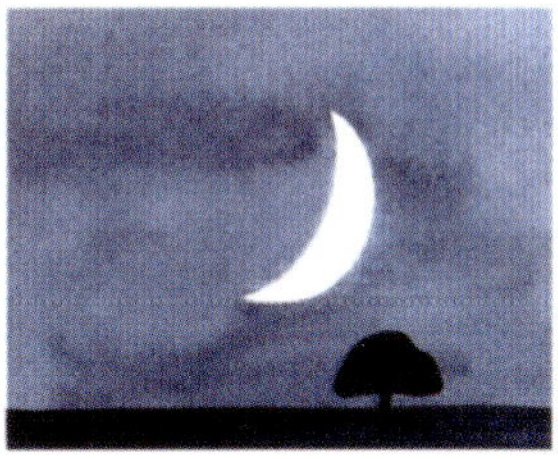

Zunehmender Mond

„Der Verstand erkennt vor den anderen Seelenkräften, was in den Werken der Menschen ist, ob sie gut oder böse sind, so dass durch ihn, wie durch einen Meister, alles verstanden wird."

Der Mond II

FEBRUAR

27

28

29

Dieser Tag erscheint im Kalender nur alle 4 Jahre, weil er ein dazwischen geschalteter Tag ist, um die Jahre im gleichen Rhythmus zu erhalten. Ein Jahr hat nämlich nicht genau 365 Tage, sondern 365,25 Tage. Deshalb muss alle 4 Jahre ein sogenannter Schalttag eingeschoben werden, um im Laufe der Jahrzehnte und Jahrhunderte nicht die ganzen Jahreszeiten zu verschieben.

Für unseren Garten und die Aussaat und Ernte hat der Mond also, wie wir im Kapitel „Mond I" gesehen haben, einen enormen Einfluss, den wir berücksichtigen sollten, damit wir gutes und gesundes Obst und Gemüse ernten.

Wenn wir also unser Saatgut selbst heranziehen, dann sollten wir diese Samen also unbedingt bei abnehmendem Mond ernten und auch die Aussaat für dieses Saatgut dafür bei abnehmendem Mond in die Erde aussäen. Dies ergibt dann wenig Grün oder Stroh und viel Samen oder Korn.

Gartenfrüchte, wo das Grünzeug also Nebensache ist, bei abnehmendem Mond säen, wo das Grünzeug dagegen Hauptsache ist, bei zunehmendem Mond aussäen und auch bei zunehmendem Mond ernten.

Bei abnehmendem Mond säen und ernten wir also:
Getreide, Hülsenfrüchte, Kartoffeln, Zwiebeln, Rüben, Rettich.

Bei zunehmendem Mond säen wir:
Salat, alle Küchen-und Heilkräuter, Blumen- und Rasensamen.

Geerntet wird bei zunehmendem Mond alles, was frisch verwendet werden soll.

Alles zum Trocknen oder Lagern wird bei abnehmendem Mond geerntet.

Der Einfluss auf den Menschen

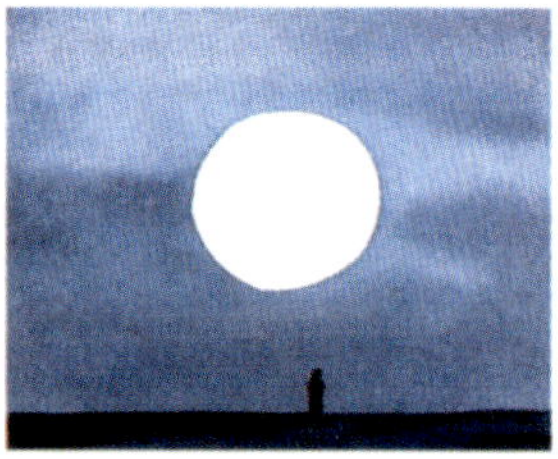

Nach der heiligen Hildegard wird das Mark des Menschen auch bei zunehmendem Mond fetter, d. h. es wird mehr Blut gebildet und die Abwehrsituation verbessert.

Umgekehrt schreibt sie auch: „… *wenn der Mond im Abnehmen ist, dann ist der Mensch um* so *schwächer.*“

Daraus folgt, dass die Heilungschancen bei zunehmendem Mond besser sind und auch Medikamente besser helfen können, als bei abnehmendem Mond.

Die Praxis hat dies bestätigt. Viele Rheuma- und Schmerzmedikamente helfen in der zunehmenden Phase des Mondes besser, bzw. können in der Dosis reduziert werden.

Da auch die schlechten Säfte im Blut bei zunehmendem Mond zunehmen und bei Vollmond am stärksten im Blut vorhanden sind, findet auch der Hildegardische Aderlass zur Reinigung des Körpers nur in den Tagen des Vollmondes und maximal bis 6 Tage danach statt. Dann hat er auch die gewünschte Wirkung und hilft phantastisch.

MÄRZ

1		17	
2	*Agnes*	18	*Eduard*
3	*Kunigunde*	19	*Josef*
4		20	
5		21	
6	*Fridolin*	22	
7	*Felicitas*	23	
8		24	
9	*Franziska*	25	*Mariä Verkündigung*
10		26	
11		27	*Rupertus*
12	*Gregor der Große*	28	
13		29	*Eustachius*
14	*Zacharias*	30	
15		31	*Traugott*
16			

• *Frühlingsanfang*

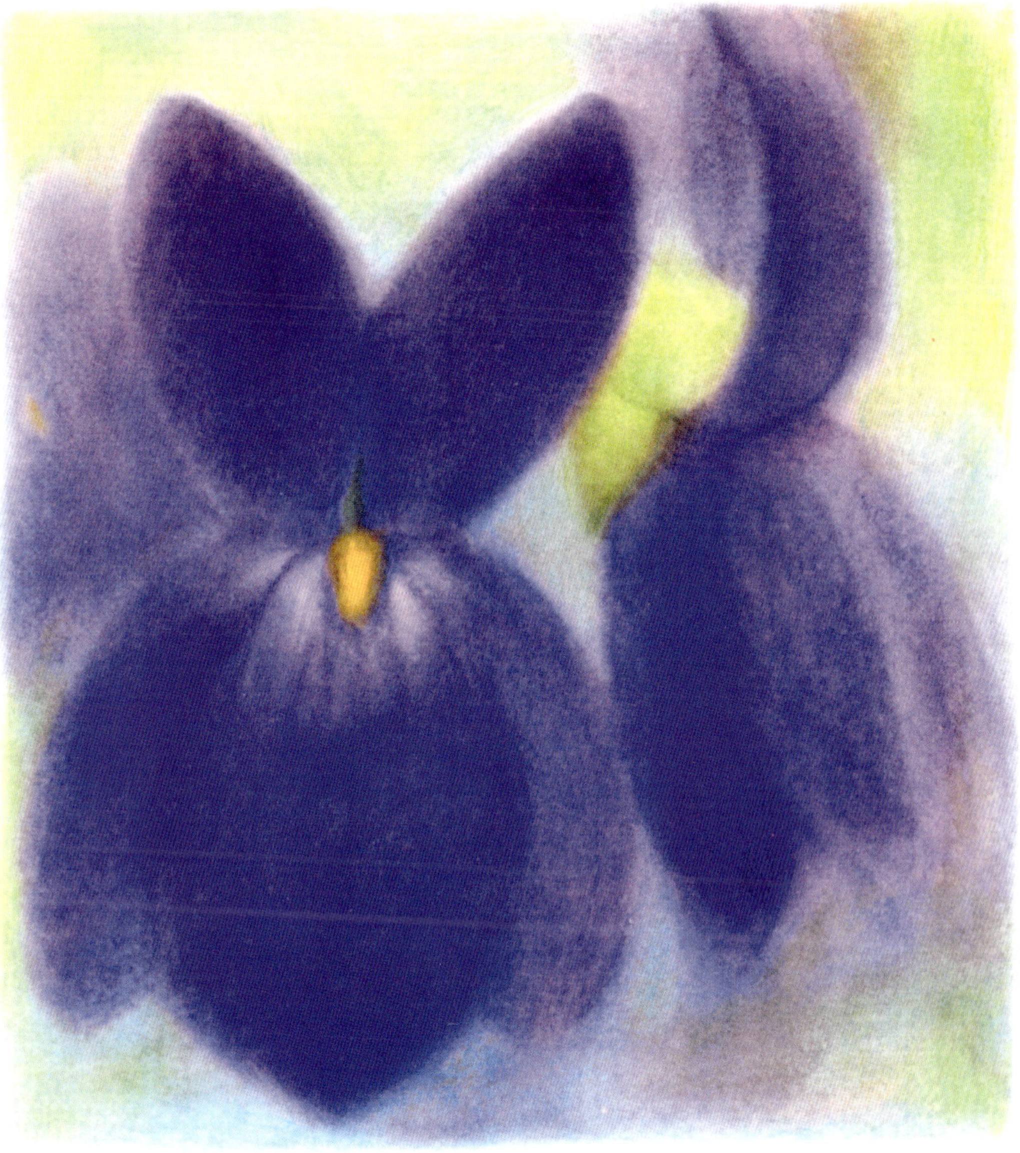

MÄRZ

MÄRZ

„März“ (vom lat. „Martius“ – „Marsmonat“), auch „Lenzing“, „Lenzmonat“ genannt. Im Volksbrauch spielt er als Frühlingsmonat eine besondere Rolle, wo alte Bräuche wie Winteraustreiben eine große Rolle spielen. Als „märzlich“ bezeichnet man ein mildes, aber stürmisches Wetter.

Gerade in der Übergangszeit, wenn man es nach einem langen und kalten Winter schon als recht warm empfindet, es aber – speziell in den Abendstunden – trotzdem noch empfindlich kalt wird, haben die Erkältungskrankheiten Hochkonjunktur. Hier deshalb einige Anregungen aus dem Schatz der Hildegard-Heilkunde zur Stärkung der Widerstandskraft und zur Ausheilung solcher Erkrankungen.

Zur allgemeinen Stabilisierung der Abwehrkräfte legt uns die heilige Hildegard von Bingen besonders die *süße Mandel* sehr ans Herz. Sie ist ein Beweis dafür, dass Heilmittel nicht unbedingt schlecht schmecken müssen. Die süße Mandel mundet köstlich und stabilisiert noch die Gesundheit. Man isst sich quasi gesund!

1

2

3

Mandeln

Die heilige Hildegard von Bingen schreibt vom Mandelbaum:

„Seine Rinde, Blätter und sein Saft taugen nicht zu Heilmitteln, weil seine ganze Kraft in der Frucht steckt.

Wer ein leeres Gehirn hat und eine schlechte Gesichtsfarbe und Kopfweh oder wer lungenkrank ist und einen Leberschaden hat, esse oft Mandelkerne, ob roh oder gekocht …

- *und es füllt das Gehirn,*
- *gibt ihm die richtige Gesichtsfarbe,*
- *kräftigt die Lunge und die Leber*
- *und macht ihn stark."*

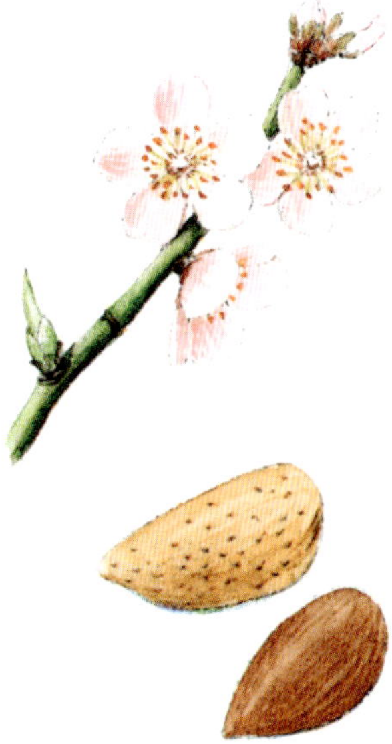

Mandel
Prunus dulcis

Mandeln sollten eigentlich von jedem Patienten bei jeder Diät gegessen werden, aber auch in der täglichen Nahrung sollten sie nicht fehlen.

Dr. Hertzka, der Altvater der Hildegard-Heilkunde, meinte einmal dazu, dass wir die anderen Nüsse ruhig den Eichhörnchen überlassen sollten, wir sollten uns an die süßen Mandeln halten.

Da Nüsse auch bei Allergikern oft sehr starke Reaktionen auslösen und die Allergien auch immer mehr im Vormarsch sind, sollten wir auch aus diesem Grund die Nüsse allgemein meiden und bei jedem Koch- oder Backrezept dort, wo Nüsse angegeben sind, einfach diese gegen süße Mandeln austauschen.

- Merksatz für die Zukunft: Mandeln statt Nüsse!

Kopfschmerzen

MÄRZ

4

Hier gibt es eine Salbe in der Hildegard-Heilkunde, die speziell Hypertonikern, also Patienten mit zu hohem Blutdruck, empfohlen wird. Da hier natürlich die Nieren zumindest mitbehandelt werden sollten, hat sich die Tannensalbe bestens bewährt.

Tannensalbe

5

Sie besteht aus einem Auszug aus Frühlings-Tannenspitzenholz, Salbei und Bockstalg (Fett von der Ziege oder dem Ziegenbock). Man kann sich diese Salbe selbst zubereiten, man kann sie aber auch über den Fachhandel beziehen.

Hiermit sollten die Stirn und die Schläfen immer wieder einmal eingerieben werden. Dadurch wird der Kopfdruck etwas weggenommen, der ja bei der Hypertonie sehr oft entsteht.

6

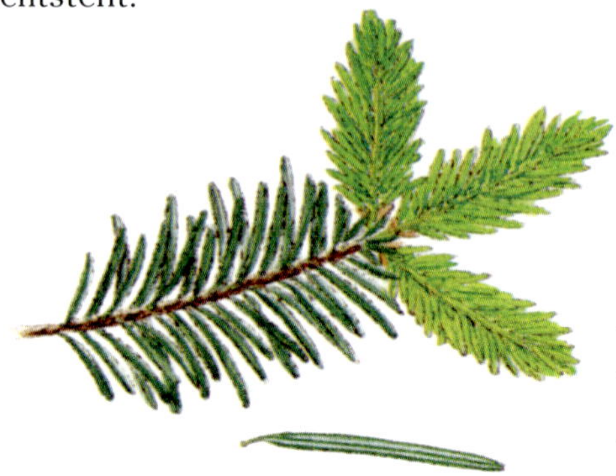

Tanne
Abies

Das Erkennungsmerkmal der Tanne: zwei helle Streifen auf der Unterseite der Nadeln

7

Gundelrebenkraut

Man kann auch noch eine Kopfpackung mit Gundelrebenkraut machen. Sie wirkt sich sehr positiv auf den Nieren-Kopfschmerz aus, auch wenn sie nur das Symptom bekämpft, nicht aber an die Ursache herangeht.

Das Gundelrebenkraut, getrocknet oder auch als Frischkraut, wird in warmes Wasser gegeben, das zum Kochen gebracht wird. Die Kräuter werden ausgedrückt und als Packung auf den schmerzenden Kopf gelegt und mit einem Tuch festgehalten.

Sie nehmen merklich das Kopfbrummen weg und machen frei und sind, auch wenn sie etwas mehr Arbeit machen als eine Kopfschmerztablette, auf jeden Fall besser als diese, da sie keine Nebenwirkungen haben.
Bei diesen Ohrgeräuschen und den Kopfschmerzen sollte man hierbei aber unbedingt bestimmte Sachen meiden:

- Käse
- Schokolade
- Kaffee
- Schwarztee
- Alkohol (besonders Rotwein und Kornschnäpse)
- chinesische Essen und Gewürze
- Konserven und konservierte Lebensmittel

Durch den Glutaminsäuregehalt in diesen Lebensmitteln werden die Geräusche und auch die Kopfschmerzen verstärkt bzw. manchmal sogar erst ausgelöst.

Erst durch den Zusatz von Mutterkümmelpulver (Fruct. Cumini pulv.) zum Käse wird er verträglich und schadet so dem Menschen nicht mehr. Außerdem wird das Essen durch diesen einfachen Zusatz auch noch wohlschmekkender und „hildegardischer" gemacht.

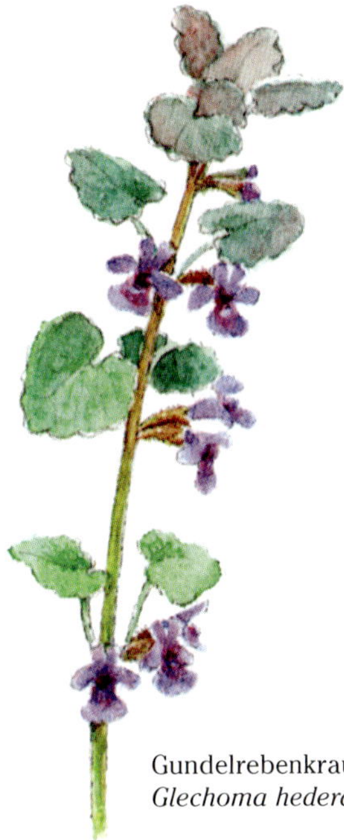

Gundelrebenkraut
Glechoma hederacea

„Wie eine Speise ohne Salz fade ist, so sind auch die Seelenkräfte ohne Verstand stumpf und nicht verständig."

Apfelknospen-Öl

MÄRZ

8

9

10

Schon sehr früh im Kalender steht auch dieses großartige, hildegardische Heilmittel. Deshalb so früh, dass wir uns rechtzeitig nach den nötigen Rohstoffen – sprich Apfelbäumen – umschauen, von denen wir noch vor der Blüte ernten müssen.

Zur Unterstützung des „Birnhonigs" im Herbst sollte man bei der **Migräne** unbedingt auch ab Frühjahr das Apfelknospen-Öl mit einsetzen. Es wirkt sich sehr positiv bei allen organ bezogenen Kopfschmerzen aus.

Dieses Öl können wir uns selbst herstellen oder auch über den Fachhandel beziehen. Man nimmt im Frühjahr frische Apfelblütenknospen (möglichst vom eigenen Baum oder mit Erlaubnis des Besitzers), gibt sie in eine Flasche mit weitem Hals oder in ein Glas und übergießt sie mit reinem Olivenöl so, dass alle Knospen damit bedeckt sind. Dieses Glas setzt man nun einige Zeit–3 bis 4 Wochen lang, je nach Sonnenintensität – der Sonne aus. Manche schwärzen die Flasche außen, weil dann der Auszug stärker sei. Ich bin der Meinung, wenn uns die heilige Hildegard sagt, dass wir es in die Sonne stellen sollen, dann meint sie die direkte Einstrahlung der Sonne und deshalb sollte man dazu ein helles und durchsichtiges Glas nehmen und direkt den Strahlen aussetzen. Wenn wir das Öl mit den Knospen alle ein bis zwei Tage etwas schütteln, wird der Auszug noch etwas kräftiger. Danach abseihen, aber auf keinen Fall auspressen.

Dieses Öl ist durch die intensive Sonnenbestrahlung ranzig geworden. Aber vielleicht beruht gerade darauf ein Teil der Heilwirkung. Man kann aber den Geschmack und den Geruch verbessern, indem man 2 bis 4 Tropfen reines Rosenöl hinzufügt. Dadurch verbessert sich auch die Wirkung, da Rosenöl alle Arzneien in ihrer Wirkung verstärken, wie wir bei Hildegard nachlesen können.

Man sollte es kurmäßig 4 – 6 Wochen lang einnehmen und einreiben. Vor dem Schlafengehen sollte man damit die Stirn und die Schläfen leicht einmassieren, auch wenn gerade keine Kopfschmerzen vorhanden sind. Man sollte es aber auch, wenn man kann, einnehmen. Morgens einen Esslöffel voll und abends unmittelbar vor dem Schlafengehen nochmals einen Esslöffel voll davon.

Wenn wir aber einen Ekel davor empfinden, dann ist die Einnahme für uns nicht das Richtige, denn die heilige Hildegard von Bingen sagt uns immer wieder, dass wir *„auf die Stimme unserer Seele hören sollen, wenn wir gesunden wollen!“*

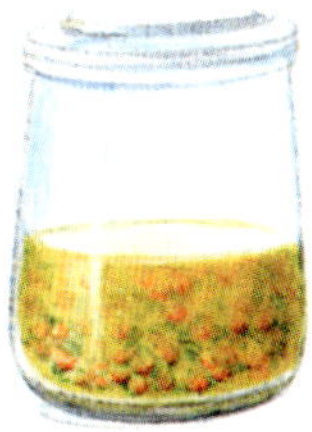

Apfelblütenknospen in Olivenöl

Ekel empfinden meist Personen, deren Galle etwas angestaut ist, und dann sollten sie das Öl auch nicht einnehmen, dann ist es nicht das richtige Medikament. Mit der Einreibung können diese Leute aber die anderen Maßnahmen massiv unterstützen.

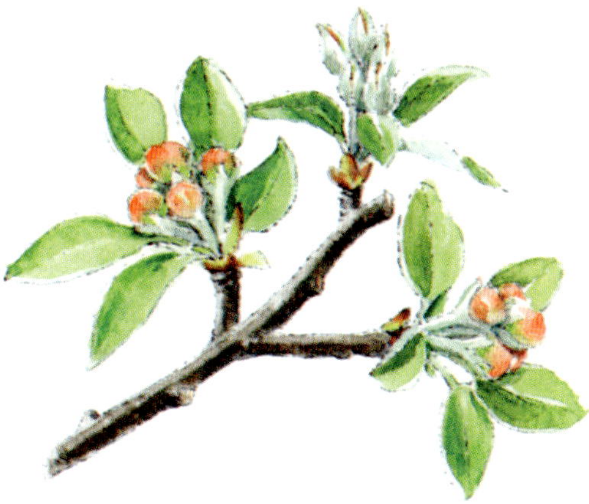

„Der Wille wärmt das Werk an, das Gemüt übernimmt es und die Vernunft bringt es hervor.“

Grippepulver

MÄRZ

11

12

13

14

Ein in der Hildegard-Heilkunde sehr oft verwendetes Mittel in der Erkältungszeit ist das Grippepulver.

Rezept:

- Hb. Pelargonii pulv. 40 g
  (englische Edelgeranie)
- Rad. Pyrethri pulv. 35 g
  (Bertrampulver)
- Sem. Myristicae pulv. 25 g
  (Muskatnusspulver)

Zur Grippe-Vorbeugung kann man von diesem Pulver jeden Tag 1/2 Teelöffel voll mit dem Essen zu sich neh men, also über Salate streuen, in Suppen mit einrühren oder über ein Gemüse geben, aber nie mitkochen, sondern erst kurz vor dem Essen dazugeben.

Dieses Pulver eignet sich auch vorzüglich als Mittel gegen Magenkatarrh, speziell bei älteren Leuten und bei Magenempfindlichen. Es wird dann in der eben beschriebenen Weise genommen.

Bei den ersten Anzeichen eines Schnupfens oder einer Erkältung, also bei schwerem Kopf und mit Nießen und Benommenheit, sollte man etwas von dem Pulver riechen, nicht schnupfen. Durch die feinen Duftstoffe, die über die Schleimhäute der Nase aufgenommen werden, wird ein ebensolch feiner Reiz gegen die beginnende Erkältung gesetzt und diese damit bekämpft.

Bei Kopfschmerzen in Verbindung mit Grippe, aber auch bei Kopfschmerzen durch Wetterwechsel, Föhneinfluss usw., sollte man jeden Tag 2 – 3 Tafelmesserspitzen dieses Pulvers zusammen mit etwas Salz auf Brot essen.

Und wer nach einer überstandenen Grippe dann Herzschmerzen haben sollte, der soll dieses Pulver 3 bis 4 Wochen lang täglich zu sich nehmen, entweder pur von der eigenen Hand ablecken oder auf einem Brot mit Quittenmarmelade zum Beispiel essen.

Wer allerdings das Universalmittel Galgant schon während einer Grippe einnimmt – immer in frischem Wasser gelöst trinken –, der bekommt sehr selten hinterher Herzbeschwerden.

Zur allgemeinen Vorbeugung kann man aber auch von diesem Grippepulver ein- bis zweimal pro Woche eine kleine Dosis in warmem Wein trinken. Dann ist man (fast) gefeit gegen solche Erkrankungen der Winterszeit.

„Der Verstand versteht das Werk, indem er gut und böse versteht, wie die Engel einen Verstand haben und das Gute lieben und das Böse verachten."

Riechkräuter

MÄRZ

15

16

17

„Der Wille ist wie das Feuer, das jedes Werk wie in einem Ofen backt. Das Brot wird nämlich zu dem Zwecke gebacken, dass die Menschen davon genährt und gestärkt werden, damit sie leben können. So ist auch der Wille die Stärke eines ganzen Werkes."

Rezept:

- Hb. Foeniculi 1 Teil
  (Fenchel-Kraut)
- Hb. Anethi 4 Teile
  (Dill-Kraut)

getrocknet oder frisch.

Diese Riechkräuter kann man auch bei jeder Art von Schnupfen anwenden, also beim ganz gewöhnlichen Erkältungsschnupfen, aber auch bei Stockschnupfen oder Heuschnupfen kann man sie zur Unterstützung mitgeben.

Diese Kräuter sollten – wie der Name schon sagt gerochen werden, also inhaliert. Dazu muss man sie möglichst auf einem sauberen Tonscherben, z. B. einem Teil von einem Tonblumentopf, erhitzen und den aufsteigenden Rauch durch Mund und Nase einatmen. Beim Erhitzen sollte man unbedingt darauf achten, dass die Kräuter auf keinen Fall verkohlen, sondern nur durch die Erwärmung etwas Dampf abgeben.

Anschließend sollte man diese warmen Kräuter noch zusammen mit einem Stückchen (Dinkel-) Brot essen. Auch aus diesem Grunde sollten sie nicht verbrannt sein.

Es ist ein bißehen umständlich, aber dem, der sich die Arbeit macht, hilft es sehr gut. Die Patienten behelfen sich meist mit einem kleinen Camping-Gaskocher oder indem sie eine Kerze unter den sauberen Tonscherben halten.

Wenn man dies kurmäßig 3 – 5 Tage hintereinander täglich einmal macht, sind in der Regel fast alle Beschwerden verschwunden.

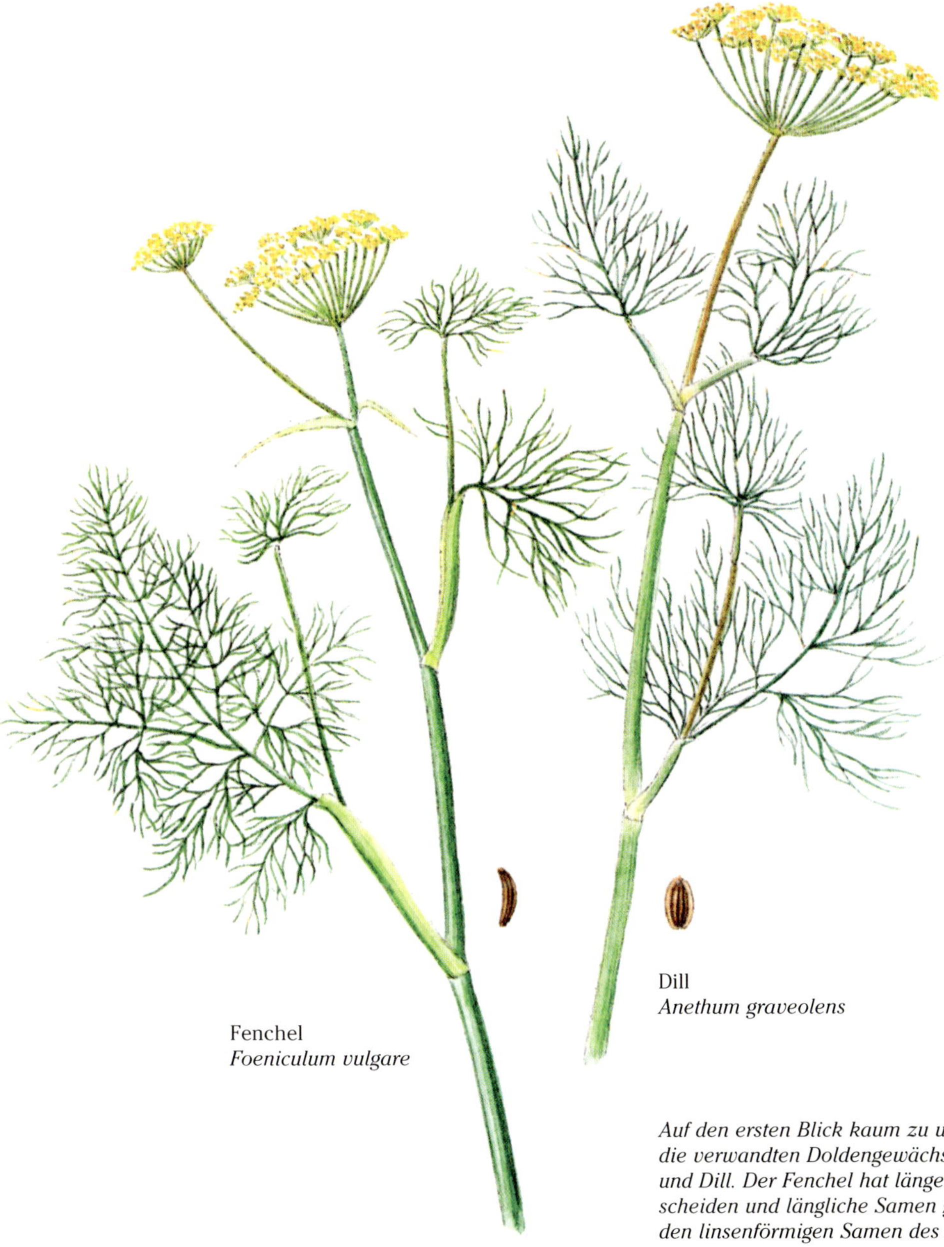

Auf den ersten Blick kaum zu unterscheiden: die verwandten Doldengewächse Fenchel und Dill. Der Fenchel hat längere Blattscheiden und längliche Samen gegenüber den linsenförmigen Samen des Dills

Osterlamm-Rezept

MÄRZ

18

Am Ostersonntag sollte es eigentlich Osterlamm zu essen geben. Damit die Hausfrauen die nötigen Vorbereitungen dazu treffen können, hier schon einmal etwas darüber.

In Griechenland ist das Osterlammessen ein alter Brauch, und wer einmal zum Osterfest der orthodoxen Kirche in Griechenland war, kann die Lämmer am Spieß, die überall am offenen Feuer gedreht werden, nicht mehr vergessen.

19

Die heilige Hildegard von Bingen schätzt das Lammfleisch über alles und misst ihm große Bedeutung für unsere Gesundheit bei. Sie schreibt dazu:

„Das Fleisch des Schafes ist für Gesunde und für Kranke gut zu essen. Und wenn jemand sehr schwach ist und welke Adern hat (Hypotoniker, also Personen mit zu niedrigem Blutdruck), *der esse oft die Suppe aus Schaffleisch. Dieses Fleisch ist im Sommer gut zu essen, weil die Hitze* es *wärmt, im Winter aber taugt* es *nicht zum Essen, da* es *kalt ist und weil der Winter auch kalt ist."*

20

Also fängt an Ostern, wenn der Winter gebrochen ist und das Wetter wärmer ist, die Lammfleisch-Saison an. Ab diesem Zeitpunkt ist dieses Fleisch also gut für uns zu essen, speziell für Personen, die körperlich schwach sind und zu wenig „Hitze" im Körper haben, also Patienten mit niedrigem Blutdruck und auch Rheumatiker, die die Wärme suchen und sich bei Wärme einfach wohler und gesünder fühlen.

21

Hier also ein **Rezept** für einen Osterlammbraten aus der Keule:

- Eine Lammkeule enthäuten und das Fett soweit wie möglich wegschneiden (je jünger das Tier, desto weniger Fett), dann eine Marinade aus folgenden Zutaten bereiten:

- 1 kleine Zwiebel und
- 2 – 3 Knoblauchzehen ganz fein hacken, zusammen mit
- frischer Petersilie,
- etwas Ysop,
- etwas Thymian – alles feingehackt – mischen und mit
- Salz,
- frischgemahlenem schwarzen Pfeffer,
- etwas Galgant, Quendel und Bertram in einer Porzellanschüssel durchdrücken und mindestens 10 Minuten mit den Gewürzen ziehen lassen. Dann etwas
- Sonnenblumenöl,
- 1/2 Becher saure Sahne und
- 1/8 Liter trockenen Weißwein vermischen und mit dieser Marinade die Lammkeule einreiben und so einige Stunden bzw. sogar über Nacht ziehen lassen.

Die Lammkeule in einer hohen Pfanne von allen Seiten braun anbraten zusammen mit etwas

- Selleriewürfel, mit etwas Wasser ablöschen und den Bratensatz mit weiterem Wasser lösen, dass die Lammkeule zur Hälfte in der Soße liegt – dann mit
- 1/8 Liter Weißwein und dem Rest der Marinade ins Backrohr schieben und dort ca. 2 Stunden köcheln lassen.

Danach die Keule aufs Rost zum Knusprigwerden legen, die Soße durchseihen, mit etwas Dinkelmehl andicken und mit Dinkelspätzle oder -nudeln servieren.

Frühlingsanfang

Am ersten Sonntag nach dem ersten Frühlingsvollmond ist immer Ostern. Wenn also kurz vor diesem Stichtag erst Vollmond war, liegen Ostern und alle davon abhängigen Feiertage wie Christi Himmelfahrt (Auffahrt) und Pfingsten etwas später, ist dieser Vollmond gleich nach diesem Stichtag, liegen alle diese Feste relativ früh im Jahr.

Veilchen I

MÄRZ

22

„Das Veilchen ist gut gegen die Verdunkelung der Augen. Nimm gutes Öl und bring es entweder an der Sonne oder am Feuer in einem neuen Topf zum Sieden, wirf dann soviel Veilchen hinein, damit es davon dick wird und fülle es in ein Glas zum Aufbewahren. Abends salbe mit diesem Öl um die Augenlider und die Augen herum ein, ohne dass es die Augen inwendig berührt und es wird die Verdunkelung der Augen vertreiben."

23

Diese wohlriechenden Veilchen, die jeder Blumenfreund kennt und die schon im Frühjahr unsere Augen und Nasen erfreuen, wachsen in vielen Gegenden fast wie „Unkraut". Später werden sie dann von anderen Pflanzen überdeckt. Zu sammeln sind sie bei zunehmendem Mond, damit die entsprechenden Kräfte voll in der Pflanze und der Blüte enthalten sind.

24

Hier ein **Augenmittel,** das unwahrscheinlich hilft, wenn die Spannkraft der Augen und damit das Sehen etwas nachlässt. Was für ein Öl man dazu nimmt, ist eigentlich egal. Hauptsache ist, dass man ein gutes, möglichst kaltgepresstes Öl nimmt. Für äußere Anwendung wird in der Hildegard-Heilkunde aber meist Olivenöl – das die heilige Hildegard als Bauernöl bezeichnet – genommen.

Die heilige Hildegard empfiehlt uns hier zwei verschiedene Möglichkeiten der Herstellung:

1. In eine helle Glasflasche Veilchenblüten hineingeben, mit (Oliven-)Öl auffüllen und einige Zeit der direkten Sonnenbestrahlung aussetzen, bis die Veilchen ausgelaugt sind.

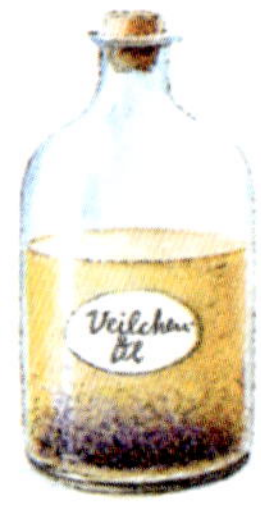

2. (Oliven-)Öl in einem Topf stark erhitzen, Veilchen zugeben und solange weiter erhitzen, bis es etwas eingedickt wird.

Wenn man in dieses Veilchenöl dann noch einige Tropfen Rosenöl hineingibt, vor allem, wenn man es über eine längere Zeit aufbewahren möchte, wird es haltbarer, riecht besser und auch die Wirkung des Veilchenöles wird dadurch verbessert.

„Ein Mensch, der feurige Augen hat, in ihnen verdunkelt ist und Schmerzen hat, der nehme…"

- Veilchensaft 3 Teile
- Rosensaft 6 Teile
- Fenchelsaft 2 Teile

mit etwas Wein mischen.

„Und wenn er schlafen geht, salbe er mit dieser Augensalbe um seine Augen, indem er acht gibt, dass sie die Augen innerlich nicht berührt."

Mit „Feurigen Augen" ist eine Bindehautentzündung gemeint, eine Conjunctivitis, wie sie bei Allergien, beim Sonnenbrand und auch beim sogenannten „Verblitzen" beim Elektroschweißen vorkommen kann. Dabei ist das Weiße im Auge rot und teilweise blutunterlaufen, die betroffenen können auf dem gereizten Auge schlecht sehen und haben das Gefühl, als ob ein Sandkorn bei jeder Augenbewegung schmerzhaft reibt. Hier hilft obige Mischung, die uns ein Apotheker zusammenstellt, sehr gut. Auch zum Selbermachen.

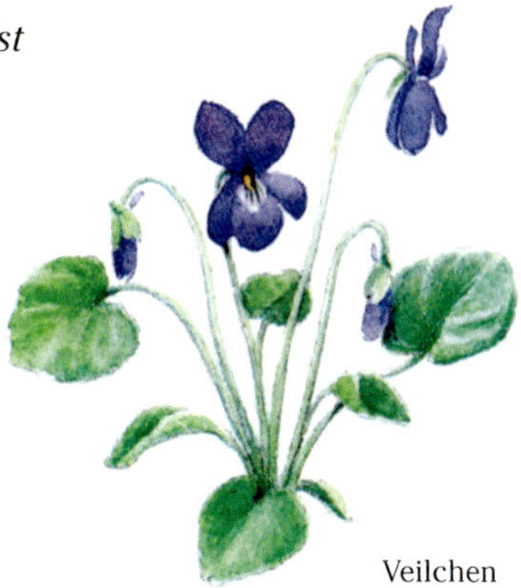

Veilchen
Viola odorata

„Wie groß auch die Verschiedenheit eines Werkes sei, von der Kindheit über die Jugend bis zum hohen Alter, so schreitet auch der Wille fort und zeigt ihm zum Schluss die Vollendung."

Veilchen II

MÄRZ

25

26

27

28

„Und wenn jemand durch Melancholie und Verdruss im *Sinn beschwert wird und* so *die Lunge schädigt* (die typische Pressatmung, wenn jemand psychisch belastet ist, die echte Atembeschwerden erzeugen kann), *der koche Veilchen in reinem Wein, seihe* es *durch ein Tuch und gebe diesem Wein Galgant und Süßholz bei, soviel er will, und mache einen Klartrank und trinke, und* es *unterdrückt die Melancholie und macht ihn froh, und seine Lunge heilt es."*

Bei psychischen Belastungen sollte man sich diesen **Veilchenwein** kochen. Das Verhältnis Veilchen zu Wein sollte etwa 1:20 sein, also auf 50 Gramm Veilchen 1 Liter Wein. Bei der Zugabe von Galgant und Süßholz sollten wir uns „*… auf die Stimme unserer Seele…*" verlassen, wie er uns also schmeckt. Die Beigabe dieser Gewürze ist völlig individuell, und die Dosierung, die uns am besten schmeckt, ist für uns die richtige, aber nicht für unseren Nachbarn. Der hat seinen eigenen Geschmack und demzufolge auch seine eigene Mischung, die eben nur ihm hilft und für andere nicht ganz geeignet ist.

„Ein Mensch, der Schwere im Kopf hat oder in den Nieren oder der irgendwo von Lähmung geplagt wird, der presse Veilchensaft durch ein Tuch, gebe genügend Bockstalg hinzu und zum halben Teil altes Fett. Und dies zerlasse er zusammen in einer Schüssel und mache eine Salbe. Und damit salbe er sich am Kopf und anderswo, wo es *schmerzt, und* es *wird ihm besser gehen."*

Eine spezielle **Veilchensalbe** gegen Kopf- und Nierenschmerzen und bei Lähmungserscheinungen.

„Und wenn jemand Kopfweh hat oder wessen Fleisch die Krebse zerfressen oder wenn er irgendwelche Geschwüre in seinem Körper hat, dann nehme er Veilchensaft und zum dritten Teil dieses Saftes Olivenöl und gemäß der

Menge des Veilchensaftes Bockstalg und dies bringe er zusammen in einem sauberen Topf zum sieden und bereite eine Salbe.

Und wer Kopfweh hat, der salbe mit dieser Salbe seine Stirne in der Quere, und es *wird ihm besser gehen.*

Aber auch, wo *der Krebs und andere Würmer einen Menschen zerfressen, soll darüber gesalbt werden, und sie werden sterben, wenn sie davon gekostet haben."*

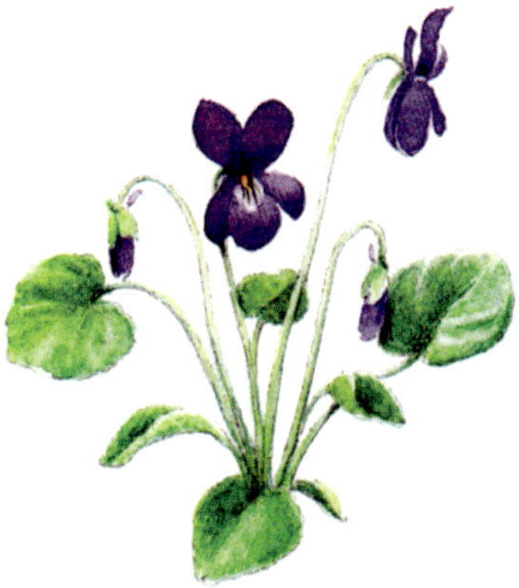

Veilchen
Viola odorata

Diese Veilchensalbe, die man natürlich selbst herstellen kann, die man aber auch über die entsprechenden Hildegard-Vertriebe beziehen kann, hat sich in der Praxis bestens bewährt.

Ich verordne sie regelmäßig in der Praxis beim Stirnkopfschmerz, nach Krebsoperationen zur Narbenpflege, die damit weich und geschmeidig wird, und bei geschwürigen Hautverunreinigungen.
Nach jeder blutigen Schröpfung bekommen die Patienten mit dieser Salbe einen Verband auf die geschröpften Stellen, und die Einschnitte **in** der Haut sind bisher damit immer ohne irgendwelche Komplikationen viel schneller verwachsen als sonst.

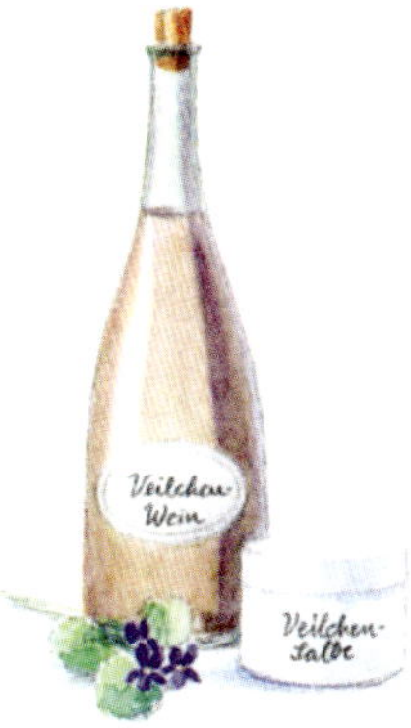

Lungenkraut

MÄRZ

29

30

31

Die heilige Hildegard schreibt zum Lungenkraut:

„Das Lungenkraut ist kalt und etwas trocken und taugt nicht viel zum Nutzen des Menschen.

Aber ein Mensch, dessen Lunge aufgeblasen ist, so *dass er hustet und nur mit Mühe einatmen kann, der koche Lungenkraut in Wein und trinke* es *oft nüchtern, und er wird geheilt werden."*

Hier beschreibt die heilige Hildegard genau die Symptome der Lungenemphysem, bei der eigentlich sonst kein Mittel hilft. Aber auch beim Asthma sind die Symptome ähnlich, und auch hierbei sollte man diesen Wein unbedingt mit einsetzen. Es sollte wirklich jeder, der damit behaftet ist, dieses Heilmittel „Lungenkrautwein" versuchen und über einen langen Zeitraum immer morgens nüchtern und vor jedem Essen ein kleines Gläschen davon, ca. 20 ml, möglichst etwas angewärmt trinken. Er wird staunen, wie gut es ihm Hilfe bringt.

Bei den allen Medizinweinen ist es unbedingt nötig, dass sie zumindest zimmerwarm getrunken werden. Da man sie aber wegen der besseren Haltbarkeit meist im Kühlschrank aufbewahrt, ist es nötig, dass man sie entweder in einem kleinen Gefäß etwas erwärmt oder zumindest den Schluck solange im Mund behält, bis er Körpertemperatur angenommen hat.

Weiter schreibt die heilige Hildegard beim Lungenkraut:

„Und wenn die Schafe es *oft fressen, werden sie gesund und fett, und* es *schadet auch ihrer Milch nicht.*

Und wenn die Lunge des Menschen aufgeblasen ist und wenn einer in Wein gekochtes Lungenkraut oft trinkt, wie wir vorhin sagten, wird seine Lunge die Gesundheit wieder erlangen, weil die Lunge beinahe die Natur des Schafes hat."

Hier also ausdrücklich noch einmal im Text die Verstärkung und Bestätigung der guten Wirkung auf die Lunge.

Das Lungenkraut, Pulmonaria officinalis, ist ein unscheinbares Pflänzchen, das bald nach der Schneeschmelze im März/April meist im Schatten von Büschen und Bäumen zu finden ist und das man auch im Steinstaudengarten sehr gut als Unterwuchs anpflanzen kann. Da es sehr bald grünt und blüht, fällt es im zeitigen Frühjahr auf, wird aber später von den anderen Pflanzen überdeckt, so dass man dann Mühe hat, es noch zu finden.

Die Blätter sind meist dunkelgrün mit hellgrünen Flecken, und die am Stengelende primelartigen Blüten sind anfangs kurz nach dem Aufblühen rötlich und werden dann blau, so dass man immer beide Blütenfarben an der Pflanze findet.

Zum Sammeln sollte man die 10 bis 30 cm hohen Pflanzen abschneiden und im Schatten am Stiel aufgehängt trocknen.

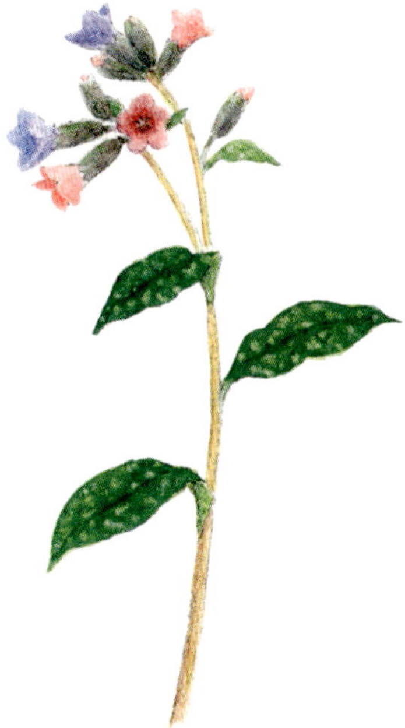

Lungenkraut
Pulmonaria officinalis

Rezept:

- Man benötigt ca. 30 Gramm getrocknetes oder 40 bis 50 Gramm frisches Kraut auf einen Liter Wein, leicht sprudelnd 8 bis 10 Minuten kochen.

„Im Verstand und im Willen zeigt sich die Vernunft wie ein Ton der Seele, die jedes Werk – sei es Gottes oder des Menschen – hervorbringt."

APRIL

1 *Hugo*	16 *Bernadette*
2	17
3	18 *Valerian*
4 *Isidor*	19
5	20
6 *Irene*	21 *Konrad*
7	22
8	23
9	24 *Fidelis von Sigmaringen*
10 *Mechtild*	25
11 *Leo der Große*	26 *Trudpert*
12	27
13	28 *Paul vom Kreuz*
14	29 *Petrus von Verona*
15	30

Bewegliche Feiertage*:

- *Gründonnerstag*
- *Karfreitag*
- *Karsamstag*
- *Ostersonntag*
- *Ostermontag*

* *Der erste Sonntag nach Frühlingsvollmond, also nach dem 20. März, ist immer der Ostersonntag. Danach richten sich dann alle beweglichen Feiertage. Je nachdem, ob der Vollmond nun sehr früh nach diesem 20. März aufgeht oder sehr spät, sind alle Feiertage (Ostern, Pfingsten, Christi Himmelfahrt bzw. Auffahrt, Fronleichnam) und auch der Fasching (bzw. Karneval oder Fasenacht) früher oder später.*

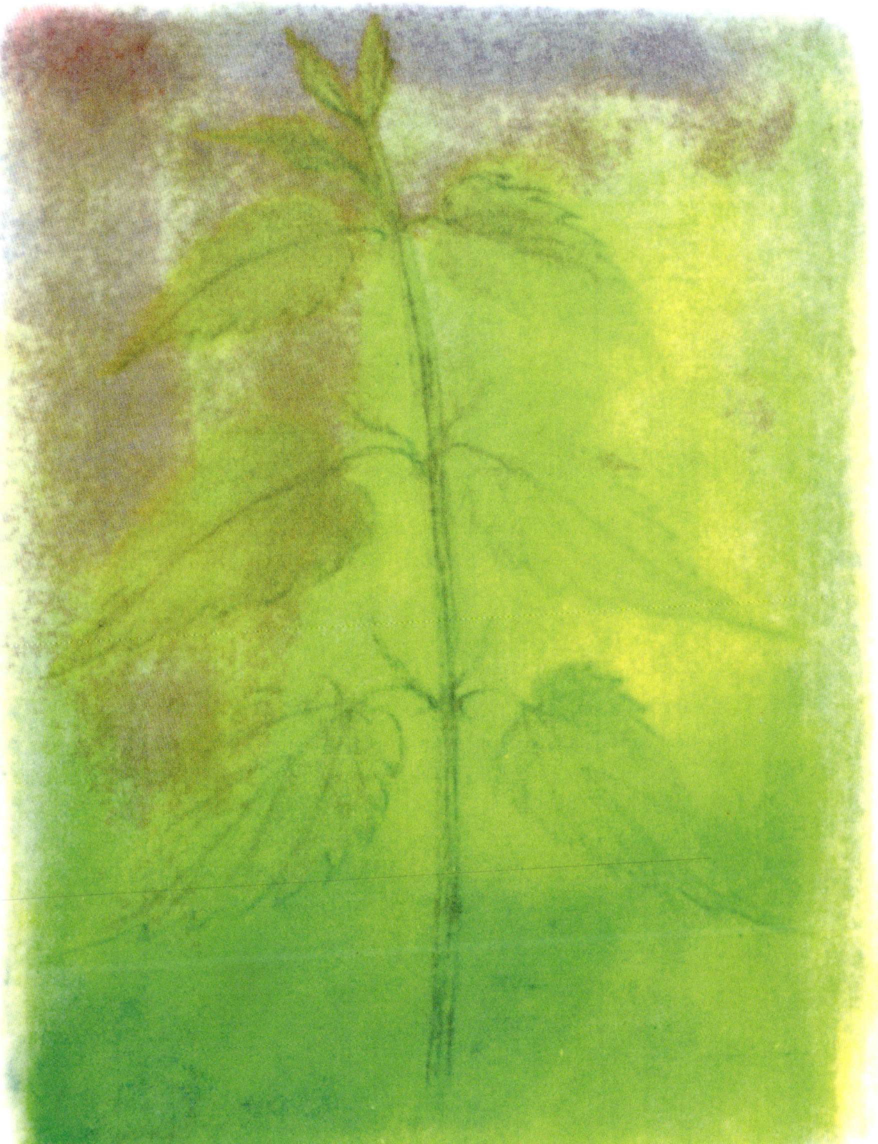

APRIL

APRIL

„April“, lat. der „Eröffner“ , der Ostermond, Sinnbild
1 für“wetterwendisch“, launisch, für wechselhaftes Wetter.
In den meisten Ländern Europas gilt der 1. April als
„Narrentag“ , an dem Leute „in den April geschickt
werden“. In Spanien ist dies der 28. Dezember.

Trotz der Freude, die der scheidende Winter und das
Erwachen der Natur überall rings um uns auslöst, sollten
wir doch den Grundsatz der „Discretio“ – des rechten
Maßes also – nicht außer acht lassen und uns noch nicht
2 zu leicht anziehen. Leicht könnten wir uns sonst „Husten,
Schnupfen, Heiserkeit“ holen und die Hildegard-Mittel
dann dringend benötigen.

Zur Freude schreibt die heilige Hildegard von Bingen:

„Bei großer Freude aber soll der Mensch im *Essen mäßig
sein, weil das Blut durch die Erweiterung seiner Bahn
aufgelöst ist, und wenn er dann zu viel isst, die im Blut
enthaltenen Säfte in die Stürme der Fieber umgewandelt*
3 *werden.“*

Freudige, schockähnliche Erkrankungen mit Fieber bei
Frauen z. B., wenn der Mann ganz plötzlich in den Jahren
nach dem 2. Weltkrieg ohne Voranmeldung vor der
Haustür stand, hat man damals immer wieder erlebt.
Daran sieht man, wie auch die übergroße Freude einem
Menschen schaden kann, wenn sie ganz unvorbereitet
kommt.

4 Im April grünt und blüht es zum Teil schon – zumindest
die frühen und frostunempfindlichen Pflanzen –, und wir
können viele Sachen für die Hildegard-Ernährung im
Garten vorbereiten. Wir können draußen die Beete her-
richten, Möhren (Wurzeln, Rübli), Zwiebeln und andere
Sachen aussäen, eventuell auch mit einer Schutzfolie
gegen die stärksten Nachtfröste schützen.

Auf der Fensterbank können wir jetzt die Kürbisse in Töpfen einsamen und in die Sonne stellen, dann haben wir für die Zeit nach den Eisheiligen im Mai schon stärkste Pflanzen und können mit einer frühen und guten Kürbisernte in diesem Jahr rechnen.

Die Brennnesseln sind in dieser Zeit besonders wertvoll. Wir können aus ihnen z. B. Spinat machen (siehe Gründonnerstag) zur Reinigung des Magens von „allem üblen Schleim", wie uns die heilige Hildegard wissen lässt, aber auch für Tee ist die Brennnessel – im April und im Mai gesammelt – besonders wertvoll.

Auch für den Garten kann man die Brennnessel vielseitig einsetzen. Man kann sie unter Sträuchern anpflanzen, z. B. unter Johannisbeersträuchern, und erreicht damit, dass diese Sträucher nicht oder nur sehr wenig von Schädlingen befallen werden. Wenn sie eine gewisse Höhe erreicht haben, einfach mit einer Rasenschere abschneiden und liegen lassen, dann hat man unter den Sträuchern Mulch, so dass der Boden nicht austrocknen kann.

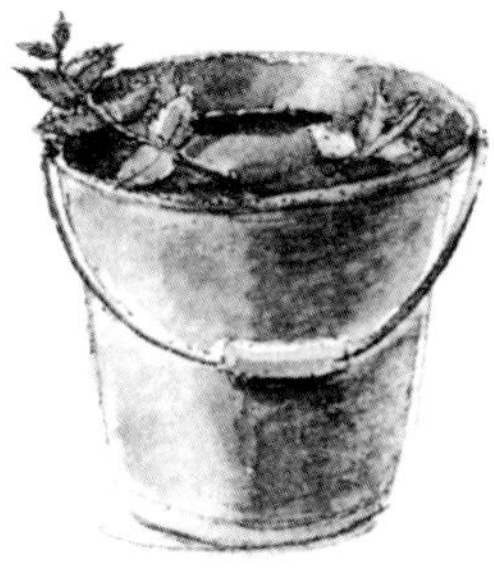

Man kann sie aber auch mit Wasser ansetzen und in die Sonne stellen: nach 24 Stunden als Spritzmittel gegen Schädlinge einsetzen, nach weiteren mindestens 4 – 5 Tagen verdünnt als Düngemittel beim Gießen. Verhältnis: 1/2 Liter Brennessel-Jauche auf eine 10-Liter-Gießkanne.

APRIL

5

6

7

8

Brennnessel

Wie wärs mit Brennnesselspinat? Damit könnten wir die Osterfeiertage ganz „hildegardisch“ beginnen. Die heilige Hildegard von Bingen sagt dazu:

„Die Brennnessel ist sehr warm, und wenn sie frisch aus der Erde sprießt, ist sie gekocht nützlich für die Speisen des Menschen, weil sie den Magen reinigt und den Schleim aus ihm wegnimmt. Und dies macht jede Art der Brennnessel.“

Gründonnerstagsspinat

Hier das **Rezept** für den Gründonnerstagsspinat:

- Frische, junge Brennnessel (bis zur Höhe von max. 6 cm) suchen und mit Handschuhen ernten. Pro Person ca. 150 Gramm.
  Dies sollte man nur in den ersten Monaten des Sprießens machen, also April und Mai, später sind die Brennnessel zu hart und haben zuviel Nesselsäure oder – um sich „hildegardisch“ auszudrücken – sind zu warm.

  Nach dem Säubern und Waschen einfach mit kochendem Wasser übergießen und etwas stehen lassen.
- Eine Hildegard-Fertigsuppe (ohne Lauch) bereiten, die Brennnesseln hineingeben und mit dem Pürierstab zerkleinern,
- mit Pfeffer, Salz, Galgant, Quendel, Bertram und Muskatnuss abschmecken und evtl. zum Schluss noch mit
- etwas Dinkelmehl und
- frischer, süßer Sahne etwas eindicken.

Dazu gibt es Kartoffeln und Spiegeleier.

Ein köstliches Gründonnerstagsessen, das man – wie man bei uns auf dem Land sagt – im Frühjahr 7 x essen sollte, um den ganzen Körper zu reinigen.

Gedächtnisöl

„Und ein Mensch, der gegen seinen Willen vergesslich ist, der zerstoße die brennende Nessel und füge etwas Olivenöl hinzu, und wenn er schlafen geht, salbe er damit seine Brust und die Schläfen, und dies tue er oft, und die Vergesslichkeit in ihm wird vermindert werden."

Hier also ein weiteres Rezept mit der Brennnessel:

- Die frischen, bei zunehmendem Mond gepflückten Brennnesseln zerstoßen, den Saft auspressen und mit etwas Olivenöl mischen.

Vor dem Schlafengehen Brustbein und Schläfen damit einreiben und dies einige Zeit jeden Abend, und schon wird das Gedächtnis besser.

Dies wirkt aber nur bei Personen, die noch selbst merken, dass ihr Gedächtnis nachläßt und aktiv etwas dagegen tun möchten. Wenn jemand z. B. durch eine schwere Arteriosklerose verwirrt ist und dadurch alles vergisst, dem fällt es ja nicht auf, dass er es vergisst. Bei solchen Leuten hilft dieses Öl also leider nicht.

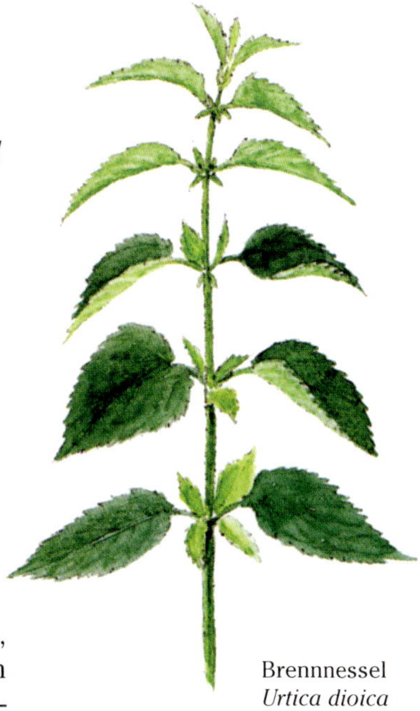

Brennnessel
Urtica dioica
Urtica urens

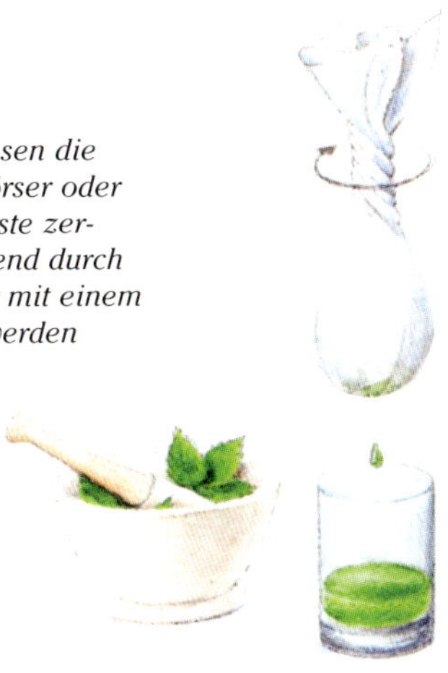

Zur Saftgewinnung müssen die Pflanzen mit einem Mörser oder Wiegemesser aufs Feinste zerkleinert und anschließend durch ein Tuch gedrückt oder mit einem Entsafter ausgepresst werden

Gründonnerstag

Am Gründonnerstag gedenken wir der Einsetzung des Abendmahles. An diesem Tag wird traditionsgemäß Spinat gegessen.

Wie wärs mit Brennnesselspinat? Damit könnten wir die Osterfeiertage ganz „hildegardisch" beginnen.

9

10

11

12

Erlösende Reue

Warum bin ich geboren
zu solchen großen Vergehen?
Mit meiner Seele sündige ich
gegen Dich, meinen Gott.

Zu Dir seufze ich auf,
der sich gewürdigt hat,
anzunehmen Adams Gestalt
aus der Jungfrau.

So *vertraue ich fest darauf,*
dass Du mich nicht verachtest,
sondern von meinen Sünden befreist.

Durch Deiner heiligen Menschheit Antlitz
nimm mich in Gnaden auf,
denn ich bereue von Herzen.

Die heilige Hildegard von Bingen sagt uns immer wieder, dass die Reue, die aus tiefstem Herzen kommt, ein großer Gnadenquell sei und dass sich auch körperliche Gebrechen durch vom Herzen kommende Reue über das, was man getan oder auch nicht getan hat, bessern können.

Deshalb hier die Gebete von ihr über die „Erlösende Reue“ und die „Heimsuchung“.

Heimsuchung

Mein Gott, ich rufe Dich an
in bitterer Reue, mit Herzenswunden:
Heile mich, gütiger Vater,
suche barmherzig mich heim,
denn mein Gott bist Du ja.

Von Deiner Gnade geleitet
erkenne ich Dich in Deinen Werken.
Dich suche ich in der Einfalt meines Herzens
und schreie weinend nach Dir.

Du wohnst in der Kraft meiner Seele;
der Leib muss büßen für meine Sünden.
Das Auge der Reue erkennt
die Sinnlosigkeit meiner bösen Taten.
Nun aber nimm mich auf!

Karfreitag
Karsamstag

Am Karfreitag um die neunte Stunde, also um ca. 15 Uhr, starb Jesus Christus am Kreuz zur Erlösung der Menschheit. Die Christen aller Konfessionen halten deshalb diesen Tag als Gedenktag hoch in Ehren.

Am Karsamstag herrscht Totenruhe ein Tag der inneren Einkehr und der Besinnung.

Ostern

Der Ostersonntag ist ein Fest der Freude. Christus ist von den Toten auferstanden und gibt uns damit ein Zeichen der Hoffnung.

Besonders eindrucksvoll wird das Osterfest und die Auferstehung in den christlichen Ostkirchen gefeiert.

Ostern wird meist an zwei Tagen von den Christen in aller Welt gefeiert. Das Osterei ist ein Zeichen der Fruchtbarkeit und des beginnenden Frühlings, ebenso wie der Osterhase, der auch als Zeichen der Fruchtbarkeit in diesen Tagen als Symbol verwendet wird.

Stimmkräuter

APRIL

13

14

15

16

Rezept:

- Hb. Foeniculi 1 Teil
  (Fenchelkraut)
- Flor. Verbasci 1 Teil
  (Königskerzenblüten)
- Fol. Verbasci 1 Teil
  (Königskerzenblätter)

getrocknet oder frisch.

1 Esslöffel dieser Kräutermischung in 1/4 Liter gutem Wein ca. 3 – 4 Minuten bei kleiner Hitze leicht köcheln lassen, abseihen und warmstellen.

Dieser Wein ist bei Stimmverlust oder Heiserkeit anzuwenden, sowohl bei akuten als auch bei chronischen Zuständen.

Bei akuter Heiserkeit sollte man davon jede Stunde 1 Likörglas warm trinken, in chronichen Fällen 3 – 4 x am Tag eine halbe Tasse voll nehmen.

Wichtig ist, dass man ihn immer warm einnimmt. Dazu entweder jedesmal frisch zubereiten oder den erwärmten Wein in einer Thermoskanne warm halten.

Ergänzend sollte der Patient noch bei allen akuten oder chronischen Hals-Kehlkopf-Beschwerden mehrmals täglich eine Galganttablette lutschen.

Diese Kombination hat sich in der Praxis sehr gut bewährt, auch bei chronischen Kehlkopfprozessen zur Unterstützung neben den anderen Therapien.

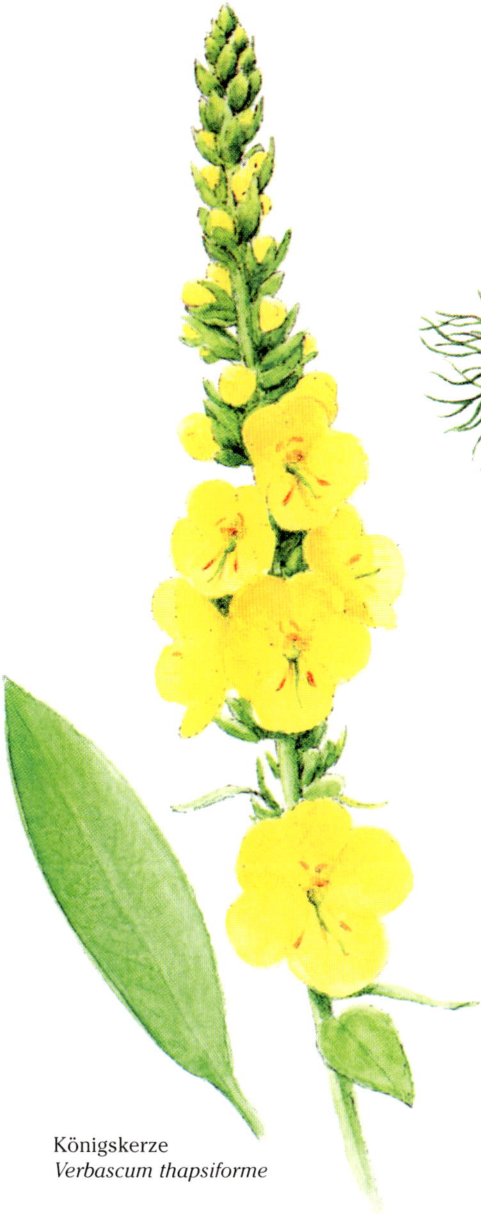

Königskerze
Verbascum thapsiforme

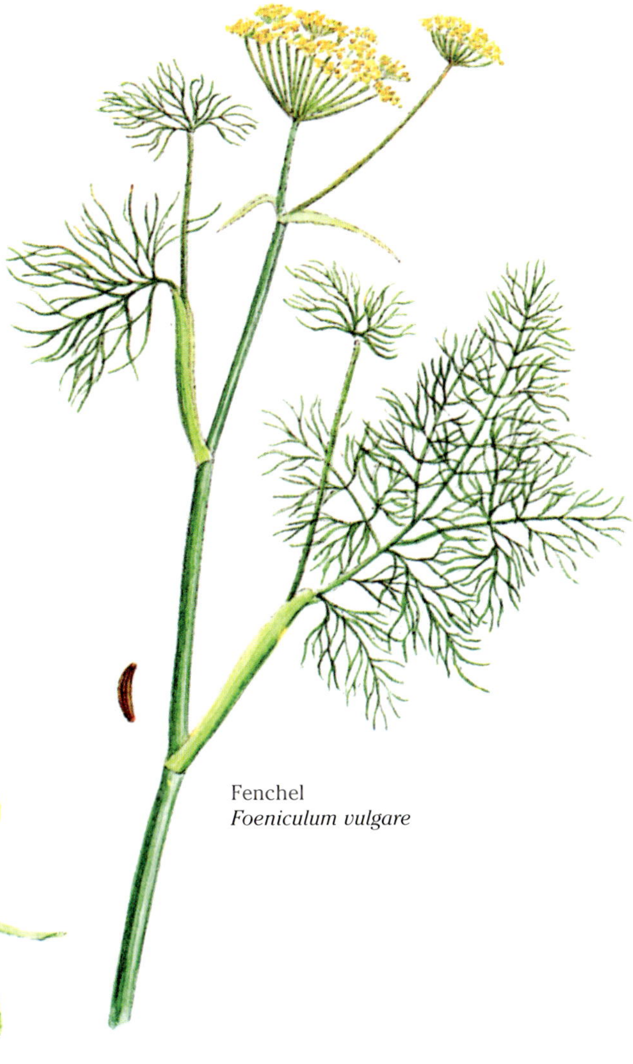

Fenchel
Foeniculum vulgare

Grippekräuter

APRIL

17

18

19

„Werft aus dem Bewusstsein eures Herzens das Ausforschen jener geheimen Dinge, die bei der obersten Weisheit unnütz sind."

Stimmkräuter und Riechkräuter zusammen ergeben die Grippekräuter.

Rezept:

- Hb. Anethi 4 Teile
  (Dillkraut)
- Hb. Foeniculi 2 Teile
  (Fenchelkraut)
- Flor. Verbasci 1 Teil
  (Königskerzenblüten)
- Fol. Verbasci 1 Teil
  (Königskerzenblätter)

getrocknet oder frisch.

4 Esslöffel dieser Kräutermischung in 3/4 Liter gutem Wein (am bestem einem Südwein) ca. 3 – 4 Minuten bei kleiner Hitze leicht köcheln lassen, abseihen und warmstellen.

Diese Grippekräuter kann man überall dort eingesetzen, wo das Grippepulver alleine nicht mehr hilft, also bei jeder schwereren, grippeartigen Erkältungskrankheit.

Erwachsene sollten davon mehrmals täglich ca. 1/2 Tasse (70 bis 100 ml) warm trinken.

Kinder je nach Alter die Hälfte bis ein Viertel dieser Menge.

Für die Kinder – aber auch für trockene Alkoholiker – sollte man diesen Wein etwas länger im offenen Topf kochen lassen oder kurz vor Gebrauch nochmals kurz aufkochen, damit er nicht mehr soviel, bzw. gar keinen Alkohol mehr enthält.

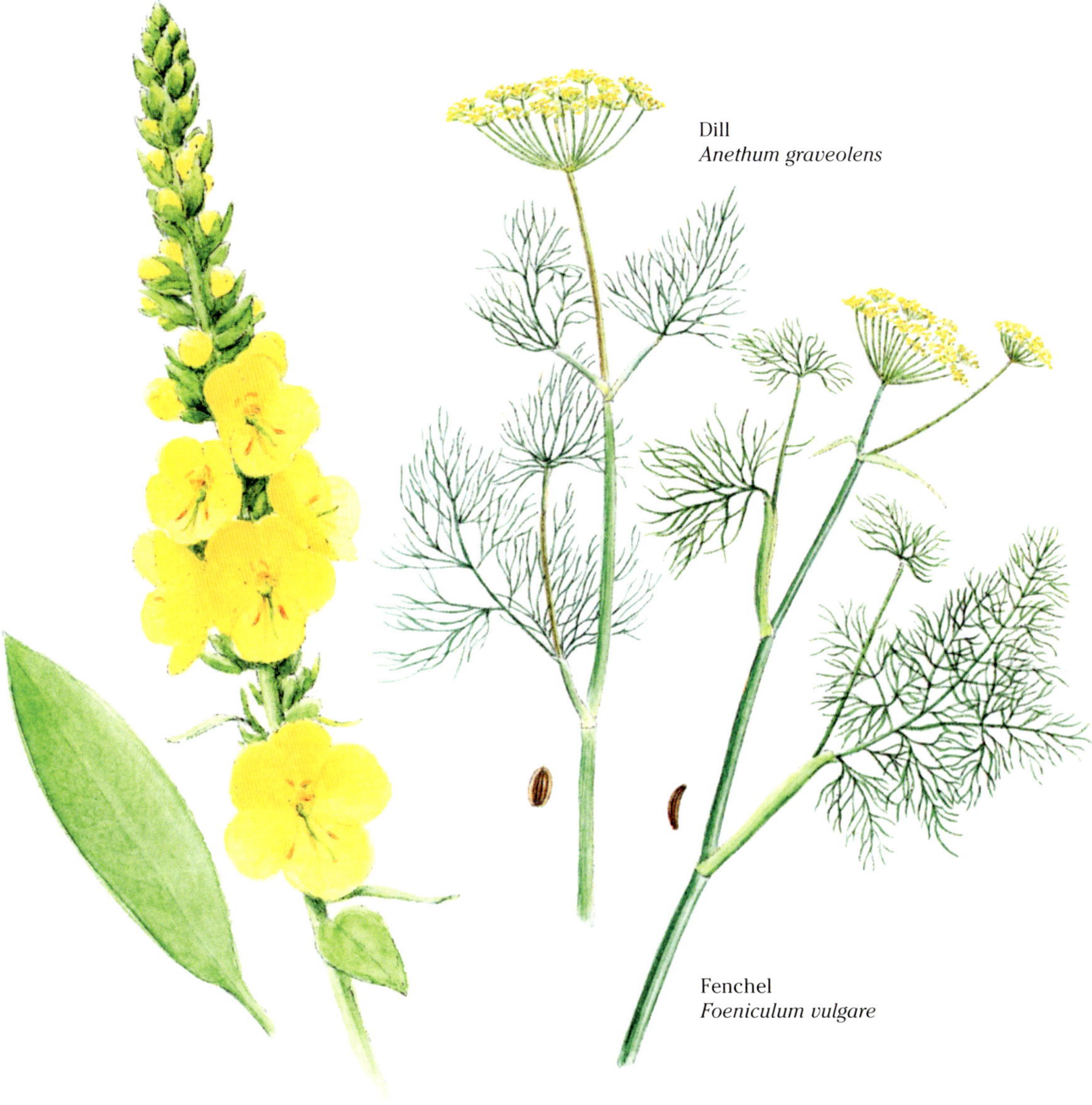

Dill
Anethum graveolens

Fenchel
Foeniculum vulgare

Königskerze
Verbascum thapsiforme

Andornwein

APRIL

20

21

22

„Die Seele ist die Herrin, das Fleisch aber die Magd."

Rezept:

- Hb. Marrubii 1 – 2 Eßlöffel
  (geschnittenes Andornkraut)
  in 1/4 Liter Wasser 3 – 4 Minuten köcheln lassen, abseihen und zu diesem Andorntee
- 1/2 Liter Weißwein und
- 1 Esslöffel Butter oder süße Sahne geben, nochmals aufkochen lassen.

Zweimal am Tag sollte von diesem Andornwein 1/2 Tasse warm getrunken werden.

Anzuwenden bei:

- chronischen und akuten Rachenkatarrhen,
- Mandelentzündungen (Tonsillitis),
- Nebenhöhlenentzündungen,
- Kehlkopferkrankungen aller Art,

also bei Erkrankungen im gesamten Kopf- und Halsbereich.

Dieses bittere Getränk wirkt außerdem sehr positiv auf:

- die Bronchien und
- den gesamten Verdauungstrakt.

Der Name kommt aus dem Hebbräischen „marrob", das heißt übersetzt „bitterer Saft", weil Andorn zu den fünf bitteren Kräutern beim jüdischen Passahfest gehörte, die dort zu den ungesäuerten Broten gegessen wurden und heute noch werden.

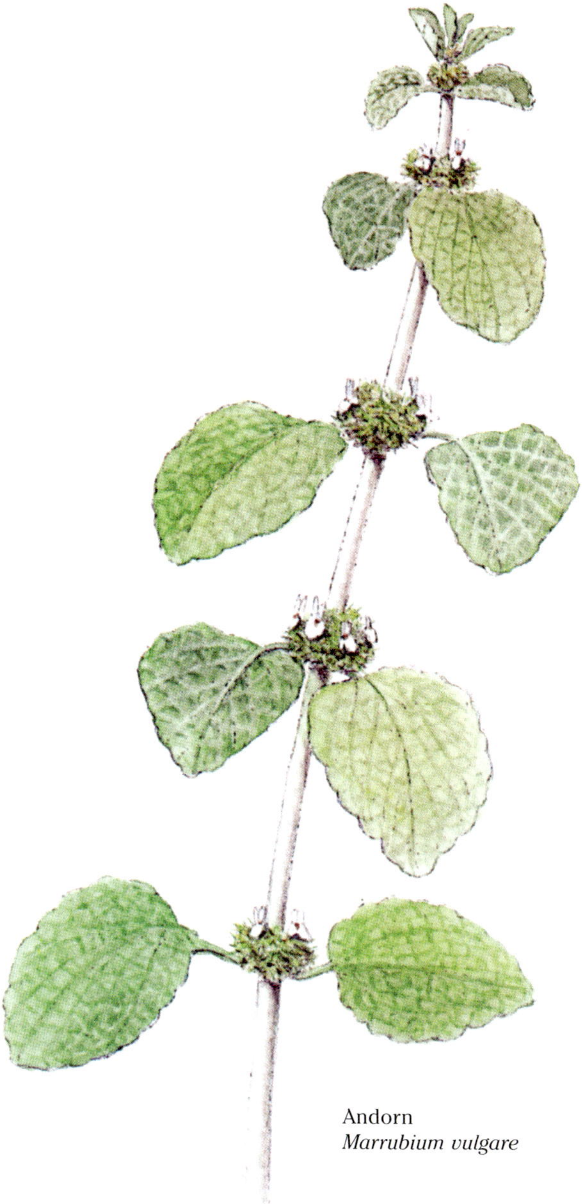

Andorn
Marrubium vulgare

Wermut I

APRIL

23

„Der Wermut ist sehr warm und sehr kräftig und der wichtigste Meister gegen alle Erschöpfungen."

Der Wermut spielt in der Hildegard-Heilkunde eine sehr große Rolle, deshalb hier einige Rezepte mit Wermut, z. T. zum Selbermachen, zum andern Teil zum Kaufen in einer Apotheke.

24

Wer Wermut selbst im Garten hat und ihn dann weiter verarbeiten möchte, sollte sich an die Kapitel „Mond I und II" erinnern. Da wir für die Herstellung von Hildegard-Heilmitteln den Saft des Wermuts benötigen, sollte dieser immer bei zunehmendem Mond kurz vor Vollmond geerntet werden, dann hat man die größte Saftausbeute aus dem Kraut. Wie wir dort gelesen haben, steigt bei zunehmendem Mond der Saft in die Pflanze. Deshalb sollte man unbedingt nur in dieser Zeit ernten.

25

„Von seinem Saft gieße in warmen Wein, und wenn jemand Kopfschmerz hat, befeuchte abends vor dem Schlafen damit den Kopf von den Augen über die Ohren bis zum Nacken und bedecke den ganzen Kopf mit einem wollenen Tuch bis zum Morgen, und es unterdrückt die Gicht und vertreibt den inneren Kopfschmerz."

26

Also eine Einreibung mit frischem Wermutsaft in warmem Wein gegen Kopfschmerzen, aber auch gegen rheumatische Schmerzen im Kopfbereich. Dies ist wohl etwas umständlich, aber oftmals die einzige Methode, die etwas bringt.

„Gieße Wermutsaft in Olivenöl, wärme es *in einem gläsernen Gefäß an der Sonne und bewahre* es so *ein Jahr lang auf. Und wenn jemand in oder um die Brust Schmerzen hat, dass er hustet, dann salbe ihn auf der Brust damit. Und wer in der Seite Schmerzen hat, den salbe dort, und* es *heilt ihn innen und außen."*

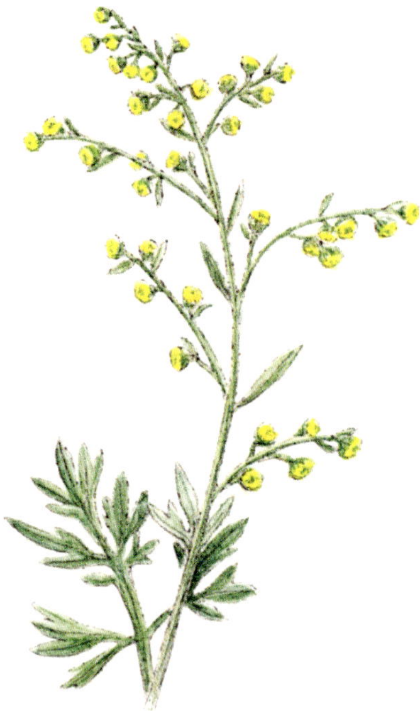

Wermut
Artemisia absinthium

Dieses Wermutöl besteht aus einem Teil Wermutsaft und drei Teilen Olivenöl. Man sollte – wegen des Geruchs und weil es auch jedes andere Mittel verstärkt – etwas Rosenöl dazutun. Diese Mischung in einer hellen Flasche einige Zeit dem Sonnenlicht aussetzen und ein Jahr lang aufheben. Dann ist es voll einsatzfähig. Es riecht wohl etwas ranzig, aber durch das Rosenöl ist dies abgemildert.

Das Wermutöl kann man gegen Husten aller Art und Schmerzen im gesamten Brustbereich, auch bei Rippenfell- und Brustfellentzündungen, einsetzen. Es kann leichte Hautreizungen mit Rötungen und kleinen Knötchen hervorrufen. Das juckt unangenehm. Deshalb zur Einreibung immer eine andere Stelle im Brustbeinbereich nehmen. Immer nur 2 bis 3 Tropfen an einer Stelle einreiben, und wenn diese anfängt zu jucken, einige Tage aussetzen oder eine andere Stelle für die Einreibung nehmen.

„Das Gesetz ist zum Heil des Menschen gegeben, und die Propheten machen die verborgenen Dinge Gottes sinnfällig."

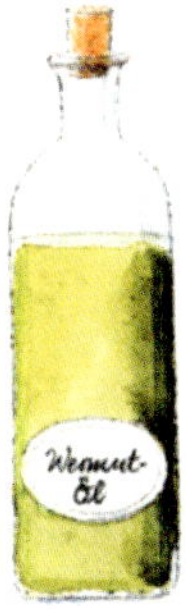

Das Wermutöl braucht eine „Reifezeit" von einem Jahr, bis es *optimal wirkt*

Wermut II

APRIL

27

„Zerstoße Wermut in einem Mörser zu Saft, füge Unschlitt, Hirschtalg und Hirschmark bei und mache so *eine Salbe. Und ein Mensch, der von sehr starker Gicht geplagt wird,* so *dass seine Glieder sogar zu zerbrechen drohen, den salbe damit nahe am Feuer,* wo es *schmerzt, und er wird geheilt werden."*

Bei Gelenkschmerzen also diese Wermutsalbe *„nah am Feuer einreiben, dort* wo es *weh tut, und er wird geheilt".* D. h. möglichst an einem offenen Feuer einreiben. Wenn man nach Hildegard geht, sogar möglichst an einem Ulmenholzfeuer, da die Wärme des Ulmenholzes noch zusätzlich eine positive Reaktion auf das Gewebe ausübt.

28

Da aber die meisten Leute heute kein offenes Feuer zu Hause haben, geht es auch, wenn das betroffene Gelenk ca. 10 Min. mit Rotlicht bestrahlt wird, dann unter weiterer Bestrahlung eingerieben und schließlich noch etwas weiter bestrahlt wird. Anfangs sollte man dies täglich einmal machen. Bei Besserung reicht es, wenn dies jeden 2. Tag bis jeden 3. Tag gemacht wird. Es kann dabei auch zu einer „biologischen Reaktion" kommen, d. h., dass sich die Schmerzen verschlimmern können. Wer dann nicht abbricht, sondern trotzdem weitermacht, der wird später durch eine enorme Besserung seiner Schmerzen dafür belohnt.

29

Da diese Wermutsalbe wegen der besonderen Zutaten nur sehr schwer selbst herzustellen ist, sollte man sich diese Salbe in einer Apotheke besorgen.

30

„Und wenn der Wermut frisch ist, zerstoß ihn, drücke seinen Saft durch ein Tuch und dann koche Wein mit Honig und gieße diesen Saft in den Wein, so *dass der Saft den Wein und den Honig an Geschmack übertrifft, und trink dies nüchtern von Mai bis Oktober jeden dritten Tag, und* es *unterdrückt die „Lanchsucht“* (Nierenschmerzen) *und die Melancholie in dir, und* es *macht deine Augen klar, und* es *stärkt das Herz, und* es *lässt nicht zu, dass die Lunge krank wird, und* es *wärmt den Magen, und* es *reinigt die Eingeweide, und* es *bereitet eine gute Verdauung.“*

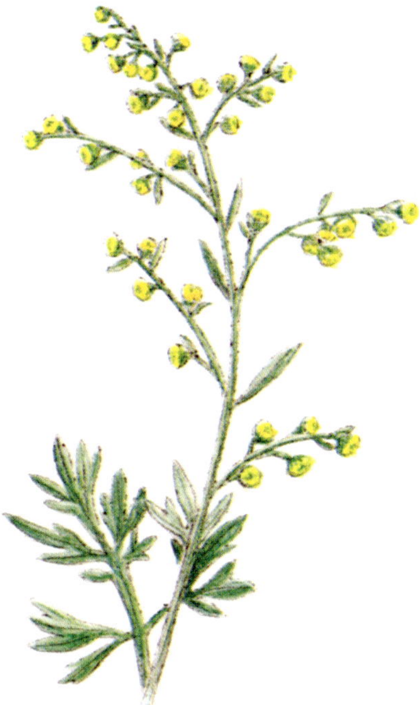

Wermut
Artemisia absinthium

Hier wird also von der bekannten Wermut-Frühjahrskur gesprochen, die viele Hildegard-Freunde kennen und schätzen. Sie ist wärmstens zu empfehlen, und viele Hildegard-Anhänger stellen den Wermutwein selbst her.

Durch die Bitterstoffe im Wermut wird die Kloake der Leber, die Galle, zur Sekretion angeregt, entgiftet und entschlackt dadurch die größte Drüse des menschlichen Körpers. Dadurch wird natürlich der ganze Körper entgiftet und regeneriert.

- Da dieser Wermutwein der Frühjahrskur *„von Mai bis Oktober jeden dritten Tag“* getrunken werden sollte, steht vom 1. Mai bis Ende Oktober an jedem“Wermuttag“ eine kleine Erinnerung daran in diesem Kalender.

„Sie Sinneswahrnehmung hält alles Schädliche vom Menschen fern und legt das Innere der Seele bloß.“

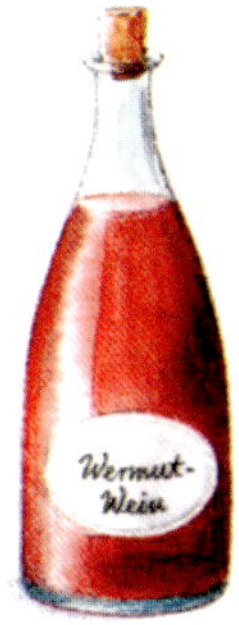

Der Wermutwein kann mit Rotwein oder Weißwein hergestellt werden (Rezept siehe S. 92)

MAI

1 *Tag der Arbeit / Josef der Arbeiter*	17
2	18
3 *Kreuzauffindung*	19
4	20 *Anastasius*
5 *Gotthard*	21
6	22 *Rita*
7	23
8	24 *Esther*
9 *Hiob*	25 *Urban*
10	26
11	27
12 *Pankrazius*	28
13 *Servatius*	29
14 *Bonifazius*	30 *Gero*
15 *Sophie*	31
16 *Johannes Nepomuk*	

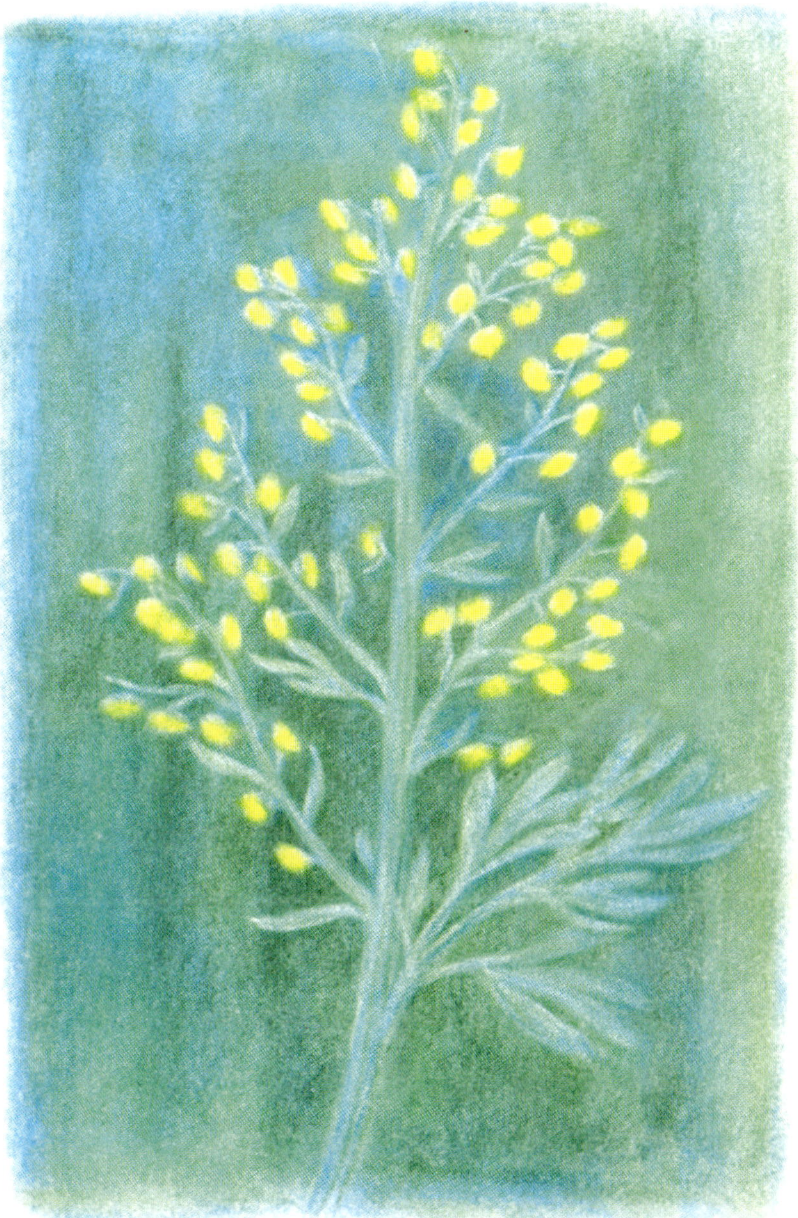

MAI

MAI

1 Tag der Arbeit

Ab diesem Tag sollte jeden dritten Tag ein kleines Glas Wermutwein der Frühjahrskur getrunken werden, „von Mai bis Oktober“, so die Anweisung der heiligen Hildegard von Bingen (Rezept siehe Seite 92).

2

3 *Ein kleines Glas Wermutwein der Frühjahrskur trinken!*

4

„Mai“, dichterisch auch als „Wonnemonat“ bezeichnet. Man steht im „Mai des Lebens“. Im allgemeinen gilt er als Beginn des Sommers und wird überall mit verschiedenen Bräuchen willkommen geheißen. Es gibt den „Tanz in den Mai“, das „Maifest“, den „Maibaum“, die „Maifeuer“ , die „Maikönigin“, aber auch die „Maibutter“, der man besondere Heilkraft zuschreibt, da sie durch die ersten, frischen und duftenden Blumen einen besonders guten Geschmack hat. Wir finden diese „Maibutter“ auch bei der heiligen Hildegard, die daraus Salben bereiten lässt.

Nach den sogenannten „Eisheiligen“ Mitte des Monats, kann man jetzt im Freiland alles säen und pflanzen, da kaum mehr die Gefahr eines Nachtfrostes besteht. Die späten Kräuteraussaaten wie Bohnenkraut, Dill und Kerbel sollten jetzt raus.

Geerntet wird auch schon, angefangen beim ersten Bohnenkraut und der frischen Pfefferminze vor der Blüte bis zum Salbei, den man allerdings das ganze Jahr über, so wie man ihn braucht, vom Strauch nehmen kann, selbst im Winter.

Auch der Wermut, den wir noch nicht Ende April zur „hildegardischen Frühjahrskur“ geerntet haben, sollte jetzt „eingefahren“ werden, da er in diesen beiden Monaten April und Mai die größte Kraft in sich trägt, die wir nutzen sollten.

Dies ist auch die Zeit zum Anlegen eines Kräuterbeetes:

Der Boden dazu sollte auf keinen Fall frisch gedüngt sein. Am besten eignet sich ein humusreicher Boden, den man mit abgelagertem Kompost und Sand auflockert. Das Beet sollte möglichst viel Sonne abbekommen. Zu Beginn sollten wir kräftig gießen und auch zwischen den Pflanzen vorsichtig hacken, um die oberste Schicht aufzulockern.

Wenn die Pfanzen erst einmal alles zugewuchert haben, brauchen wir dies nicht mehr, und dann reicht auch meist der Regen, wenn nicht gerade eine große Trockenperiode ist.

Alle großwüchsigen Kräuterpflanzen, wie z. B. Salbei, Estragon und Rosmarin, sollten an der Nordseite des Beetes stehen, damit den kleineren Pflanzen nicht die Sonne verwehrt wird. Auch sollten wir unterscheiden zwischen ein- und mehrjährigen Kräutern, die wir voneinander trennen sollten. Borettsch, Dill, Majoran und Kresse müssen, soweit sie sich nicht selbst ausgesamt haben, im Frühjahr wieder neu gesät werden. Viele andere Kräuter überwintern im Boden und treiben im Frühjahr wieder aus. Die dritte Art bleibt sogar im Winter grün, z. B. Rosmarin, Lavendel, Salbei und Thymian, sollte allerdings etwas vor dem Frost geschützt werden. Mehrjährige Stauden sollten im Herbst zurückgeschnitten werden, sie sind uns durch Wachsfreudigkeit und neue Triebe dankbar.

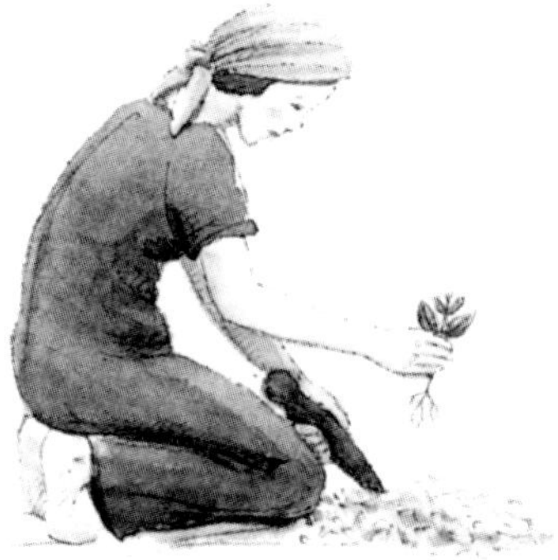

Großwüchsige Kräuter an die Nordseite des Beetes pflanzen

Die Menge der Kräuter richtet sich nach dem Geschmack der Familie und auch danach, was man eventuell für die Selbstherstellung seiner Hildegard-Medikamente braucht. Bei Stauden, die sehr kräftig wachsen, wie z. B. Liebstöckel, Salbei, Rosmarin, Lavendel und Beifuß, reicht meist ein einziges Exemplar aus. Bei Schnittlauch, Majoran und Thymian sollte man aber schon 4 bis 5 Exemplare pflanzen, damit sie nach dem Schnitt immer wieder kräftig nachwachsen können.

Wermutwein

MAI

5

6

7 *Ein kleines Glas Wermutwein der Frühjahrskur trinken!*

8

Dieses Universalmittel „Frühjahrskur-Wermutwein“ kann man fertig kaufen oder auch selbst herstellen.
Er ist anzuwenden bei:

- Erkrankungen aller inneren Organe,
- Verdauungsschwächen aller Art;
- er wirkt unterstützend bei Rheuma und Gicht,
- ebenso wie bei Herz-und Kreislaufstörungen;
- er ist anzuwenden bei Nierenschwäche aller Art und Oedemen,
- dann natürlich auch, wenn einem „etwas an die Nieren geht“, also auch bei Depressionen und dergleichen, und außerdem noch,
- „wenn einem (durch psychische Belastung) die Luft wegbleibt“, also bei Lungenerkrankungen oder -behinderungen aller Art.

Rezept Wermutwein:

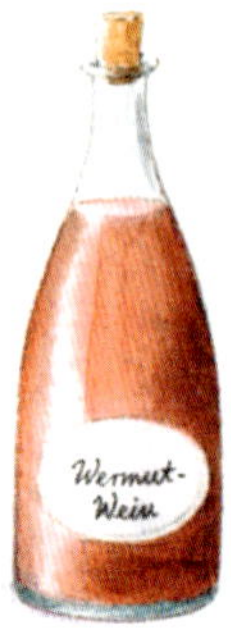

- ca. 150 ml frischgepresster Wermutsaft (möglichst nur den Frühjahrswermut im April oder Mai verwenden und nur bei zunehmendem Mond ernten und pressen, weil da die Saftausbeute viel größer ist als bei abnehmendem Mond)
- ca. 400 g naturreiner Honig vom Imker und
- 3 Liter naturreiner Wein (rot oder weiß)

Der Honig wird im Wein vorsichtig gekocht und in dieses warme Wein-Honig-Gemisch gibt man den frischgepressten Wermutsaft.

Noch warm in saubere Flaschen abfüllen und sofort verschließen. Die Flaschen sollte man vorher mit einem Teelöffel reinem Alkohol ausspülen, und diesen Teelöffel Alkohol zur besseren Haltbarkeit in der Flasche lassen.

Nun jeden 3. Tag „von Mai bis Oktober" morgens nüchtern ein Gläschen davon trinken. Ich sage meinen Patienten spaßhalber, sie sollten ihn „im 3/4 Takt einnehmen", also am ersten Tag einnehmen, zwei Tage Pause, wieder einnehmen, zwei Tage Pause, usw. von Mai bis Oktober.

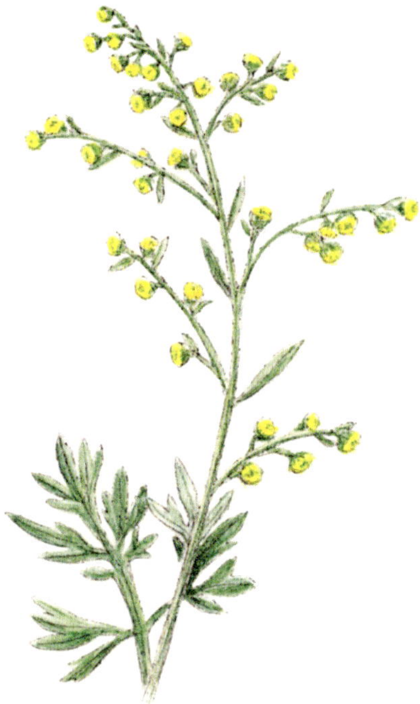

Wermut
Artemisia absinthium

Herstellung des *Wermutsaftes:*

Oft kommt die Frage, wie man den Wermutsaft herstellt.

Man erntet – natürlich nur kurz vor Vollmond im April oder Mai – den frischen Wermut, wäscht ihn, dreht ihn durch den Fleischwolf (oder zerhackt ihn im Mixer) und gibt dann den Wermutbrei in den Entsafter. Dann nach obigem Rezept verfahren.

Manche frieren einen Teil des Saftes ein und verarbeiten ihn später. Das finde ich nicht ganz so gut, weil sich dadurch die Struktur des Wermutsaftes etwas verändert.

„Die Sinneswahrnehmungen sind Zeichen der Seelenkräfte, wie auch der Leib ein Gefäß der Seele ist."

Akelei

MAI

9

10 *Ein kleines Glas Wermutwein der Frühjahrskur trinken!*

11

12 Pankratius

Die heilige Hildegard von Bingen schreibt dazu:

„Ein Mensch, in dem die Skrofeln wachsen, der esse rohe Akelei, und die Abfälle verschwinden, und die Skrofeln nehmen ab.

Aber auch, wer viel Schleim auswirft, der beize Akelei in Honig und esse sie oft, und der Schleim nimmt ab, und sie reinigt ihn.

Und wer Fieber hat, zerstoße Akelei, und er seihe ihren Saft durch ein Tuch, und diesem Saft gebe er Wein bei, und so trinke er oft, und es wird ihm besser gehen."

Unter „Skrofeln" versteht die heilige Hildegard von Bingen Anschwellungen von Lymphknoten, wie sie sehr oft am Hals und am Hinterkopf auftreten. Deshalb ist die Akelei, bzw. die Blätter der Akelei (Herba Aquilegiae vulgaris), bei ihr ein großes Hals-Lymph-Heilmitteln.

Die Blätter bzw. das Pulver daraus helfen speziell bei der schmerzlosen Lymphknotenschwellung, die oft als Folge einer Infektion im Kopfbereich auftritt, speziell nach Zahnvereiterungen, Mittelohrvereiterungen (Otitis media), Mandelentzündungen (Tonsillitis), aber auch nach der Gürtelrose (Herpes zaster) oder dem einfachen Bläschenausschlag (Herpes simplex).

Aber auch die lymphatischen (meist blauäugigen) Kinder kann man damit in der nicht-akuten Phase behandeln. Solche Kinder haben ja sehr oft einen „Rosenkranz", d. h. aufgereihte, lymphatische Schwellungsknötchen am Hinterkopf am Haaransatz, die häufig auch mit Nasenpolypen verbunden sind. Durch diese vorbeugende Maßnahme kommt es nicht so schnell zu akuten Phasen.

Hier sollte man den Patienten – ob Kindern oder Erwachsenen – im Sommer täglich 1 frisches Akeleiblatt mit ins Essen mischen, z. B. in den Salat. Wer diese Blätter nicht mag, oder wenn sie nicht zu haben sind, weil keine Akeleipflanzen zur Verfügung stehen oder auch im Winter, der kann sich auch das Akeleipulver besorgen und davon täglich 1/2 Teelöffel voll mit im Essen verzehren, aber nicht mitkochen, sondern erst an das fertige Essen geben.

Dies sollte – ob man das frische Blatt nimmt oder das Pulver – immer ca. einen Monat lang gemacht werden, danach wieder 2 – 3 Monate Pause usw.

In der biologischen Heilkunde – und die Hildegard-Heilkunde gehört ja auch dazu – muss auf jede Aktion eine Reaktion folgen, d. h., wenn ich einen Reiz setze, dann muss ich auch dem Körper die Gelegenheit geben, diesen Reiz zu beantworten. Deshalb nach einem Monat Einnahme die Pause von zwei bis drei Monaten unbedingt einhalten, damit der Körper auch die Möglichkeit bekommt, auf den Reiz zu antworten.

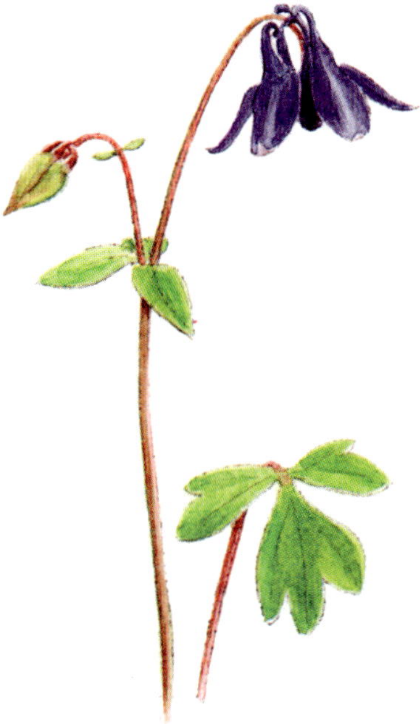

Akelei
Aquilegia vulgaris

„Wie man ein kostbares Gefäß sieht und weiß, dass ein Schatz darin ruht, so versteht man durch die Sinneswahrnehmungen die Seelenkräfte im Körper."

Akeleihonig

MAI

13 Servatius

Ein kleines Glas Wermutwein der Frühjahrskur trinken!

14 Bonifazius

15

16 *Ein kleines Glas Wermutwein der Frühjahrskur trinken!*

Bei Verschleimungen mit viel Auswurf nehme man dann den Akeleihonig, denn

„... wer viel Schleim auswirft, der beize Akelei in Honig und esse sie oft, und der Schleim nimmt ab, und sie reinigt ihn."

Wir nehmen dazu einfach etwas Akeleipulver und rühren dies in den Honig hinein. Auf 100 Gramm Honig mische man ca. – je nach Geschmack des Patienten – zwischen 10 und 20 Gramm Akeleipulver gut unter.

Solange der Auswurf akut und behindernd ist, alle 2 Stunden den ganzen Tag lang 1/2 bis 1 Teelöffel voll dieses Honigs im Mund zergehen lassen. Wenn die akute Phase vorbei ist, dann reicht es, wenn man nur noch 2 – 3 x am Tag 1/2 Teelöffel voll nimmt.

Allergiker sollten sich aus der Apotheke einen sogenannten „abgeschäumten Honig" besorgen, da im normalen Honig meist sehr viele Pollen sind, auf die manch ein Patient allergisch reagiert. Deshalb ist dieser abgeschäumte Honig, der durch das Abschäumen von den Pollen gereinigt ist, für diese Gruppe besonders zu empfehlen.

Akeleisaft

„Und wer Fieber hat, zerstoße Akelei, und er seihe ihren Saft durch ein Tuch, und diesem Saft gebe er Wein bei, und so trinke er oft, und es wird ihm besser gehen.“

Dies schreibt die heilige Hildegard von Bingen weiter vom Akelei. Deshalb sollte, wer immer wieder etwas Fieber bekommt, das aber nie so sehr hoch wird, so dass er richtig krank wird, aber doch so hoch, dass er sich dadurch – speziell abends – nicht ganz gesund fühlt, dieses Rezept ausprobieren.

Also 1 Teelöffel Akeleisaft – den man sich selbst herstellen kann, den man aber auch fertig zu kaufen bekommt – in 1 Glas warmen Wein geben und jeden Abend einige Zeit davon 1 Gläschen trinken.
Wenn man Akeleisaft selbst herstellt, nicht vergessen – immer bei zunehmendem Mond ernten, damit die Saftausbeute größer ist!

Dadurch werden diese subfebrilen Temperaturen, wie man sie offiziell nennt, gemildert, man fühlt sich irgendwie wohler, und auch die Nachtschweiße, die sehr oft damit verbunden sind und immer ein Zeichen von Schwäche sind, gehen damit nach kurzer Zeit weg.

Akeleiblätter und – pulver also bei allen Lymphatikern, auch wenn keine direkte Erkrankung vorliegt, aber den Akeleisaft dann auch bei fieberhaften Erkrankungen.

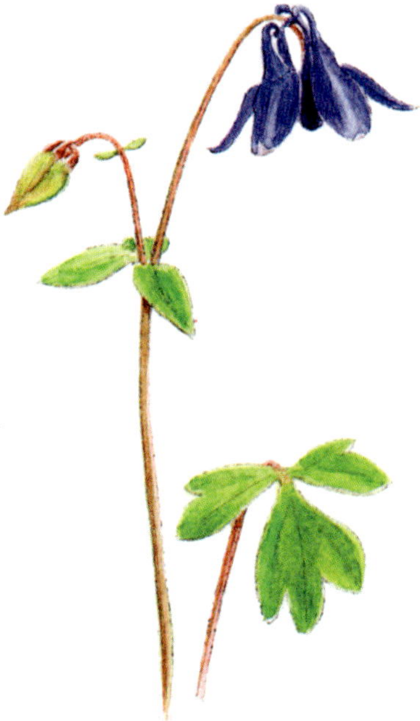

Akelei
Aquilegia vulgaris

Die Eisheiligen:

Pankraz, der erste der „Eisheiligen“, war ein römischer Märtyrer, der unter Kaiser Diokletian enthauptet wurde.

Servaz, der zweite der „Eisheiligen“, ist 384 in Maastricht gestorben und war Bischof von Tongern.

Bonifaz, der dritte der „Eisheiligen“, starb als Märtyrer unter Kaiser Diokletian“

MAI

17 Sophie

Mit der sogenannten „Kalten Sophie“ verabschieden sich die „Eisheiligen“. Sie war eine römische Matrone, deren Töchter den Märtyrertod erlitten.

Ab jetzt dürfen z. B. im Garten Bohnen gesetzt werden, ohne dass man Angst haben muß, dass die zarten Keimlinge erfrieren.

18

19 *Ein kleines Glas Wermutwein der Frühjahrskur trinken!*

Schwertliliensalbe

Die heilige Hildegard schreibt dazu:

„Die Schwertlilie ist warm und trocken, und ihre ganze Kraft liegt in der Wurzel, und ihre Grünkraft (Veriditas) steigt in die Blätter auf. Im Mai nimm den Saft ihrer Blätter und mache Fett in einer Schüssel flüssig, füge diesen Saft bei und bereite so eine Salbe daraus, dass diese grün erscheint. Und wer die kleine Krätze hat, der salbe oft damit und er wird geheilt werden.“

Dies ist eine Schwertliliensalbe, die bei allen kleineren Hauterkrankungen, wie Ausschlägen usw., gute Hilfe leistet und auch sehr gut selbst hergestellt werden kann. Das beste Fett dazu wäre Ziegenbutter, da diese sehr gut die Haut durchdringt, die Wirkstoffe mitschleppt und so von innen her die Heilung gut beeinflussen kann. Da diese aber schwer zu beschaffen ist, kann man auch die „Mai-Butter“ von Kühen, der man ja besondere Heilkraft zuspricht, sehr gut dazu verwenden.

In vielen Gärten wächst die blaue Schwertlilie, auch deutsche Schwertlilie genannt, Iris germanica. Die Blätter dieser Schwertlilie werden etwas zerkleinert, durch einen Mixer zerschlagen und durch ein Tuch gedrückt. Diesen Saft rührt man dann der weichen Butter zu, bis sie richtig tiefgrün verfärbt ist. Im Kühlschrank aufheben und bald verbrauchen, da die Butter sonst ranzig wird.

Für den späteren Verbrauch kann man sich die Salbe in kleinen Dosen, die man sich beim Apotheker besorgen kann, einfrieren.

Quendelsalbe

Ebenfalls ab Mai, aber auch später bis in den August hinein, kann man sich die Quendelsalbe machen. Quendel, Thymus serpyllum Linne, wächst eigentlich überall, wo magerer bis saurer Boden vorhanden ist und er viel Sonne bekommt.

Man sammelt die ganze Pflanze ohne Wurzel, zerkleinert sie und verarbeitet sie, wie bei der Schwertlilie aufgeführt, zu einer Salbe. Diese Salbe hilft auch bei Milchschorf der Kleinkinder und ist sehr vielseitig bei allen Hauterkrankungen einzusetzen.

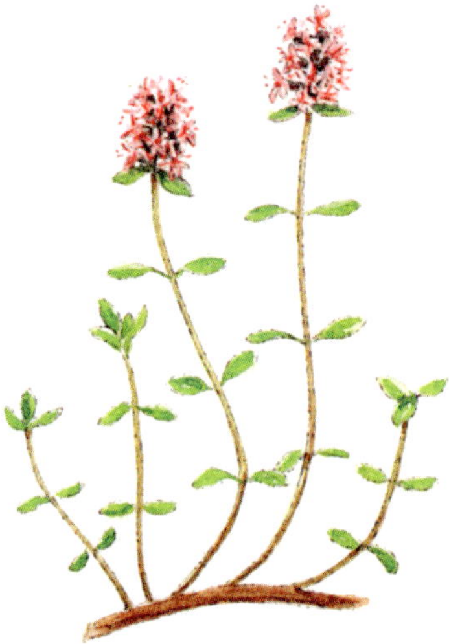

Quendel (Feldthymian)
Thymus serpillum

Quendeltee

Da Quendel sowohl von außen als auch von innen her reinigend auf die Haut und den ganzen Körper wirkt und alle Reinigung von innen ja über die Entgiftung der Leber abläuft, ist hier ein altes, russisches Volksrezept ganz interessant. Hier verwendet man Quendel auch bei Alkoholabhängigkeit als Tee.

Man überbrüht täglich 2 Esslöffel des zerkleinerten Quendelkrauts mit 1/4 Liter kochendem Wasser, lässt dies einige Minuten ziehen und filtert es ab. Von diesem Tee sollte der Süchtige mindestens 2 bis 3 Wochen lang alle 3 Stunden 1 Teelöffel voll einnehmen.

„Ich, der ich bin, der ich weder Anfang noch Ende habe, bringe die lasterhaften Menschen in ihren eigenen Handlungen um."

Die Reaktionen sind sehr unterschiedlich: Mancher bekommt davon Durchfall und starken Harndrang, andere einen regelrechten Ekel vor Alkohol, verbunden mit Übelkeit bis zum Erbrechen. Auch Hautreaktionen kann man beobachten. Es hilft auch in weit fortgeschrittenen Fällen noch sehr gut, da es die Leber total reinigt.

Farn I

MAI

20

21

22 *Ein kleines Glas Wermutwein der Frühjahrskur trinken!*

23

Farnbad und Farnpackung

Unter „Farn“ können wir bei der heiligen Hildegard von Bingen unter anderem lesen:

„Wer an Gicht leidet, der nehme Farn, wenn er grün ist, und er koche ihn in Wasser und bade oft darin, und die Gicht wird weichen.“

Das Farnextraktbad können wir uns also selbst zubereiten oder auch fertig kaufen. Es wirkt besonders gut bei jüngeren und schlankeren Patienten, die lymphatisch belastet sind.
Man kann im Frühjahr auch Packungen mit heißen Farnwedeln machen, da der Farn in dieser Zeit noch die meiste Kraft im Kraut hat. Die Bäder mit dem Extrakt – aus dem Frühjahrsfarn kurz vor Vollmond geerntet – kann man dann das ganze Jahr hindurch anwenden.

Je stärker die Wirkung sein soll, desto mehr des Extrakts sollte man für ein Bad nehmen, evtl. sogar einen ganzen Liter pro Bad. Ist dies zu stark, kann man diese Menge auch auf 3 – 4 Bäder verteilen.

Kurmäßig drei bis vier Wochen pro Woche 2 – 3 Farnbäder oder Farnpackungen machen.

Die Wassertemperatur sollte sich nach dem Empfinden des Patienten richten, aber so warm wie möglich sein, wobei es jüngere und magere Personen meist etwas wärmer vertragen können als ältere und etwas beleibtere Personen. Vorsicht bei zu hohem Blutdruck: nicht zu heiß baden!

Wichtig hierbei ist natürlich auch, dass nach einem solchen Bad von 20 bis 30 Minuten Dauer auch die Nachruhe richtig eingehalten wird, d. h., dass der Patient nach dem Bad oder der Packung wirklich nochmals ein bis zwei Stunden Bettruhe einhält.

Wie bei allen biologischen Verfahren kann es am Anfang eine sogenannte Erstverschlimmerung geben. Die Schmerzen werden stärker und/oder Herde im Körper können reagieren und zum Teil unangenehme Begleiterscheinungen hervorrufen.

Sollte dies auftreten, auf keinen Fall die Behandlungen abbrechen, sondern nur die Abstände der einzelnen Bäder für einige Zeit etwas vergrößern. Auch wenn die Reaktionen nicht immer sehr angenehm sind, weil sie vermehrt mit Schmerzen und eventuell sogar mit zeitweiser Bewegungseinschränkung einhergehen, werden wir hinterher dafür belohnt durch weniger oder sogar gar keine Schmerzen mehr und eine größere Beweglichkeit von Gelenken, die vorher nicht in diesem Maße vorhanden war.

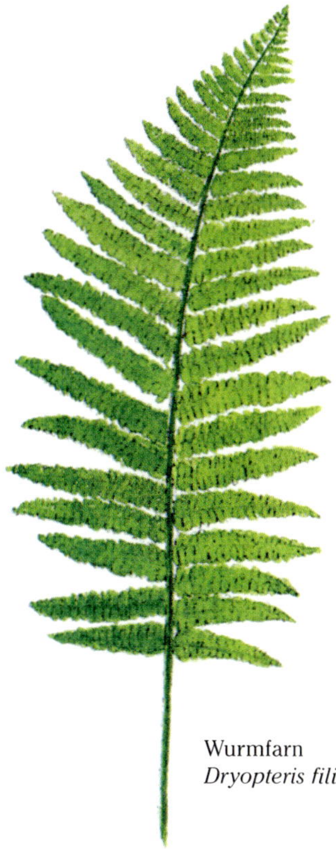

Wurmfarn
Dryopteris filix-mas

Christi Himmelfahrt

39 Tage nach Ostersonntag wird die „Christi Himmelfahrt", in der Schweiz „Auffahrt", gefeiert. In manchen ländlichen Gegenden wird an diesem Tag traditionsgemäß nur „fliegendes Fleisch", also Geflügel in irgendeiner Form, gegessen.

Farn II

MAI

24

25 *Ein kleines Glas Wermutwein der Frühjahrskur trinken!*

26

27

Unter „Farn“ können wir bei der heiligen Hildegard von Bingen weiter lesen:

„Und im Sommer, wenn er grün ist, lege seine Blätter oft auf deine Augen und schlafe, und er reinigt deine Augen und nimmt den Nebel von ihnen weg.

Und wer taub ist und nichts hört, der binde Farnsporen in ein Tüchlein und stecke es oft ins Ohr, gebe aber acht, dass nichts durch das Ohr in den Kopf dringt: er wird das Gehör wiedererlangen.

Und wer an Zungengicht leidet, so dass er nicht sprechen kann, der lege Farnsporen auf seine Zunge, und die Gicht wird weichen, und er redet.“

Hier werden also drei Krankheiten angesprochen, die man mit dem grünen Farn bzw. mit seinen Sporen positiv beeinflussen kann:

1. Die Augen

Wenn also jemand etwas verschleiert sieht, sollte er diese unproblematische Methode einfach einmal im Sommer versuchen: frische Farnblätter auf die Augen legen, eventuell etwas mit einem Tuch festbinden und damit schlafengehen. Auch wenn die heilige Hildegard nichts von Festbinden gesagt hat, halte ich es doch für gut.

2. Die Ohren

Farnsporen sammeln, das heißt, den großen Farn, wenn er an der Unterseite braun wird, über einem feingewebtem Tuch oder einem Papier ausschütteln und die feinen Sporenkörnchen in ein dünnes und sehr dichtes Tuch einbinden und oft ins Ohr stecken. Dies kann natürlich nur dann etwas helfen, wenn man keinen organischen Schaden hat, der zur Taubheit führt, sondern „nur" einen Gehörschaden aufgrund einer Durchblutungsstörung oder einer alten Nebenhöhlenerkrankung. Dies sollte als Begleittherapie neben den übrigen Behandlungen versucht werden.

Nicht anwenden sollte man dies, wenn das Trommelfell durchbrochen oder durchstoßen wurde, da sonst etwas von den Sporen in die tieferen Gegenden eindringen kann, wovor uns die heilige Hildegard ausdrücklich warnt.

3. Die Zunge

Es gibt Rheumaarten, bei denen auch die Zunge betroffen ist und man dadurch in der Artikulation behindert ist. Hier sollten wir uns nach den Weisungen der heiligen Hildegard von Bingen öfters Farnsporen auf die Zunge legen, *„... und die Gicht wird weichen, und er redet"*.

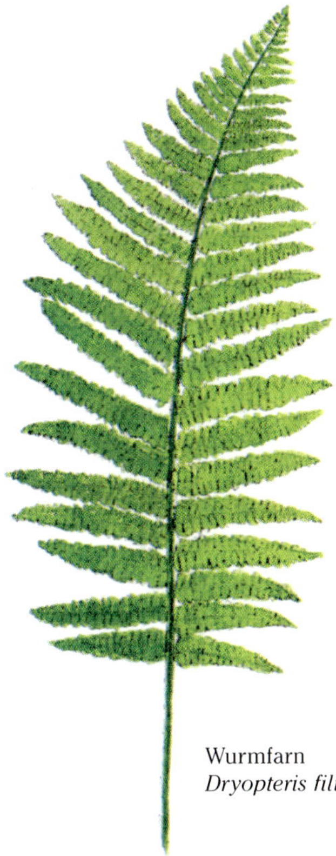

Wurmfarn
Dryopteris filix-mas

„Die Seele verleiht dem Leib das Leben, wie das Feuer das Licht in die Finsternis eingießt."

28 *Ein kleines Glas Wermutwein der Frühjahrskur trinken!*

29

30

31 *Ein kleines Glas Wermutwein der Frühjahrskur trinken!*

Im Heiligen Geist

O Gott, Allerhöchster,
zu Deinem Lob
weihe ich meine Gelübde Dir,
denn ich vermag ja nichts ohne Dich,
verwiesen auf meine eigene Kraft.

Nur die Gnade des Heiligen Geistes
kann mich dazu befähigen,
die Du in mir entfachst.

Belebender Geist

Heiliger Geist,
Du belebendes Leben,
Dynamik des Alls und Wurzel der Schöpfung,
reinige Deine Schöpfung vom Schmutz,
tilge die Schuld und salbe die Wunden.

O strahlendes Leben, des Lobes wert,
erwecke und wiedererwecke das All!

Heilende Wunden

Warum nur bin ich so sehr betrübt
und verwirrt in meiner Seele,
da ich doch durch die Gnade Gottes
mit Seufzen und Tränen die Sündenwunden
zu tilgen imstande wäre?

Durch die Verwundung Dein, mein Herr,
der Du Nägel und Lanze
für meine Sünden erduldet hast,
hoffe ich auf Erlösung.

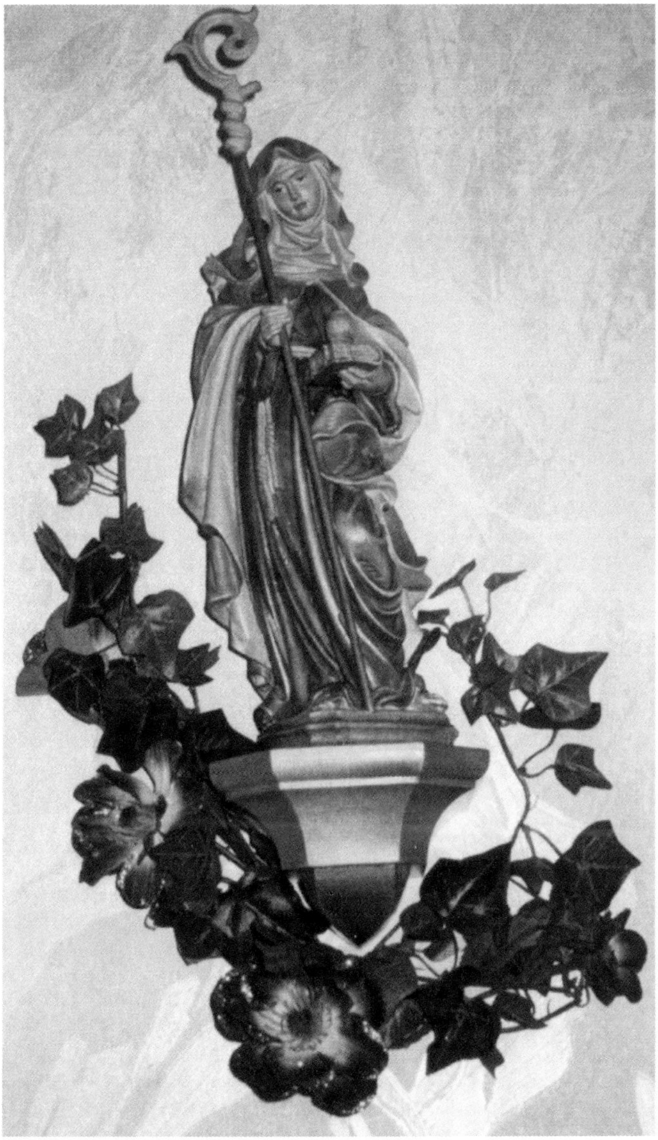

„Hl. Hildegard von Bingen mit Äbtissinnenstab, Buch und Salbentöpfchen"

Pfingsten

Sieben Wochen nach Ostersonntag wird das Pfingstfest gefeiert, der Geburtstag der Kirche.

JUNI

1	
2	*Erasmus*
3	
4	
5	
6	*Norbert*
7	
8	
9	
10	*Margarita*
11	
12	*Adalbert*
13	*Tobias*
14	
15	*Vitus*
16	
17	*Volkmar*
18	
19	
20	*Silverius*
21	*Sommeranfang*
22	
23	*Adalbert*
24	*Johannes der Täufer*
25	*Wilhelm*
26	
27	*Siebenschläfer*
28	
29	*Peter und Paul*
30	

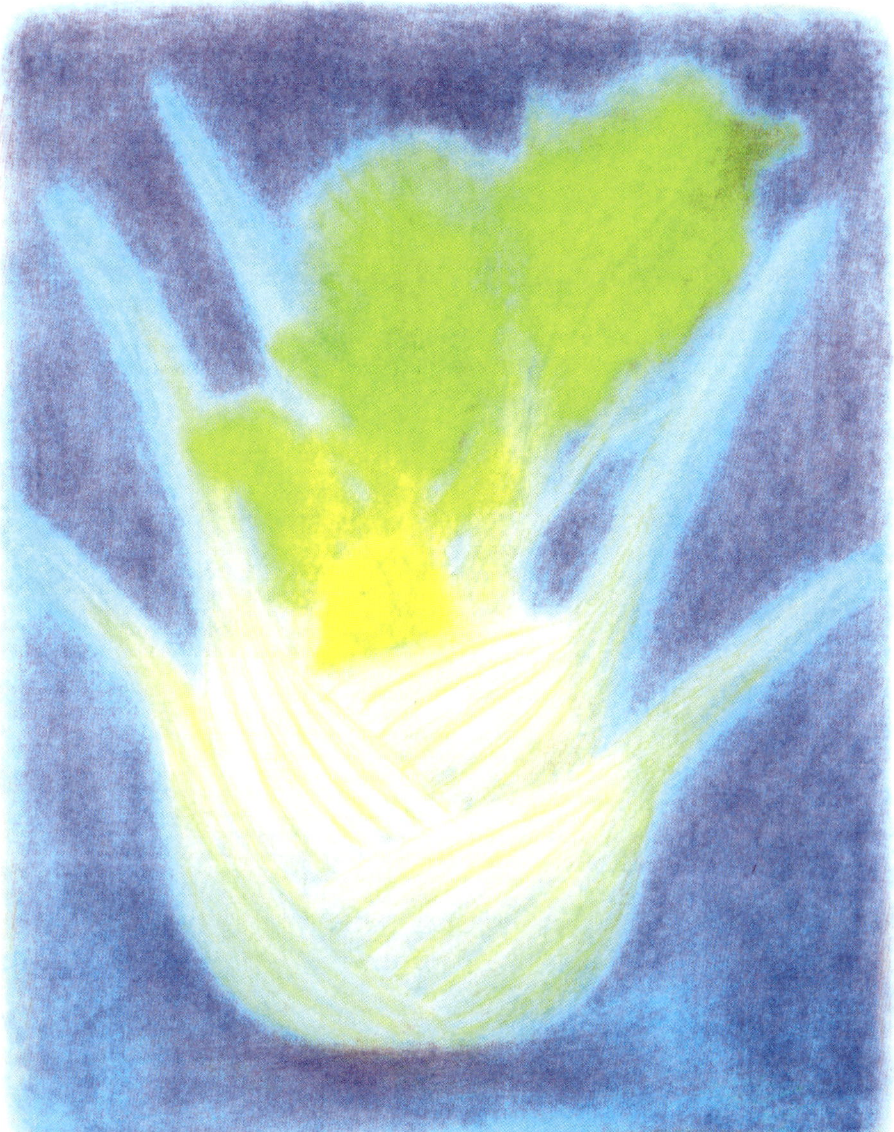

JUNI

JUNI

1

2

3 *Ein kleines Glas Wermutwein der Frühjahrskur trinken!*

4

„Juni", vom lat. „junius". Diese Ableitung ist aber nicht sicher. Auch „Brachmonat" oder „Brachet" genannt.

Der Juni wird auf dem Land auch oft der „Heumonat" genannt, weil eben in dieser Zeit meist das erste Heu gemacht und eingefahren wird.

In meiner Kindheit auf dem Land in der Rhön half ich immer einem Bauern bei allen anfallenden Arbeiten. Dabei lernte ich sehr viel über die Natur und die Zusammenhänge kennen, was mir noch heute von großem Nutzen ist.

Dieser Bauer hatte eine ganz sumpfige Wiese, in der die schönsten Blumen blühten und die nur einmal im Jahr, relativ spät nach der üblichen Heuernte, gemäht wurde. Da man in dieser Wiese teilweise bis unter die Knie einsank, war das Mähen eine sehr mühselige Arbeit. Das Gras und die teilweise schon abgeblühten Blumen wurden mit der Sense abgeschnitten, so gut es ging zusammengerecht und dann den Hang hoch auf eine trockene, schon abgemähte Wiese zum Trocknen getragen.

Selbstverständlich wurde das Gras zur Trocknung von den alten Bauern dort immer bei abnehmendem Mond geschnitten, da es ja viel besser und schneller trocknete, wie man wusste, und dadurch ein viel wertvolleres Trockenfutter wurde. Sie kannten wohl die heilige Hildegard von Bingen noch nicht, aber sie hielten sich wie ganz selbstverständlich an diese alten Regeln, die uns die heilige Hildegard in ihren Büchern überliefert hat.

Dieses Gras aus der sumpfigen Wiese bezeichnete mein Bauer immer als „seine Medizin für den Kuhstall". Das Heu, das viel aromatischer duftete als das Heu der gewöhnlichen Wiesen, bekam in der Scheune einen besonderen Platz und wurde nur dann einer Kuh verfüttert, wenn diese nicht ganz in Ordnung war. Meist gediehen danach die Tiere innerhalb kurzer Zeit, und man hatte das Geld für den Tierarzt gespart.

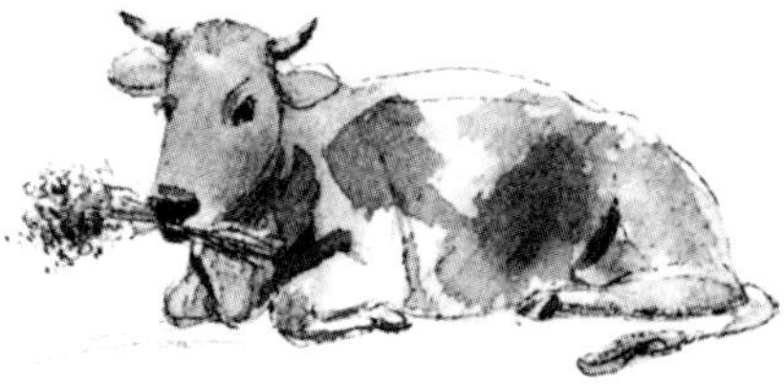

Dieser Mondzyklus wurde auch bei anderen Gelegenheiten sehr beachtet: Im Dorf und der Umgebung existierten damals noch einige holzverarbeitende Betriebe. Im Nachbarort gab es eine kleine Holzschuhfabrik, die Buchenholz brauchte, im Dorf selber einen Wagner, der die schweren eisenbeschlagenen Holzräder für die landwirtschaftlichen Wagen machte, einen Küfner, der die Fässer für Apfelmost, Sauerkraut usw. herstellte, und auch verschiedene Herrgottsschnitzer, die in den langen Wintermonaten aus dem weichen Lindenholz die schönsten Figuren herstellten.

Alle diese Leute brauchten Holz, das beim Trocknungsvorgang keine Risse bekam. Die Bäume für dieses Holz wurden so, wie es uns die heilige Hildegard beschreibt, immer nur im Winter bei Neumond gefällt und dann irgendwo im Freien unter einem Holzdach gelagert. So konnten Wind und Luft an das Holz, aber nicht der Regen und die grelle Sonne. Nach einigen Jahren ließ es sich dann bestens bearbeiten und bekam nie irgendwelche Risse.

„Über ein gutes Werk freut sich die Seele, wie der Leib durch eine schmackhafte Speise erquickt wird."

Kubebe

JUNI

5

6 *Ein kleines Glas Wermutwein der Frühjahrskur trinken!*

7

8

Die heilige Hildegard schreibt dazu:

„Die Kubebe ist warm, und jene Wärme hat die richtige Mischung in sich und ist trocken.

Und wenn jemand Kubebe isst, wird jene ungeziemende Begierde, die in ihm ist, gemäßigt.

Aber sie macht auch seinen Geist fröhlich und seinen Verstand und sein Wissen rein, weil die nützliche und gemäßigte Wärme der Kubebe die unziemenden Gluten der Begierde, in denen stinkende und schlammige Flüssigkeiten verborgen sind, auslöscht, und den Geist des Menschen und seinen Verstand macht sie erhellend klar.“

Mit *„unziemender Begierde“* oder auch *„unziemenden Gluten der Begierde“* meint die heilige Hildegard die sexuelle Übererregbarkeit, unter der manche Menschen – sowohl Männer als auch Frauen – manchmal leiden.

Dies ist heute wohl fast ein Tabu-Thema, weil man über Schwächen auf diesem Gebiet – und eine Übererregbarkeit ist auch eine Schwäche – nicht spricht. Aber auch dies sollte hier mit angesprochen werden, speziell in einer Zeit, in der die Ansteckung und Infektion durch Geschlechtskrankheiten und Aids sehr groß ist, noch dazu, weil die heilige Hildegard schon damals auch dieses Thema nicht unerwähnt ließ. Dies zeigt auch, dass sie wirklich auf den ganzen Menschen eingeht.

Aber auch die „Nebenwirkungen“ sind nicht zu verachten, denn die Kubebe *„... macht auch seinen Geist fröhlich und seinen Verstand und sein Wissen rein“* und macht *„... seinen Geist und Verstand erhellend klar“*.

Kommt es vielleicht daher, dass im Mittelalter viele großen Geister aus den Reihen der durchs Zölibat zur Keuschheit verpflichteten Kleriker kamen? Im indischen Yoga ist auch sexuelle Enthaltsamkeit Voraussetzung dafür, dass man geistig weiter kommen kann. Und ein großer, deutscher Politiker, der erst mit 72 Jahren Bundeskanzler wurde, soll gesagt haben, dass der Verstand erst dann messerscharf denken und unterscheiden kann, wenn er nicht mehr durch sexuelle Triebe und Regungen daran gehindert würde.

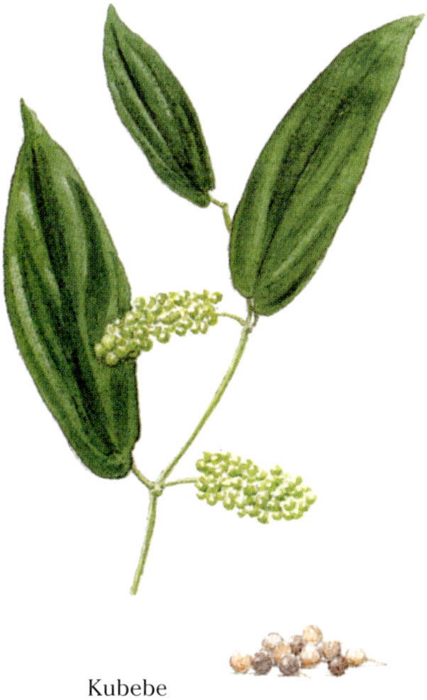

Kubebe
Piper cubeba

Im Buch „Ursachen und Behandlungen" geht die heilige Hildegard gerade auch dieses Thema noch gesondert an und gibt uns dort ein etwas komplizierteres Rezept dazu an. Sie schreibt:

„Damit der Mensch Sinneslust und fleischliche Begierde bei sich zum Erläschen bringe, nehme er im Sommer Dill, zweimal soviel Bachminze (Mentha aquatica), etwas mehr Lungenwurz wie Bachminze und zweimal soviel Wurzel der illyrischen Schwertlilie (Iris illyriaca) wie Bachminze und soviel Aschlauch (A//ium ascalonicum) wie illyrische Schwertlilie, schneide alles klein in (Wein-)Essig, bereite hieraus ein Eingemachtes und genieße davon wiederholt zu allen Mahlzeiten."

Ich meine, hier ist die Kubebe besser und einfacher anzuwenden.

„Die Seele durchdringt den Leib so wie der Saft den Baum."

Fenchel I

JUNI

9 *Ein kleines Glas Wermutwein der Frühjahrskur trinken!*

10

11

Fenchel gehört bei der heiligen Hildegard von Bingen zu den universell einsetzbaren Lebens- und Heilmitteln, und wir können bei ihr darüber folgendes lesen:

„Fenchel hat angenehme Wärme und ist weder von trockener noch von kalter Natur.

Wenn man ihn roh isst, schadet er dem Menschen nicht. Und wie er auch immer gegessen wird, macht er den Menschen fröhlich und vermittelt ihm angenehme Wärme, guten Schweiß und gute Verdauung.

Auch sein Same ist von warmer Natur und nützlich für die Gesundheit des Menschen, wenn er in Heilmitteln anderen Kräutern beigegeben wird. Wer Fenchel oder seinen Samen täglich nüchtern isst, der vermindert üblen Schleim und Fäulnis in seinem Körper und unterdrückt üblen Atemgeruch und bringt seine Augen zu klarem Sehen.“

Dies ist nur ein kleiner, verkürzter Ausschnitt aus dem Kapitel „Fenchel“ bei Hildegard, aber er ist sehr inhaltsschwer, wenn man ihn sich einmal etwas näher anschaut:

Er kann also von jedem Kranken oder Gesunden ohne Schaden dem Körper zugeführt werden. Das heißt, dass Fenchel in jeder Diät in jeder Form mit eingeplant werden kann, sowohl als Tee als auch als Gemüse oder Salat, roh oder gekocht.
Er hilft auch bei Depressionen (neben anderen Behandlungen zur Unterstützung), denn er macht *„den Menschen fröhlich“*. Dabei wird der Fenchel nicht nur gegessen, sondern auch als Frischsaft ein bis dreimal am Tag mindestens 4 bis 6 Wochen lang in Stirn, Schläfen, Brust und Magengrube eingerieben.

Er hilft auch Personen, die immer frieren, also die an niedrigem Blutdruck leiden und auch allen, die eine Schilddrüsenüberfunktion haben.

Er reinigt den Körper über eine gute Schweißabsonderung über die Haut und eine gute Verdauung. Er regt also den Darm zur normalen Funktion an und sorgt dafür, dass die Aufschließung der Lebensmittel im Darm besser und ohne Gährungsprozesse abläuft. Dadurch vermindert er üblen Schleim und Fäulnis im ganzen Magen-Darm-Trakt und verbessert auch den Mundgeruch, der vom Magen-Darm aufsteigt.

Weiter verbessert regelmäßiger Fencheigenuss außerdem noch die Sehkraft, weil er eben diese störenden Schleime im Körper vermindert und die Durchblutung normalisiert.

Aus diesem kleinen Abschnitt kann man ersehen, wie wichtig Fenchel in jeglicher Form für den Menschen sein kann. Er sollte eigentlich – sowohl als Tee' als auch als Gemüse oder Salat – in keiner Hildegard-Küche fehlen.

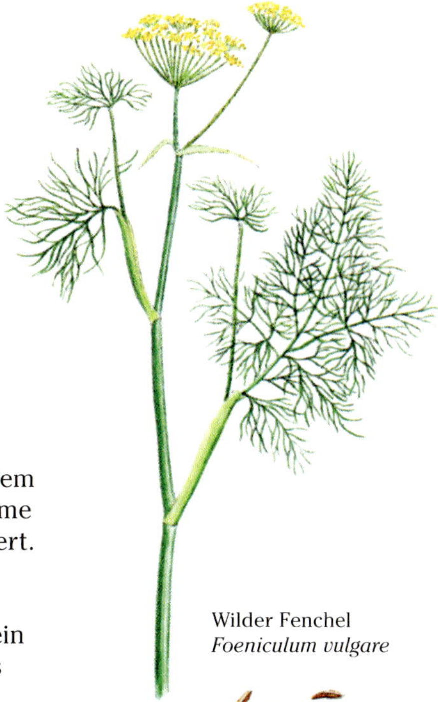

Wilder Fenchel
Foeniculum vulgare

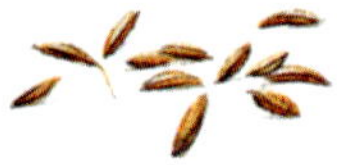

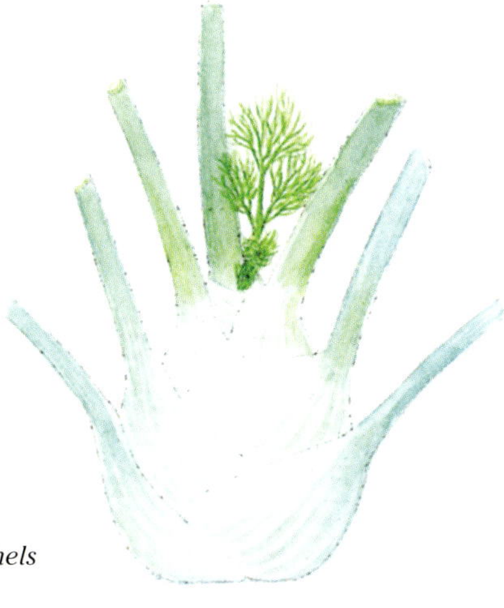

Knolle des Gemüsefenchels

Fronleichnam

Elf Tage nach Pfingsten finden in katholischen Gegenden Fronleichnamsprozessionen statt. Man trägt das Allerheiligste in einer würdigen, feierlichen Form durch die Gegend, begleitet von den Gläubigen und den Würdenträgern sowie Vereinen des Ortes und demonstriert so seinen Glauben.

Fenchel II

JUNI

12 *Ein kleines Glas Wermutwein der Frühjahrskur trinken!*

13

14

15 *Ein kleines Glas Wermutwein der Frühjahrskur trinken!*

Fencheltee aus den Körnern ist der ideale Tee bei allen Magen-Darm-Erkrankungen, ob beim Säugling, beim Erwachsenen oder beim alten Menschen. Auch bei Fastenkuren oder – kursen ist er unentbehrlich, aber man kann ihn auch einfach für zwischendurch zum ganz normalen Trinken verwenden. Er tut immer gut.

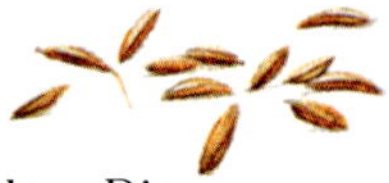

Den Fencheltee sollte man aber immer aus den ganzen Fenchelkörnern bereiten und nicht mahlen. Die Menge der Körner für den Tee richtet sich nach dem Geschmack des einzelnen. In der Regel nimmt man ca. 2 bis 3 Teelöffel Körner auf 1 Liter Wasser. Man lässt ihn 3 Minuten kochen und dann noch 10 Minuten ziehen. Bei Bedarf mit etwas Honig leicht süßen.

Bei durch Speisen verdorbenem Magen hift Fenchel vorzüglich. Wir lesen bei der heiligen Hildegard:

„Aber wenn jemand gebratenes Fleisch oder gebratene Fische oder etwas anderes Gebratenes gegessen hat und davon Schmerzen bekommt, dann esse er als dann Fenchel oder seinen Samen, und es wird weniger schmerzen."

Der Gemüsefenchel, also die Knolle des Fenchels, ist ein sehr schmackhaftes und bekömmliches Gemüse und kann in jeder Form gegessen werden, also auch roh aus der Hand ohne weitere Bearbeitung. Er schmeckt sehr gut so, man kann ihn aber auch mit den entsprechenden Gewürzen, Kräutern, Essig und Öl in einen sehr schmackhaften Salat verwandeln, ihn als Gemüse mit einer Soße bereiten oder auch – wie im Januar-Rezept schon beschrieben – einfach in einer Gemüsebrühe kochen und ihn mit Käse und Mutterkümmelpulver überbacken essen.

Fenchel wird auch in allen möglichen Mischungen mit verwendet und verstärkt dabei enorm die Wirkung der anderen Kräuter.

Hier ein **Rezept** bei Magen-Darm-Katarrh:

„Ein Mensch, der üblen Schleim in seinem kranken Magen hat, der nehme etwas Fenchel und etwas mehr Brennessel und zweimal soviel Liebstöckel und mache daraus mit etwas Mehl oder Brot eine Speise und esse sie oft, und es nimmt dem kranken Magen den üblen Schleim weg."

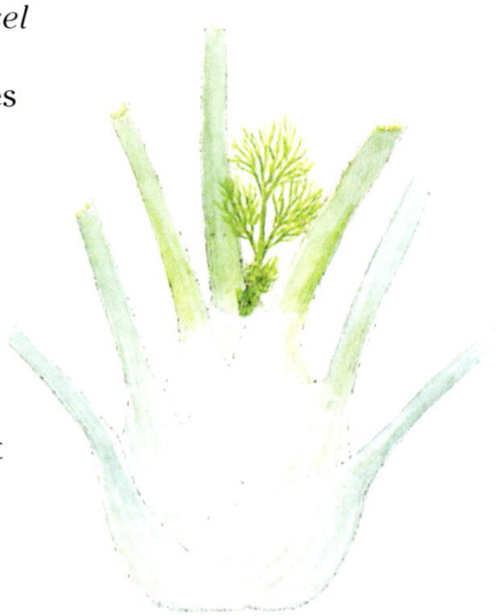

Also:
- Gemüsefenchel 1 Teil
- Brennessel 1 1/2 Teile
- Liebstöckel 5 Teile

Waschen, zerkleinern, mit Mehl und Gewürzen nach Geschmack einen Teig machen und in einer Pfanne mit wenig oder gar keinem Fett zubereiten und essen.

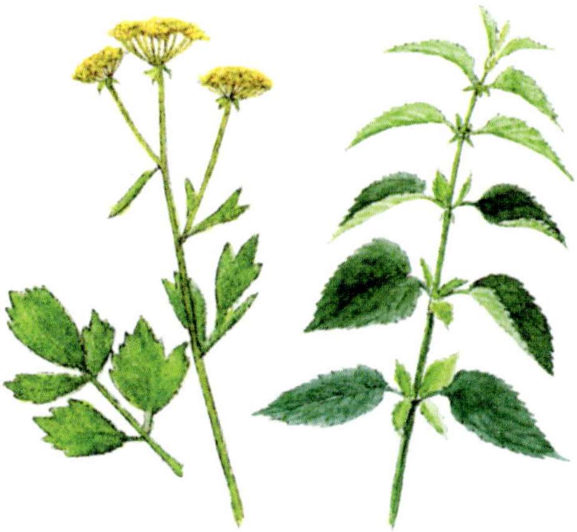

„Der Verstand ist in der Seele wie die Grünkraft der Zweige und Blätter am Baum, der Wille wie die Blüten, das Gemüt wie die erste hervorbrechende Frucht und die Vernunft wie die Reife der vollendeten Frucht."

Rainfarn

JUNI

16

17

18 *Ein kleines Glas Wermutwein der Frühjahrskur trinken!*

19

„Wer Schnupfen hat und hustet, der esse Rainfarn in Suppen, Kuchen, mit Fleisch oder auf andere Weise. Wer trockenen Husten hat, der mache mit Feinmehl und Rainfarn eine Suppe und esse sie oft, und so werden die Trockenheit und die inneren Geschwüre seines Hustens gelöst, dass der Mensch, der Auswurf hat, diesen ausspeit, und es wird ihm besser gehen."

Rainfarnpulver kann man bei Husten und Schnupfen in Suppen, Eiern, Omeletts und für Soßen (zum Eindicken) verwenden. Man sollte darauf achten, dass nur maximal 2 Teelöffel pro Tag und pro Person verwendet werden. Da es bei den Blüten leicht zu einer Überdosierung und zu Vergiftungserscheinungen im Magen-Darm-Bereich kommen kann, wird in der Hildegard-Heilkunde aus diesem Grund nur das Pulver der Pflanze ohne die Blüten verwendet.

„Wer den Harn nicht lassen kann, weil er von einem Stein bedrängt wird, der zerstoße frischen Rainfarn, seihe seinen Saft durch ein Tuch und gebe etwas Wein bei und trinke davon. Und dies tue er oft, und das Harnverhalten wird gelöst."

Bei Harnverhalten also, evtl. durch einen Stein im Blasenbereich, ist der Rainfarnwein oder auch einfache Rainfarntinktur in warmem Wein das beste Mittel.

Vom Wein nimmt man hierbei 3 x tgl. 60 ml, bei Besserung nur noch 3 bis 1 x tgl. 20 ml, möglichst leicht warm trinken, mindestens vier Wochen lang. Man kann dies aber auch bedenkenlos länger machen.

Die Tinktur ist zum Einnehmen etwas einfacher. Hier wird der frische Presssaft der Pflanze mit Alkohol konserviert. Beim Einnehmen geben wir hierbei 2 – 3 x tgl. 20 – 30 Tropfen in ein kleines Gläschen Wein, der auch zumindest Zimmertemperatur haben sollte. Man kann ihn aber auch etwas im Mund behalten, bis er die Körpertemperatur angenommen hat.

Dieses „etwas im Mund behalten" sollten wir möglichst bei allen flüssigen Medikamenten machen, da über die Schleimhäute im Mund schon sehr viele der Wirkstoffe aufgenommen werden können, ohne dass sie im Verdauungstrakt verändert werden.

Zum Selbermachen im Mai/Juni die Pflanzen ohne Blüten sammeln, trocknen und zu Pulver verreiben. Für den Frischsaft die Pflanzen im Mixer zerkleinern, durch ein Tuch drücken und mit etwas reinem Alkohol (2/3 Saft: 1/3 Alkohol) konservieren.

Für das Pulver suchen wir sie an einem sonnigen Tag und natürlich bei abnehmendem Mond, damit nicht soviel Saft in der Pflanze ist. Getrocknet werden die Pflanzen an einem schattigen, luftigen Ort.

Für den Frischpresssaft suchen wir uns die Pflanzen dann natürlich bei zunehmendem Mond kurz vor Vollmond. Da ist richtig Saft in den Pflanzen, weil die Säfte vermehrt aufsteigen, zerkleinern sie in einem Mixer und pressen sie aus. Der Saft wird dann entweder gleich in Wein (für den sofortigen Verbrauch) oder mit einem hochprozentigen Alkohol (für den späteren Verbrauch) konserviert.

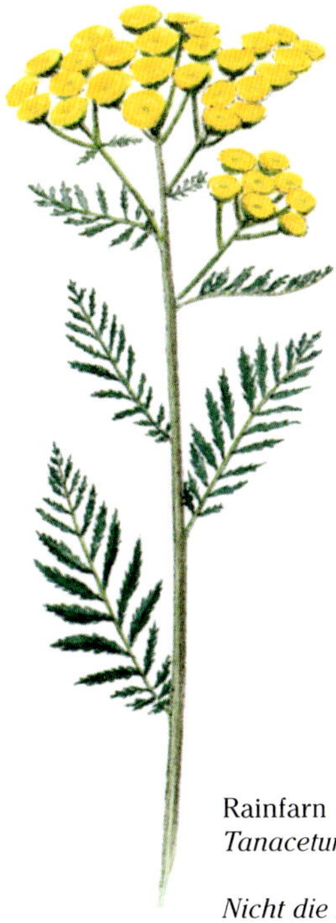

Rainfarn
Tanacetum vulgare

Nicht die Blüten verwenden

„Der Leib des Menschen wird von der Kraft der Seele gefestigt und aufrecht erhalten."

JUNI

20

21 Sommeranfang
Sommersonnenwende

Die kürzeste Nacht und der längste Tag des ganzen Jahres.

Ein kleines Glas Wermutwein der Frühjahrskur trinken!

22

23

Schafgarbe

Die heilige Hildegard schreibt dazu:

„Die Schafgarbe ist etwas warm und trocken und hat gesonderte und feine Kräfte für Wunden.

Wenn ein Mensch durch einen Schlag verletzt wird, wäscht man nachher die Wunde mit Wein, und es soll in Wasser mäßig gekochte Schafgarbe, nachdem das Wasser mäßig ausgepresst wurde, warm über jenes Tuch leicht gebunden werden, das auf der Wunde liegt. Und so nimmt sie der Wunde die Fäulnis und die Schwären und heilt die Wunde. Und so geschehe es oft, solange es nötig ist.

Aber nachdem die Wunde begonnen hat, sich ein wenig zusammenzuziehen und zu heilen, soll nach Wegnehmen des Tuches die Schafgarbe auf die Wunde gelegt werden, und sie wird um so gesünder und vollkommener heilen.“

Dies ist also die Wundversorgung einer frischen Wunde: Erst mit Wein auswaschen und verbinden, dann eine warme Schafgarbenkompresse darüber, nach Schließung der Wunde dann die Kompressen direkt auf die Verletzung ohne ein Tuch dazwischen aufbinden.

„Aber wer im Körperinnern eine Wunde erhielt, sei es, dass er durch Spieße verwundet oder dass er innerlich zusammengeschnürt wurde, der pulverisiere Schafgarbe und trinke jenes Pulver in warmem Wasser, und wenn es ihm besser geht, dann nehme er dieses Pulver in warmem Wein, bis er geheilt wird.“

Also bei inneren Verletzungen und Blutungen aller Art ein Schafgarbenpulver einnehmen. Wenn man durch eine solche Verletzung selbst noch Hitze (oder Fieber) im Körper hat, dann darf dieses Pulver nur mit Wasser eingenommen werden, weil die Schafgarbe selbst warm ist und mit Wein die Wärme noch fördern würde. Ist diese Phase aber vorbei oder hat man keinerlei Temperatur- oder

Überwärmungsgefühl in irgendeinem Teil des Körpers mehr, dann sollte man dieses Pulver in etwas Wein einnehmen.

Auch vor notwendigen Operationen hat sich dieses Schafgarbenpulver bestens bewährt: Man sollte vor solchen Eingriffen 2 bis 3 Wochen lang mehrmals täglich einen halben Teelöffel davon in etwas Herzwein z. B. einnehmen. Die Blutungen während der Operation sind nur gering, der Heilungsprozeß wird beschleunigt und die Gefahr einer Thrombose oder dergleichen wird verringert.

Schafgarbe kann sich jeder selbst sammeln, solange man sie draußen antrifft in der Zeit von Mai bis in den September hinein. Am besten – da man sie trocknen möchte – kurz vor oder direkt bei Neumond, an einem warmen Tag, wenn die Sonne die Feuchtigkeit der Nacht schon weggeleckt hat. Dann trocknen die Pflanzen in ganz kurzer Zeit, und man hat die Gewähr, dass sie nicht so schnell verderben. In einem trockenen Schraubglas aufbewahren.

Für das Pulver könnte man wohl die ganze Pflanze sammeln, aber die feingliedrigen Blätter der Schafgarbe haben sich hierfür besonders gut bewährt. Sie trocknen schneller, ergeben ein ganz feines Pulver und sind dadurch besser einzunehmen.

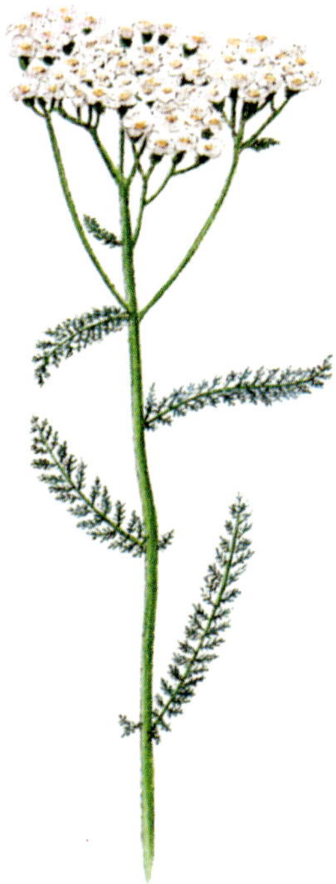

Gemeine Schafgarbe
Achillea mille folium

Ölige Rebtropfen

JUNI

24 Johannistag

An diesem Tag werden in vielen Gegenden zum Zeichen, dass der Sommer beginnt, die Johannisfeuer angezündet. Einem alten, heidnischen Brauch folgend, springt man durch das Feuer, um sich von den bösen Geistern zu reinigen.

Ein kleines Glas Wermutwein der Frühjahrskur trinken!

25

26

27 Siebenschläfer

Ein kleines Glas Wermutwein der Frühjahrskur trinken!

Die öligen Rebtropfen, von Patienten oft „Wundertropfen" genannt, weil sie so schnell und gut helfen, werden aus dem Anschnitt von den Weinreben gesammelt, mit reinem Olivenöl versetzt und mit etwas Rosenöl für die Nase angenehmer gemacht und dadurch auch in der Wirkung verstärkt. Sie sollten in keinem Haushalt, speziell, wenn Kinder da sind, fehlen.

Anwendungsgebiete:

Ohrenschmerzen, speziell die kindliche Mittelohrentzündung und – vereiterung. Dabei werden sie *um* das schmerzende Ohr herum eingerieben, und es kommt *nichts* in das Ohr hinein, wie man das sonst mit anderen Ohrentropfen macht.

Kopfschmerzen, speziell durch eine Erkältung, aber *nicht* bei Migräne! Dabei werden sie an Schläfe und Hinterkopf und auch direkt an der Schmerzstelle eingerieben.

Trigeminus – Neuralgien: Hier werden sie an den Schmerzstellen eingerieben und helfen relativ schnell.

Ohrgeräusche (Tinnitus): Hier werden diese Tropfen als unterstützende Maßnahme mit eingesetzt.

Anfangs, solange die Schmerzen akut sind, sollte man diese öligen Rebtropfen alle 1/2 Stunde einreiben, bei Besserung werden sie nur noch 3 – 4 x pro Tag angewendet.

Bei allen diesen Erkrankungen, aber auch bei allen Störungen im Abwehrsystem des Körpers, darf man die Füße nicht vergessen. Sind diese ständig kalt, kann eine Behandlung nur sehr wenig oder oftmals gar nicht helfen.

Deshalb ein Grundsatz: Öfters ein heißes Fußbad machen.

Heißes Fußbad heißt nicht, die Füße einmal kurz in warmes oder heißes Wasser tauchen, sondern wirklich 10 Minuten in heißem Wasser lassen, dem man als Badezusatz eine Hand voll Salz zugeben kann. Man kann dann eventuell sogar ab und zu einmal wieder etwas heißes Wasser nachgießen, bis man von den Füßen ausgehend, das Gefühl hat, dass richtige Wärmewellen durch den Körper gehen. Dann kann man mit dem Fußbad aufhören.

Nun noch ganz kurz kalt abgespült und abgetrocknet und man fühlt sich wieder wohl. Selbst bei Einschlafstörungen am Abend bringt diese kleine und einfache Therapie sehr viel. Der Körper wird entspannt, gut durchblutet und eine wohlige Müdigkeit breitet sich aus; man schläft ein.

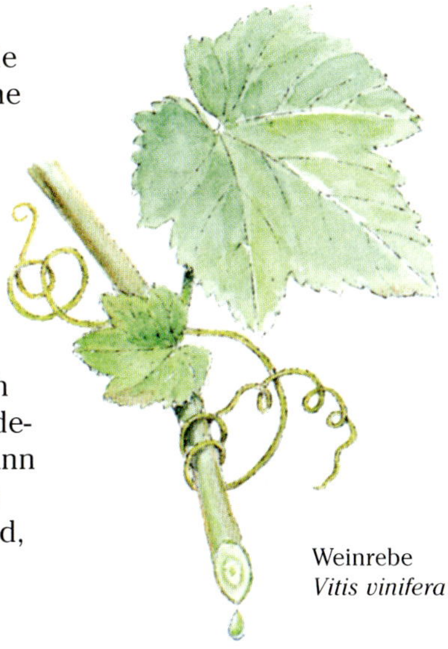

Weinrebe
Vitis vinifera

Zum Siebenschläfer:
Während einer Christenverfolgung unter Kaiser Decius zu Beginn des 3. Jahrhunderts flohen sieben Brüder in eine Höhle, wurden dort eingemauert und wachten nach ca. 200 Jahren vorübergehend wieder auf.
In den Bauernregeln heißt es: „Wenn es an Siebenschläfer regnet, dann regnet es von diesem Tag an 7 Wochen lang!"

Wegerichsaft

JUNI

28

29

30 *Ein kleines Glas Wermutwein der Frühjahrskur trinken!*

Beim Wegerich sagt uns die heilige Hildegard von Bingen nicht, ob sie den Spitz- oder den Breitwegerich meint. Die Erfahrung hat gezeigt, dass sich beide Arten für die folgenden Heilmittel eignen. Geerntet werden die Blätter für den Saft kurz vor oder direkt an Vollmond, damit der Saftertrag größer ist.

„Nimm Wegerich und drücke seinen Saft aus, und nachdem er durch ein Tuch geseiht ist, mische ihn mit Wein oder Honig und gib jenem zu trinken, der von der Gicht geplagt wird, und die Gicht wird weichen."

Hier haben wir es wieder einmal mit einem der vielen Rheumamittel der Hildegard-Heilkunde zu tun. Sie sagt uns hier „... *mit Wein oder Honig...* „. Es bleibt also uns überlassen, was wir hier nehmen möchten, es ist beides wirksam. Bei kindlichem Rheuma werden wir aber wohl den Wegerichsaft mit Honig bevorzugen.

„Und wer von Stechen geplagt wird, der koche seine Blätter in Wasser, und nachdem das Wasser ausgedrückt ist, lege er diese warm an den Ort, wo es schmerzt, und das Stechen wird weichen."

Hier also ein Hildegard-Schmerzmittel. Bei Stechen oder Schmerzen irgendwo im oder am Körper einfach gekochte Wegerichblätter warm auflegen, und der Schmerz wird ohne Schmerzmittel besser.

Hier müssen wir natürlich auch darauf achten, was für ein Schmerz es ist. Jeder Schmerz ist ja ein Alarmsignal des Körpers und man sollte schon darauf achten, wo und wie ein Schmerz auftritt und was uns der Körper mit diesem Schmerz kundtun möchte. Wenn man den Schmerz einfach ausschaltet, ohne auf die Ursache zu achten, ist dies sicher nicht der richtige Weg. Wenn wir aber wissen, woher er kommt und was es ist, kann man sich damit recht gut und auch schnell helfen. Bei Schmerzen mit Fieber kombiniert sollte man aber diese Packung *nicht machen.*

„Und wenn eine Spinne oder ein anderer Wurm einen Menschen berührt oder sticht, dann soll er sofort mit Wegerichsaft die Stichstelle salben, und es *wird ihm besser gehen."*

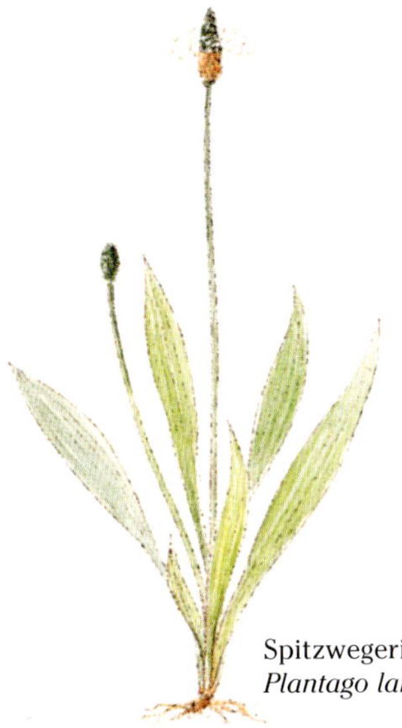

Spitzwegerich
Plantago lanceolata

Dies ist ein ganz tolles Mittel in der Zeit, wo die Insekten einen beim Wandern oder der Gartenarbeit belästigen und auch stechen. Man findet dann sicher überall ein Spitz- oder Breitwegerichblatt, zerreibt es zwischen den Fingern und reibt diesen frischen Pflanzenbrei sofort auf die entsprechende Stelle. Die beginnende Schwellung bildet sich fast augenblicklich zurück und selbst Allergikern kann man damit sehr gut helfen.

In der Praxis hat sich noch etwas sehr gut bewährt:
Es gibt ja viele Leute, auf die es die Insekten direkt abgesehen haben, die „süßes Blut" haben, wie man sagt, während die Nachbarn manchmal völlig unbehelligt bleiben. Hier verordne ich Wegerichsaft:

- Plantaginis lanceolatae Ø 50,0
  2 – 3 x tgl. 10 Tropfen einnehmen.

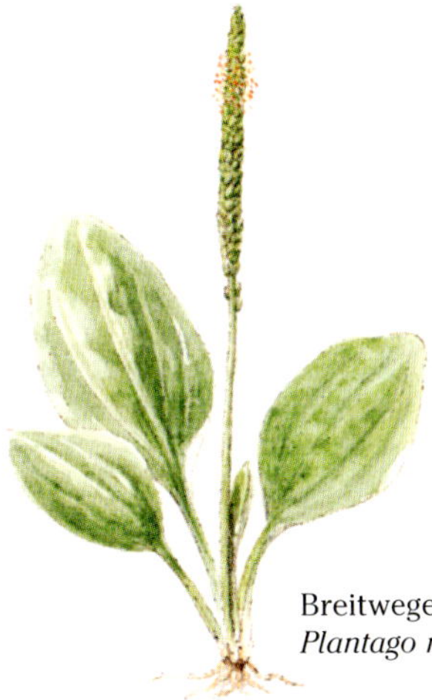

Breitwegerich
Plantago major

Fast schlagartig lassen die Insekten von diesen geplagten Menschen ab und auch die Allergiebereitschaft gegen Insektenstiche wird damit merklich verringert.

JULI

1	
2	*Mariä Heimsuchung*
3	
4	*Ulrich*
5	*Anselm*
6	
7	
8	*Kilian*
9	
10	
11	*Pius*
12	
13	*Margarete*
14	*Bonaventura*
15	
16	*Ruth*
17	
18	*Arnold*
19	
20	
21	
22	*Maria Magdalena*
23	
24	*Christine*
25	
26	*Anna*
27	
28	*Viktor*
29	
30	
31	*Germanus*

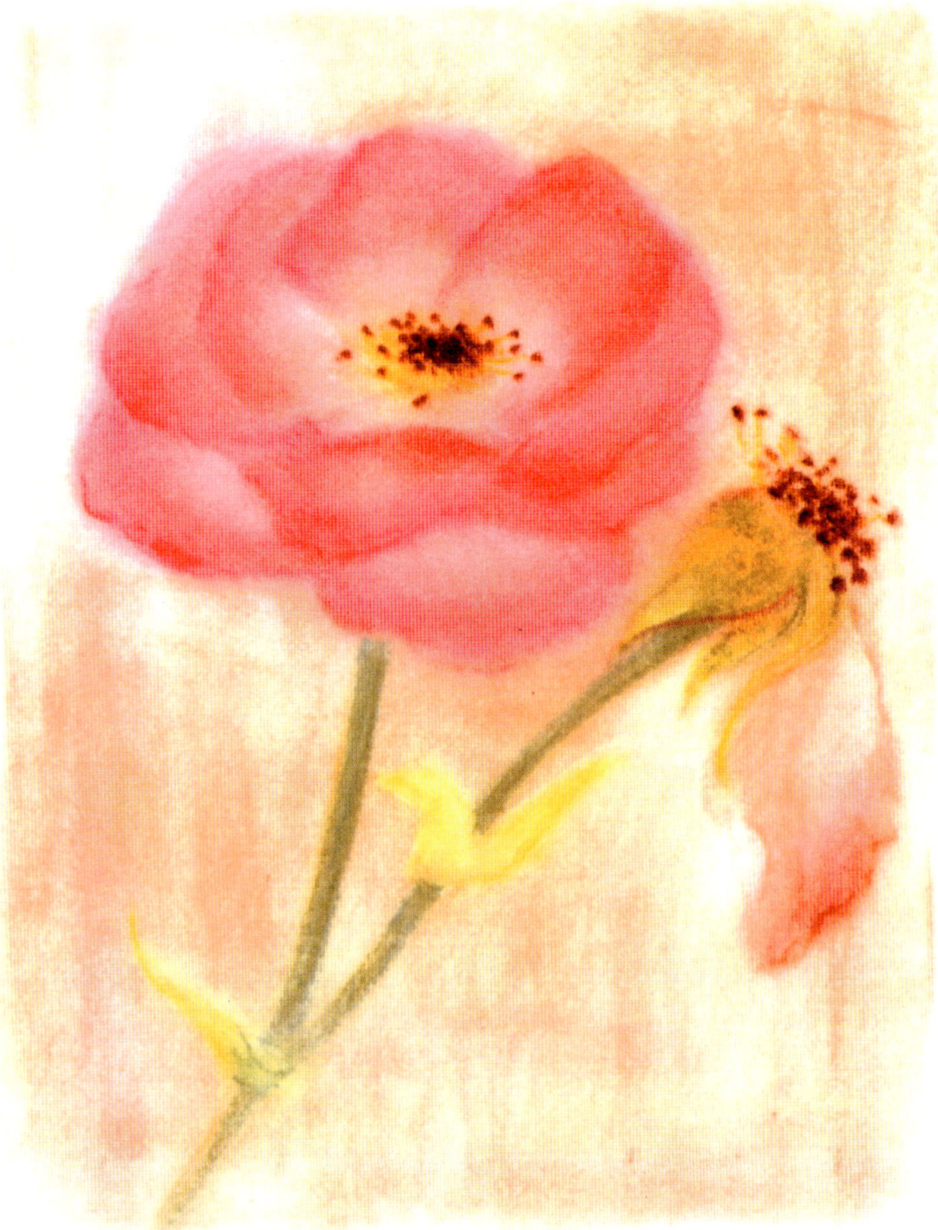

JULI

JULI

1

2

3

Ein kleines Glas Wermutwein der Frühjahrskur trinken!

Der „Juli“ wurde von den Römern nach Julius Caesar benannt. Er wird in einigen Gegenden auch als „Heumonat“ oder „Heuert“ bezeichnet.

Über den Sommer schreibt die heilige Hildegard von Bingen:

„Ein Mensch, der im Sommer bei schon reichlich innerer Wärme sehr warme Speisen zu sich nimmt, erregt leicht bei sich die Gicht, isst er aber im Sommer bei großer innerer Wärme sehr kalte Speisen, so schafft er in sich Phlegma. Wenn er aber im Sommer bei eigener, innerer Kälte sehr kalte Speisen zu sich nimmt, so bekommt er davon Fieber.

Deshalb soll der Mensch im Sommer in Wärme und Kälte gemäßigte Nahrung zu sich nehmen. Diese bringt ihm gutes Blut und gesundes Fleisch.

Wenn jemand im Sommer viel isst, wenn er inwendig sehr warm ist, wird sein Blut von dem vielen Essen übermäßig erwärmt, die Säfte werden nach der schlechten Seite hin verändert und das Fleisch seines Körpers aufgebläht und unnatürlich aufgetrieben, weil dann die Luftwärme übergroß in ihm ist.

Isst er aber mäßig, so bringt ihm dies keinen Schaden, sondern erhält die Gesundheit.

Deshalb soll der Mensch im Sommer in Wärme und Kälte gemäßigte Nahrung zu sich nehmen, diese bringt ihm gutes Blut und gesundes Fleisch.

Im Sommer soll er mehr trinken als im Winter, entsprechend der Menge und der Art der Nahrung, die er dann zu sich nimmt, weil dann die Säfte in ihm ausgetrocknet werden. Das dann getrunkene Wasser schadet ihm wegen der Trockenheit der Erde weniger als im Winter.

Im Sommer, wenn der Mensch inwendig sehr warm ist und dabei körperlich gesund, soll er mäßig lauwarmes Wasser trinken und gleich nachher ein wenig hin und her spazieren, damit es ihm warm wird. Das ist für die Gesundheit des Leibes vorteilhafter, als wenn er Wein trinkt.

Wer aber am Körper schwach ist, soll im Sommer mit Wasser vermischten Wein oder Bier trinken, weil ihn das mehr erquickt, als wenn er Wasser trinkt.“

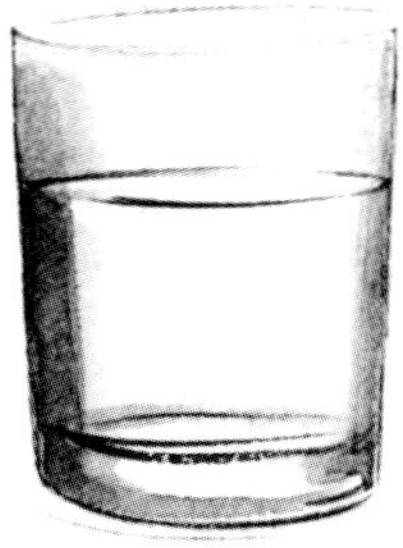

Im Sommer soll der Mensch „mäßig lauwarmes Wasser trinken und gleich nachher ein wenig hin und her spazieren…“

Immer wieder ermahnt uns also die heilige Hildegard von Bingen, in allen Dingen uns eine gewisse Mäßigung aufzuerlegen. Sie nennt dies „Discretio“, und diese „Discretio“ begegnet uns in allen ihren Schriften, in denen es um Beten oder Arbeit oder um Essen oder Trinken geht. Sie warnt uns selbst vor sinnlos übertriebenem Fasten.

Wir sollen eben *„… in allen Dingen das diskrete Maß einhalten.“*

Die Wurmkur

JULI

4

5

6

Ein kleines Glas Wermutwein der Frühjahrskur trinken!

7

Bei Würmern im Darm gibt es bei Hildegard verschiedene Therapien. Die beiden einfachsten sind die Kirschkernkur, die besonders bei Kindern eingesetzt werden sollte, und die Nussblätter-Mischpulverkur, speziell für Erwachsene.

Für die Kirschkernkur sollte man das Innere der Kirschkerne, in einem Schraubglas getrocknet, aufbewahren.

Wenn die Gefahr des Wurmbefalls bei Kindern besteht, was sich sehr massiv durch Afterjucken und Bauchschmerzen bemerkbar macht, sollte man 30 – 40 der getrockneten Kirschkerne in reinem Weinessig (keinen anderen Essig verwenden!) 2 Tage lang quellen lassen. Der Essig wird dann weggeschüttet, und die gequollenen Kerne werden im Kühlschrank in einem geschlossenen Schraubglas aufbewahrt.

Davon gibt man nun den Kindern jeden Tag vier- bis fünfmal zwei solcher Kerne zu essen, Kleinkinder bekommen nur einen solchen Kern. Als Faustregel gebe ich pro Lebensjahr des Kindes und pro Tag einen solchen Kern, maximal aber 10 Kerne pro Tag.

Diese Kerne gibt man zwei Wochen lang, dann macht man eine Woche Pause, um es dann nochmals zwei Wochen lang zu geben. In den meisten Fällen sind dann die Würmer verschwunden. Sicherheitshalber sollte man aber nach ein bis zwei Monaten nochmals eine solche Kur durchführen.

Deshalb ist es wichtig, dass alle Familien, die Kinder haben, in der Zeit, in der es Kirschen gibt, diese schön aufheben, trocknen und knacken. Oft machen dies die Kinder sogar selbst sehr gerne, wenn sie von den Eltern erzählt bekommen, wofür dies ist.

Also, Kirschkerne sammeln!

Die Erwachsenenkur ist nur wenig schwieriger. Dazu am besten ein Fall aus der Praxis:

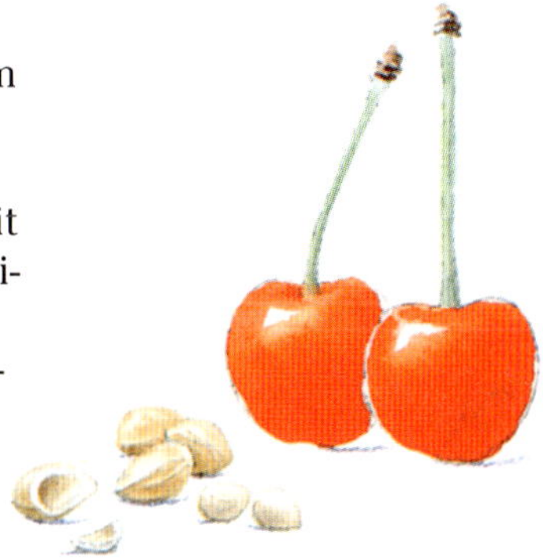

Eine Patientin, 35 Jahre alt, kam in die Praxis, da sie seit einem Jahr Spulwürmer im Darm hatte, die mit den üblichen Radikalmitteln der Schulmedizin wohl immer für kurze Zeit verschwanden, aber sofort hinterher wiederkamen. Sie war durch die verschiedenen Kuren schon sehr geschwächt und wog nur noch 40 Kilogramm im Vergleich zu sonst, wo sie ca. 50 wog.

Sie bekam die Nussblätterpulvermischung. Die heilige Hildegard von Bingen schreibt dazu:

„Wenn Würmer im Magen entstehen, nimm Nussbaumblätter und Pfirsichblätter in gleichem Gewicht, bevor die Früchte reifen, und pulverisiere sie auf einem erhitzten Stein, und iss dieses Pulver, entweder mit Ei, Suppen oder mit ein wenig geröstetem Mehl, und die Würmer in deinem Magen werden sterben."

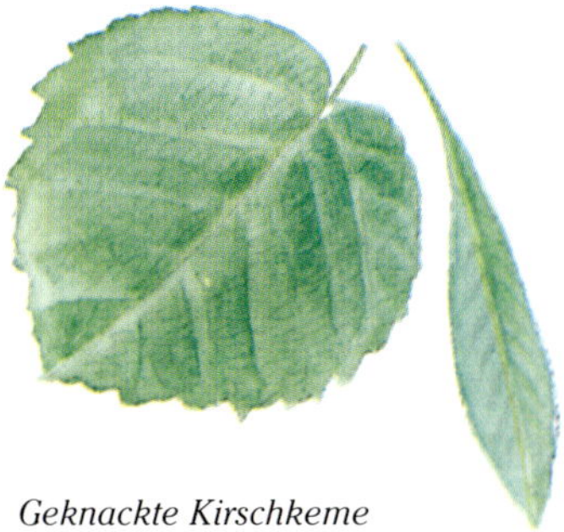

Geknackte Kirschkerne für die Kinderkur, Blätterpulver von Nussbaum und Pfirsich für die Erwachsenenkur

Die Anweisungen dazu: Täglich zwei Messerspitzen voll von diesem Pulver essen, entweder mit einem weichgekochten Ei oder in Hühner-oder Dinkelsuppe, mindestens zwei Monate lang. Dies wirkte gut, die Würmer verschwanden bis heute, und sie nahm wieder zu.

„Verstehe, o Mensch, was du in deiner Seele bist, der du deinen guten Verstand niederlegst und dich dem Vieh gleichstellen willst."

Afrikanischer Kalk

JULI

8

9 *Ein kleines Glas Wermutwein der Frühjahrskur trinken!*

10

Bei der echten Wassersucht, also einer Stauung im Gewebe, die nicht durch Medikamente hervorgerufen worden ist, können wir bei der heiligen Hildegard lesen, dass man die Schalen des Vogels Strauß verwenden solle, pulverisiert, oft vor und nach dem Essen, und *„er wird geheilt"*. In der Hildegard-Heilkunde wird dies vertrieben unter dem Namen „Afrikanischer Kalk".

Hierzu kann ich etwas äußerst Interessantes berichten:

In dem Buch: „Macht und Geheimnis der frühen Ärzte" von Jürgen Thorwald las ich zu meinem Erstaunen, dass im alten Mesopotamien vor ca. 4000 Jahren die weichen Steine in Niere und Blase, also die Harnsäuresteine (im Gegensatz zu den Oxalsteinen, die dort operiert wurden) durch alkalische und harntreibende Mittel „zerkleinert, aufgelöst, bzw. ausgetrieben" wurden.

Zu diesen Mitteln gehört heute in der modernen Medizin vor allem das Kalziumkarbonat. Die alten mesopotamisehen Rezepte zur Behandlung zum Harntreiben schrieben u. a. „die gepulverten Eierschalen, vor allem vom Ei des Straußes" vor. Sie bestehen zu 97 % aus Kalziumkarbonat.

Die heilige Hildegard kann diese mesopotamischen Quellen nicht gekannt haben, da sie erst im letzten und in diesem Jahrhundert teilweise entziffert und übersetzt wurden. Die moderne Medizin benutzt erst in diesem Jahrhundert Kalziumkarbonat zur Therapie.

Bei der heiligen Hildegard haben wir dagegen ein im wahrsten Sinne des Wortes „biologisches" Heilmittel, wobei sie in ihren Anweisungen noch weiter geht als die Mesopotamier. Sie sagt uns nämlich, dass nur die Schalen verwendet werden sollten, aus welchem Junge geschlüpft seien. Durch den Brutvorgang findet nämlich in den Eischalen noch eine Veränderung statt, so dass das Kalziumkarbonat noch wirksamer helfen kann, als wenn wir nur ein ausgeblasenes oder zerschlagenes, nicht ausgebrütetes Ei verwenden würden.

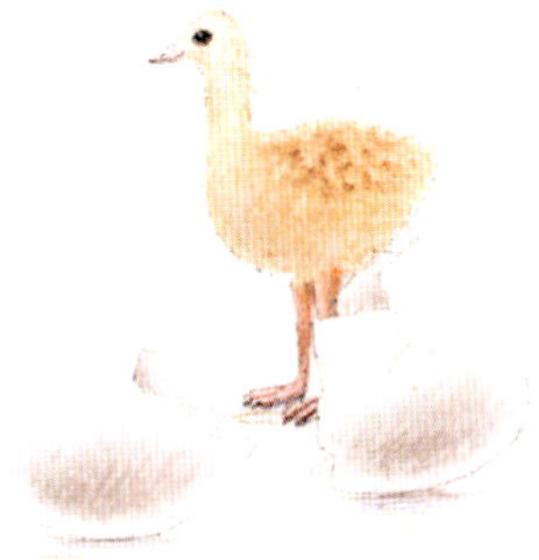

Die Eierschale vom Straußenei besteht zu 97% aus Kalziumkarbonat. Besonders wertvoll: das ausgebrütete Ei

Außerdem ist natürlich ein Kalziumkarbonat, das in einem lebenden Organismus erzeugt wurde – in diesem Fall im Körper eines Straußes – für den Menschen viel wirksamer und besser zu verarbeiten, als wenn man chemisch reines Kalziumkarbonat nehmen würde.

In der Praxis kann man diesen „Afrikanischen Kalk" sehr gut bei allen echten Stauungen, die durch irgendwelche Organe, aber nicht durch chemische Mittel ausgelöst sind, sehr gut beeinflussen. Wenn man ihn gezielt mit einer herzwirksamen Therapie, wie z. B. Herzwein und Galgant, einsetzt, kann man nach einiger Zeit langsam die ausschwemmenden, chemischen Mittel absetzen. Man braucht aber etwas Geduld dazu. Auch sollte man dies mit seinem Therapeuten – ob Arzt oder Heilpraktiker – genau absprechen, damit es bei der Umstellung nicht zu massiven Störungen kommt.

Vor und nach jedem Essen sollte man davon 1/2 Teelöffel voll in den Mund nehmen und sofort mit klarem Wasser oder Tee hinunterspülen. Es knirscht wohl etwas zwischen den Zähnen, aber das ist nicht so schlimm, Hauptsache, es hilft.

„Gott hat den Menschen nicht durch seine Macht befreit, sondern durch seine Barmherzigkeit, als er seinen Sohn zur Erlösung der Menschen in die Welt sandte."

Rose

JULI

11

12 *Ein kleines Glas Wermutwein der Frühjahrskur trinken!*

13

14

Die heilige Hildegard schreibt dazu:

„Am frühen Morgen oder wenn der Tag schon angebrochen ist, nimm ein Rosenblatt und lege es auf deine Augen. Es zieht den Saft, der das Trieffen auslöst, heraus und macht sie klar."

„Auch wer Geschwüre an seinem Körper hat, lege Rosenblätter darauf, und es zieht ihnen den Schleim heraus."

Bei triefenden Augen also, aber auch bei Geschwüren irgendwo am Körper, einfach möglichst frische Rosenblätter, sowohl von den Blüten als auch von den Blättern, auflegen und mit einem kleinen Verband festhalten. Es ist aber dabei ratsam, dass man möglichst kleine Wildrosen verwendet, also die Sorten bevorzugt, die nicht zu sehr herausgezüchtet wurden. Bei einigen Wildarten duften sogar die grünen Blätter. Diese Sorten eignen sich für Medikamente am allerbesten.

„Wer jähzornig ist, der nehme Rose und weniger Salbei und zerreibe es zu Pulver. Und wenn der Zorn in ihm aufsteigt, halte er es an seine Nase, denn der Salbei tröstet und die Rose erfreut."

Wer von sich weiß, dass er zum starken Zorn neigt, sich aber hinterher immer darüber ärgert, der sollte sich Rosenblätter und Salbeiblätter trocknen, zerreiben und immer bei sich tragen. Bei Bedarf daran riechen. Alleine dadurch, dass man im entscheidenden Augenblick daran denkt, besänftigt man schon etwas den Zorn. Das Riechen tut dann das Übrige.

„Aber die Rose ist auch gut zu Tränken und zu Salben und zu allen Heilmitteln, wenn sie ihnen beigefügt wird. Sie sind umso besser, wenn man ihnen etwas von der Rose beifügt, wenn auch wenig."

Nach neuesten Forschungen der Wissenschaft wirkt Rosenduft (und auch der Rauch des Weihrauchs) antibakteriell.

Und wenn die heilige Hildegard von Bingen uns nun empfiehlt, Rosenöl in die Medikamente zur Verstärkung und zur besseren Haltbarkeit hineinzugeben, hat dies also einen ganz tiefen Sinn.

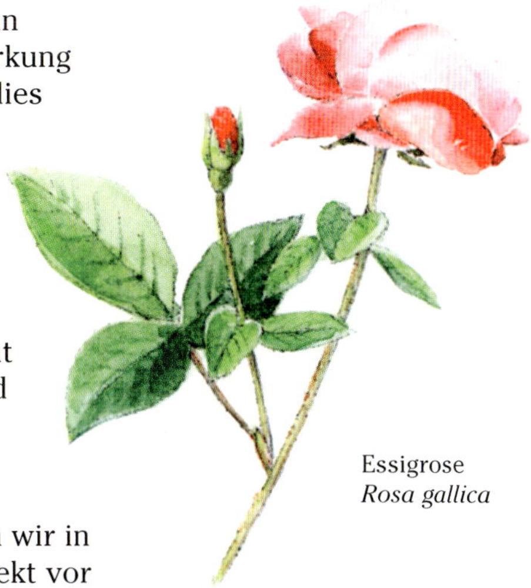

Essigrose
Rosa gallica

Das beste und einfachste Beispiel dafür ist das Wermutöl, das bei Bronchialerkrankungen genommen wird. Wenn man den Wermutsaft mit dem Olivenöl einige Zeit der direkten Sonnenbestrahlung aussetzt, wird das Öl ranzig und riecht nicht sehr gut. Durch den Zusatz von Rosenöl wird nun nicht nur die Haltbarkeit verbessert, sondern auch die Wirkung, und es wird für die Nase etwas angenehmer.
Da ja alleine schon der Duft der Rose wirkt, hatten wir in unserer alten Praxis, die etwas in der Erde lag, direkt vor den Fenstern ein großes Rosenbeet angepflanzt, damit sich beim Lüften des Praxisraumes dieser Rosenduft wohltuend (und desinfizierend) im Raum verbreiten konnte.

Ein wertvoller Zusatz für andere Öle und Salben: das Rosenöl

„Das wahre Leben welkt nicht in seiner Jungendschönheit und erschöpft sich nicht in der Reife des Alters."

Ringelblume

JULI

15 *Ein kleines Glas Wermutwein der Frühjahrskur trinken!*

16

17

Die heilige Hildegard schreibt zur Ringelblume:

„Die Ringelblume ist kalt und feucht und hat starke Grünkraft in sich und sie ist gut gegen Gift.

Wer Gift isst oder wem es verabreicht wurde, koche Ringelblume in Wasser und nach dem Ausdrücken des Wassers lege er sie warm auf seinen Magen, und sie erweicht das Gift, und es wird von ihm ausgeschieden.

Und dann wärme er guten Wein und lege genug Ringelblumen hinein und damit wärme er wiederum den Wein, und weil er Gift genommen hat, trinke er so jenen halbwarmen Wein, und er schneuzt das Gift wieder durch die Nase aus oder wirft es durch den Schaum von sich aus."

Wenn Hildegard hier von Gift spricht, meint sie natürlich nicht Zyankali oder ähnliches, sondern eine Vergiftung z.B. durch verdorbenen Speisen, aber auch langsam wirkende Pflanzengifte durch Beeren, Früchte oder auch Pilze.

In diesem Fall also sofort Ringelblumen in Wasser kochen und damit einen warmen Umschlag auf die Magenpartie machen. Anschließend sofort Wein erwärmen, Ringelblumen in den warmen Wein legen und nochmals mit den Ringelblumen bis kurz vor den Siedepunkt bringen, sie herausnehmen und lauwarm schluckweise trinken. Dadurch wird ein Erbrechen ausgelöst und das Gift entleert sich eruptionsartig aus dem Magen, so dass das Erbrochene aus Mund und Nase herauskommt.

Dies ist sehr gut als Erste Hilfe bei akuten Vergiftungen. Man muss natürlich trotzdem einen Arzt um Rat fragen!

„Und ein Mensch, dem der Kopf"vellecht" (schuppig) wird, nehme Speck, schneide die Schwarte und das Weiche weg, zerstampfe den Rest in einem Mörser zusammen mit Ringelblume. Und damit salbe er den Kopf oft, und die „vellen" (Schuppen) fallen ab, und sein Kopf wird schön sein."

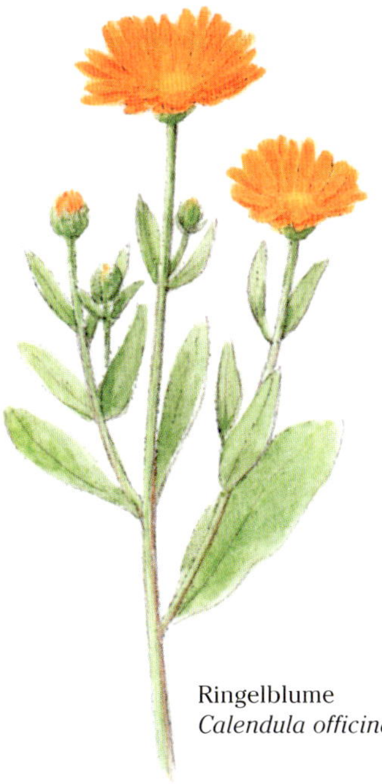

Ringelblume
Calendula officinalis

Wer also eine schuppenartige Hauterkrankung am Kopf hat, der sollte sich diese Salbe selbst zubereiten.

Man braucht dazu möglichst rohes Schweinefett, also die Schicht zwischen der äußeren Schwarte und dem Fleisch. Dies sollte man im Mixer ganz fein zermahlen und dann die Ringelblumen mit hineingeben und nochmals fein mixen, so dass man eine Salbe davon erhält.

Damit man recht viel Saft für die Salbe bekommt, sollte man die Ringelblumen hierfür immer kurz vor oder direkt an Vollmond ernten, möglichst früh am Morgen und sofort weiterverarbeiten.

Damit sollten man sich dann oft die betroffenen Stellen einreiben, und *„sein Kopf wird schön sein"*.

„Du dienst einem Götzen, wenn du immer nur deinen Lüsten nachlebst. Dein Verhalten gleicht dann mehr einer toten Kreatur als einem Lebewesen. Auf der Bahn wahnhafter Widersprüchlichkeit schreitest du einher."

Beifuß

JULI

18 *Ein kleines Glas Wermutwein der Frühjahrskur trinken!*

19

20

21 *Ein kleines Glas Wermutwein der Frühjahrskur trinken!*

Die heilige Hildegard schreibt dazu:

„Der Beifuß ist sehr warm, und sein Saft ist sehr nützlich.

Und wenn er gekocht wird und in Mus gegessen wird, heilt er kranke Eingeweide und wärmt den kranken Magen."

Also bei allen Erkrankungen des Magen-Darm-Traktes, speziell bei Entzündungen, sollte man Beifuß mit dem Essen mitkochen, und er heilt den Darm und „wärmt" den kranken Magen. Bei einer Gastritis spricht die heilige Hildegard von Bingen immer von einem „kalten Magen". Wenn dieser also erwärmt wird, kann er auch ausheilen.

Bei dieser Gelegenheit sollte man auch einmal die schlechten Angewohnheiten vieler Leute besprechen. Um die Widerstandskraft zu stärken, trinken viele Leute morgens ein Glas Orangensaft – meist direkt aus dem Kühlschrank. Durch dieses kalte Getränk am Morgen bekommt der Magen einen regelrechten Schock, wird unterkühlt und braucht nach neuesten Forschungen an Universitäts-Kliniken einige Stunden, bis er wieder seine normale Betriebstemperatur hat. In dieser Zeit der Unterkühlung kann er dann nur mit verringerter Kapazität arbeiten. Das tut nur selten lange gut und das verträgt auch nur ein gesunder Magen über einen längeren Zeitraum. Deshalb die Empfehlung der heiligen Hildegard bei allen Störungen im Magen-Darm-Bereich, morgens als erstes etwas Warmes essen, also ein Süppchen oder so.

„Aber wenn jemand isst und trinkt und davon Schmerzen bekommt, dann koche er mit Fleisch, Fett oder Mus oder in einer anderen Würze und Gemisch den Beifuß und esse ihn, und diese Fäulnis, die der Kranke sich durch frühere Speisen und Getränke zugezogen hat, nimmt er weg und vertreibt sie."

Also bei allen Verdauungsstörungen mit Schmerzen bei jedem Essen – soweit es vom Geschmack her dazupasst – Beifuß mitkochen und essen. Dadurch wird jede Speise bekömmlicher.

„Wenn Tropfen und üble Säfte bei geritzter Haut, ohne giftiges Geschwür, am menschlichen Körper herausfließen, dann nehme Beifuß und drücke ihn aus und gebe diesem Saft Honig bei, so *dass der Saft des Beifuß mehr ist als der Honig, und* so *salbe er die Stelle,* wo es *schmerzt. Sogleich streiche er auch das Klare von Eiweiß darüber und binde ein Tuch darauf, und das tue er solange, bis er geheilt wird."*

Hier spricht die heilige Hildegard von einem offenen Bein, dem Ulcus cruris. Wenn also am Körper eine Stelle ist, wo Flüssigkeit austritt, aber kein Blut und kein Eiter, also Lymphflüssigkeit.

Dann sollte man Beifuß (kurz vor oder direkt bei Vollmond gesammelt) entsaften und diesem Saft etwas weniger Honig beigeben, als man Saft hat. Gut vermischt und auf die offenen Stellen auftragen und dann mit einem rohen Eiweiß bestreichen, etwas antrocknen lassen und ein Tuch darüber binden. Dies solange machen, bis die offene Stelle keine Flüssigkeit mehr abgibt.

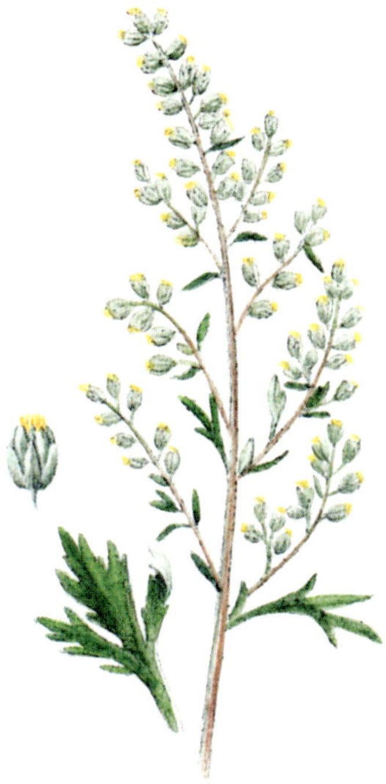

Beifuß
Artemisia uulgaris

„Schaue mit den Augen der Unschuld, und überall bekommst du in ehrbarer Haltung nach Gottes Willen das zu sehen, was du in blinder Unwissenheit fliehst."

Alant

JULI

22

23

24 *Ein kleines Glas Wermutwein der Frühjahrskur trinken!*

Die heilige Hildegard schreibt zum Alant:

„Der Alant ist von warmer und trockener Natur und hat nützliche Kräfte in sich.

Und das ganze Jahr über kann er sowohl dürr als auch grün in reinen Wein gelegt werden. Wenn er sich im Wein zusammengezogen hat, schwinden die Kräfte in ihm und dann soll er weggeworfen werden und neuer eingelegt werden.

Wer Lungenschmerzen hat, der trinke ihn täglich mäßig vor dem Essen, und er nimmt den Eiter aus seiner Lunge weg, unterdrückt die Migräne und reinigt die Augen.

Aber wenn ihn jemand zu häufig so *trinken würde, dann würde er ihn wegen seiner Stärke schädigen.*

Wenn man keinen Wein hat, um ihn einzulegen, mache mit Honig und Wasser eine reine Honigwürze und lege den Alant hinein und trinke wie oben gesagt wurde.“

Hier spricht die heilige Hildegard von Lungenerkrankungen mit Eiterauswurf, die bis hin zur Lungen-Tbc reichen können. Alant ist ja ein Lungenheilmittel, das nicht nur bei der heiligen Hildegard Anwendung findet, sondern in der Volks- und Naturheilkunde in vielen Bronchialtees schon immer mitverwendet wird.

Sie ist allerdings die einzige, die Alant in Wein oder – speziell bei Kindern anzuwenden – in Honigwasser verwendet. Es handelt sich hier also um einen Kaltauszug, der allerdings wirklich nur dann angewendet werden soll, wenn Schmerzen in der Lunge auftreten und sonst nicht. Auch bei der Migräne sollte er nur Verwendung finden, wenn diese mit Lungenschmerzen einhergeht.

In der Jahreszeit, in der es die grünen Pflanzen gibt, sollte man dafür diese verwenden, im Winter dann eher die Wurzeln. Beides kann man selbst sammeln und trocknen – die Pflanzen möglichst bei abnehmendem Mond oder bei Neumond, die Wurzeln im Herbst, wenn sich die Pflanze zurückgezogen hat, bei zunehmendem Mond bzw. direkt bei Vollmond. Dann dauert der Trocknungsvorgang nicht so lange, und die wichtigen Inhaltsstoffe sind konzentrierter.

- Wichtig ist dabei, dass dieser Trank immer nur frisch bei Bedarf hergestellt wird, also zur sofortigen Verwendung!

Man legt Alant – grün oder auch getrocknet – in reinem Wein ein, bis der Alant ausgelaugt aussieht und der Wein den Geschmack der Pflanze angenommen hat. Vor jedem Essen trinkt man dann ein Gläschen zimmerwarmen Alantwein.

Für Kinder oder Patienten, die keinen Alkohol trinken dürfen oder ihn nicht vertragen, nimmt man möglichst reines Quellwasser, löst darin soviel Honig auf, wie dieses Wasser aufnimmt und legt dort hinein die Alantpflanzen.

Man verwendet für diesen Trank ca. 40 – 50 g Alantkraut bzw. 20 – 30 g geschnittene Wurzeln auf 1 l Wein bzw. Honigwürze.

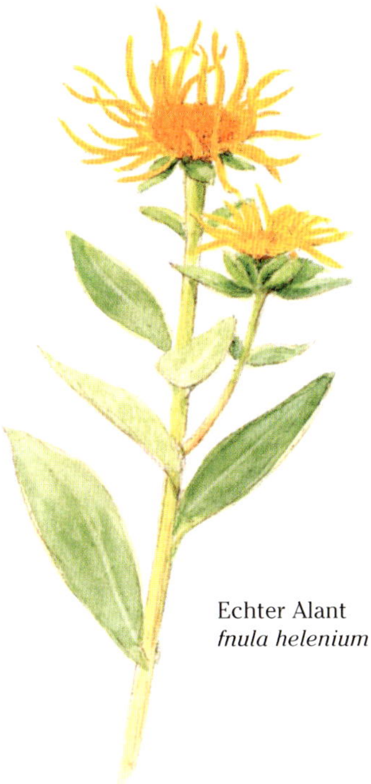

Echter Alant
Inula helenium

Storchschnabel

JULI

25

26

27 *Ein kleines Glas Wermutwein der Frühjahrskur trinken!*

28

Die heilige Hildegard schreibt zum Storchschnabel:

„Der Storchenschnabel ist mehr kalt als warm und er ist gut gegen den Stein.

Wer einen Stein in seinem Körper hat, der nehme Storchenschnabel und weniger Steinbrech und er koche es *in Wasser und seihe* es *durch ein Tuch.*

Und er mache ein Dampfbad und gehe hinein, koche Hafer in Wasser und mit jenem Wasser, in dem der Hafer gekocht wurde, übergieße er die erhitzten Steine.

Und wenn er auf diese Weise geschwitzt hat, trinke er im Bad das warme Wasser, in dem Storchenschnabel und Steinbrech gekocht wurden, und der Stein in ihm wird angenehm zerbrochen werden."

Unter dem Stichwort „Hafer" können wir u. a. lesen:

„Wer an Gicht leidet und davon einen gespaltenen Geist und nichtige Gedanken hat, dass er davon etwas verrückt wird, umgebe mit dem im Wasser gekochten Hafer im Dampfbad seinen ganzen Körper und übergieße mit dem gleichen Wasser, in dem der Hafer gekocht wurde, erhitzte Steine. Und er tue das oft, und er wird wieder zu sich kommen und die Gesundheit wiedererlangen."

Wir setzen also die Haferdampfsauna speziell bei rheumatischen Erkrankungen und/oder Nervenbelastungen aller Art ein, da sie unwahrscheinlich entspannend und entkrampfend auf den ganzen Körper wirkt.

Wenn man dann in diesem entkrampften Zustand, in dem alles Gewebe weich und nachgiebig ist, noch eine große Menge dieses Tees aus Storchschnabel und Steinbrech trinkt – mindestens 1 – 1 1/2 Liter – haben die Steine und der Grieß in Nieren und Blase kaum mehr eine Chance. Sie werden zerkleinert und (fast) schmerzlos ausgespült.

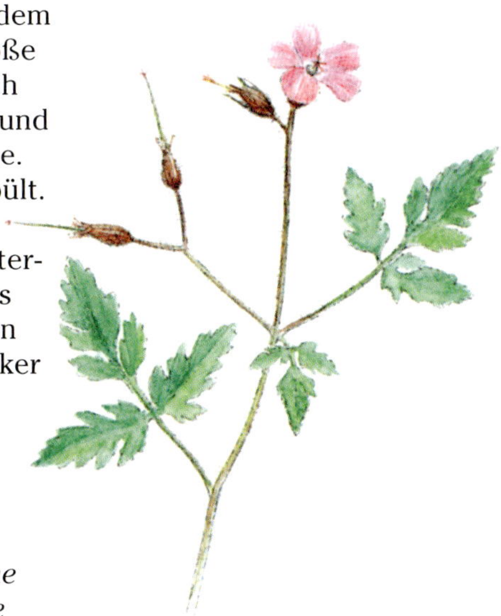

Stinkender Storchschnabel
Geranium robertianum

Natürlich darf man sich dieser Prozedur nur dann unterziehen, wenn man vom Kreislauf her so stabil ist, dass man die große Hitze in einer Sauna auch gut vertragen kann. Man sollte dies mit seinem Arzt oder Heilpraktiker vorher unbedingt besprechen!

Weiter schreibt sie beim Storchschnabel:

„Und wer Herzweh hat und immer traurig ist, der nehme Storchenschnabel und weniger Polei und weniger Raute als Polei, und dies pulverisiere er und dieses Pulver esse er oft mit seinem Brot, und sein Herz wird gestärkt werden und er wird fröhlich sein.“

Diese Pulvermischung aus Storchschnabel (50 g), Poleiminze (40 g) und Weinraute (30 g) kann man sich beim Apotheker zusammenstellen lassen und in der oben beschriebenen Form zu sich nehmen. Es hilft speziell bei leicht depressiven Leuten mit Herzschmerzen, oft verbunden mit niedrigem Blutdruck, sehr gut.

Ysop

JULI

29

30 *Ein kleines Glas Wermutwein der Frühjahrskur trinken!*

31

Zur Geschmacksverbesserung des Essens und zur Reinigung des Körpers sollten wir als Gewürz dem Essen Ysop in der richtigen Dosierung beigeben und mitkochen. Die richtige Dosierung sollte so sein, dass man wohl das Bittere etwas angenehm schmeckt, aber nicht soviel, dass es vorschmeckt. Es sollte zusammen mit den anderen Gewürzen eine Harmonie bilden. Die heilige Hildegard von Bingen schreibt zum Ysop:

„Wenn man Ysop oft isst, reinigt er die kranken und stinkenden Säfte des Körpers. Gekocht und pulverisert ist er aber nützlicher als roh, macht die Leber leistungsfähig und reinigt die Lunge.

Wer hustet und an der Lunge leidet oder an der Leber Schmerzen hat, der soll Ysop entweder mit Fleisch oder mit Fett essen, und es wird ihm besser werden.

Wer aber Ysop nur dem Wein oder dem Wasser beifügt und ihn isst, der wird mehr geschädigt als gefördert."

Also an einen schönen Osterlammbraten z. B. sollte man unbedingt Ysop geben und mitkochen. Er verbessert sowohl den Geschmack als auch die Bekömmlichkeit.

Bei Schmerzen in der Leber und der Lunge empfiehlt uns die heilige Hildegard einen speziellen Wein zu uns zu nehmen, den man sich selbst sehr leicht herstellen kann.

Man nehme:

- Süßholz 2 Teile
- Zimt 3 Teile
- Ysop 4 Teile
- Fenchel 10 Teile

Diese Mischung kann man sich vom Apotheker zusammenstellen lassen. Dann braucht man noch einen guten Wein und einen echten Honig vom Imker, und schon geht die Selbstherstellung dieses wohlschmeckenden Medikamentes los. Bei Hildegard lesen wir nun:

„Unter Beigabe von genügend Honig stark kochen, so *dass keine Bitterkeit darin ist. „* Das heißt also, dass wir in einen Liter Wein so viel Honig und so viel der obigen Pulvermischung hineingeben und kochen, dass er nicht bitter schmeckt, sondern angenehm. Jeder wird dabei ein anderes Mischungsverhältnis für sich als angenehm empfinden, so dass man eine genauere Dosierung eigentlich nicht angeben sollte; die ist zu individuell.

Diese Abkochung sollte man dann 9 Tage stehen lassen, abseihen und trinken bei Leber-und Lungenschmerzen. Wenn man in der Leber oder in der Lunge starke Schmerzen hat, sollte man dann 9 Tage lang jeden Tag nach einem kleinen Frühstück am Morgen und abends nach dem Abendessen ein Gläschen davon trinken. Sind die Schmerzen nur mäßig, dann reicht es, wenn man diesen Wein jeden 3. Tag in der eben aufgeführten Weise zu sich nimmt, *„und er wird geheilt werden,* es *sei denn, Gott will nicht",* sagt uns die heilige Hildegard von Bingen.

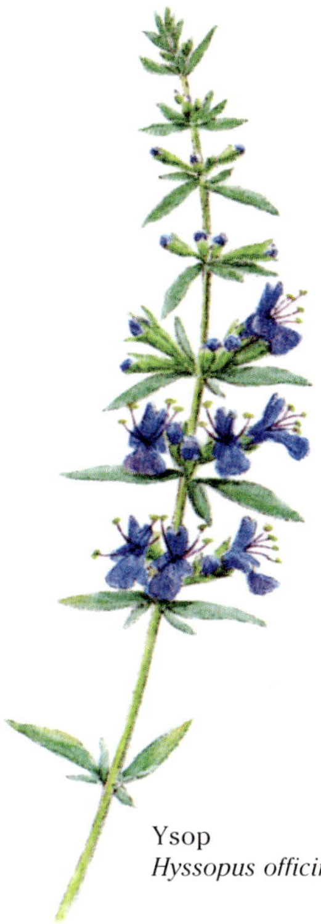

Ysop
Hyssopus officinalis

„Wie groß auch immer das Wissen im *Menschen ist, kein Mensch könnte die Werke Gottes zählen."*

AUGUST

1	*Petri Kettenfeier*	17	
2		18	*Helena*
3		19	
4	*Domenikus*	20	*Bernhard von Clairvaux*
5		21	
6	*Sixtus*	22	
7	*Afra*	23	
8	*Cyriakus*	24	*Bartholomäus*
9	*Roman*	25	
10	*Laurentius*	26	
11		27	*Gebhard*
12	*Klara*	28	*Augustinus*
13		29	
14	*Eusebius*	30	*Benjamin*
15	*Mariä Himmelfahrt*	31	
16			

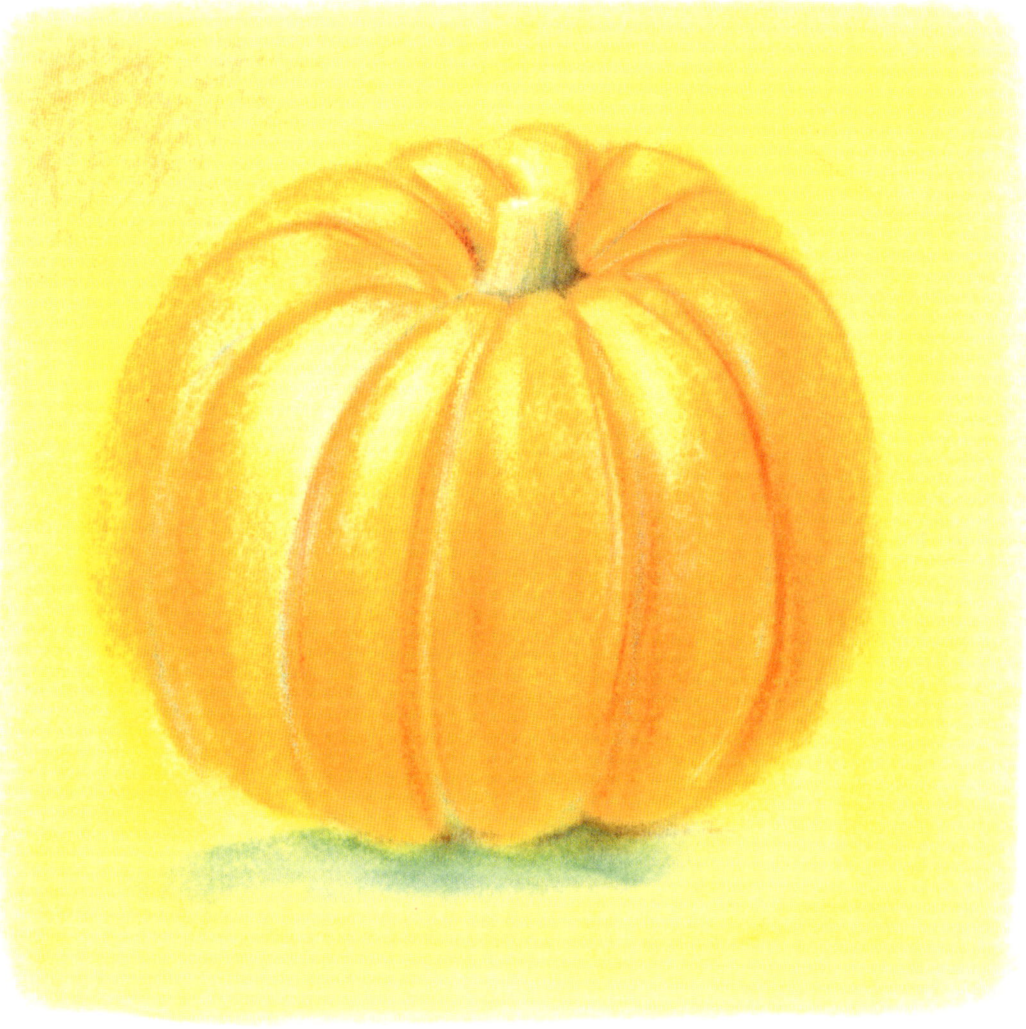

AUGUST

AUGUST

1

2 *Ein kleines Glas Wermutwein der Frühjahrskur trinken!*

3

Der „August" ist, benannt nach dem römischen Kaiser Augustus, der achte Monat unseres Kalenders. Die früheren Namen „Erntemonat" oder auch „Ährenmonat" sind in einigen Gegenden auch heute noch gebräuchlich.

Im Garten wächst und gedeiht jetzt alles in Hülle und Fülle, vorausgesetzt, die Feuchtigkeit passt, denn oftmals ist der August sehr trocken. Wir müssen mit Gießen für die nötige Feuchtigkeit sorgen und – was oftmals noch wichtiger ist – durch Hacken des Bodens diesen auflockern und belüften.

Gießen sollten wir lieber nicht allzu oft, aber dann intensiv durchdringend, wenn der Boden ca. 10 cm tief ausgetrocknet ist. Der kurze Spritzer jeden Tag nützt den Pflanzen wenig, sondern verhärtet nur unnötig die Erdoberfläche.

Beim Gießen müssen wir auch noch besonders aufpassen. Es darf auf keinen Fall bei starker Sonneneinstrahlung geschehen, da die auf den Pflanzen stehenden Wassertropfen durch ihre Rundung wie ein Brennglas wirken und den Teil der darunterliegenden Pflanze regelrecht verbrennen.

In das Gießwasser kann man jetzt auch noch etwas biologischen Dung hineingeben, z. B. in Form einer Brennnesseljauche.

Dazu ernten wir die Brennnesselpflanzen, schneiden sie grob zusammen und setzen sie zusammen mit Wasser der intensiven Sonnenbestrahlung aus. Genau nach 24 Stunden kann man mit diesem Brennnesselwasser z. B. gegen Blattlausbefall das Gemüse oder auch die Rosen besprühen. Wenn man die Brennnessel noch einige Tage stehen lässt, wird es eine stinkende, braun-grüne Brühe, die aber als Dünger bestens geeignet ist. Davon gibt man ca. 1/2 Liter auf eine lO-Liter-Gießkanne und gießt damit Gemüse, Kraüter und Blumen. Die fauligen Reste der BrennesseL kann man dann noch auf den Komposthaufen geben und etwas abdecken.

Jetzt werden auch schon die ersten Äpfel, meistens der Sommerapfel oder Klarapfel und die ersten Birnen geerntet. Die Birnen sind für die Migränepatienten wichtig, denn ab jetzt kann man dann den Birnhonig damit zubereiten.

Dies ist auch eine gute Zeit, um im Garten irgendwo, wo sie harmonisch hinpasst, eine Trockenmauer zu errichten. Einfach große lose Steine mit einer leichten Schräge nach hinten an einem ansteigendem Gelände im Garten aufeinander schichten und verschiedenen Steinpflanzen in die Ritzen einbringen. Hinter der Trockenmauer ist eine leichte Kiesdrainage in den meisten Fällen angebracht. Anfangs immer wieder kräftig gießen, bis die Pflanzen Fuß ge faßt haben, dann braucht diese Mauer fast keine Pflege mehr. Wenn man sie dann beobachtet, dann fängt sie an zu leben. Sie bietet vielen kleinen Tieren, z. B. Eidechsen, eine ideale Behausung und Überwinterungsmöglichkeit. Durch die Vertilgung von Schadinsekten lohnen sie es uns.

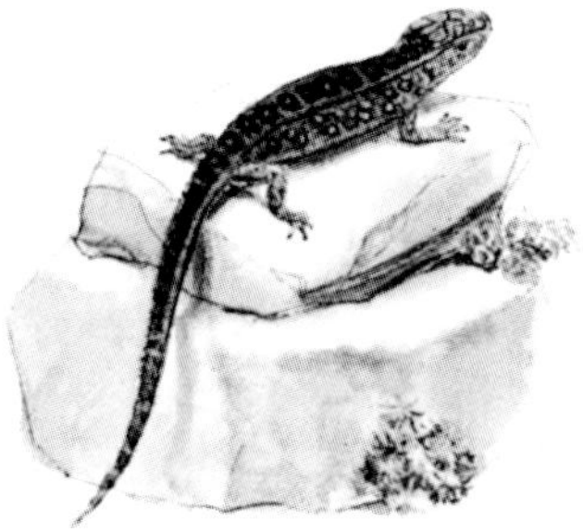

„O Herr, der genannt wird 'Herr' wegen der Furcht, 'Gott' der Liebe wegen und 'Allmächtiger' wegen der alles umfassenden Gewalt."

Salz

AUGUST

4

5 *Ein kleines Glas Wermutwein der Frühjahrskur trinken!*

6

7

„Das Salz ist sehr warm und etwas feucht und es ist nützlich für mancherlei.

Wenn ein Mensch die Speisen ohne Salz isst, macht es ihn innerlich lau, wenn er mäßig gemischt mit Salz isst, stärkt und heilt es ihn. Wer aber eine zu stark gesalzene Speise isst, den macht es innerlich dürr und schadet ihm. Das Salz fällt wie Sand auf die Lunge und trocknet sie aus, weil die Lunge Feuchtigkeit erfordert, und es schadet der Lunge und macht sie dämpfig. Und wenn es dann auf die Leber fällt, schadet es auch dieser etwas, obwohl die Leber stark ist und obwohl sie das Salz verkraftet.

Daher muss jede Speise so gesalzen werden, dass die Speise mehr Geschmack hat als das Salz in ihr gespürt wird.“

Das Salz sollte also nur den Wohlgeschmack und das natürliche Aroma einer Speise verbessern, aber auf gar keinen Fall sollte es vorschmecken und den Geschmack der Speise übertönen.

Das ist das ganze Geheimnis einer guten Küche: Man kann und sollte mit vielen verschiedenen Gewürzen und Kräutern das Essen schmackhafter machen, man sollte aber keines dieser Gewürze inklusive Salz vorschmecken, sondern die Summe der Gewürze sollte zusammen mit der Speise eine Geschmackssymphonie ergeben.

„Aber das über dem Feiler gebratene Salz ist heilsamer als das rohe Salz, weil die Feuchtigkeit, die in ihm war, ausgetrocknet wurde. Und wenn ein Mensch es mit Brot oder mit irgendeiner Speise mäßig isst, ist es gut für ihn und gesund.“

Hier meint die heilige Hildegard von Bingen das „Siedesalz“, das „*...über dem Feuer gebratene ...*“

„Das Salz ist wie Blut und es *verleiht dem, der* es *mäßig gebraucht, Kräfte. Aber für den, der es unmäßig gebraucht, ist* es *wie eine Überschwemmung und wie ein Sturm."*

Hier lässt uns die heilige Hildegard wieder einmal wissen, dass wir auch hier die „Discretio", also das rechte Maß, einhalten sollen. Zu wenig Salz ist ebenso schädlich wie zuviel.

Als wir aus dem Meer kamen, haben wir in der Salzkonzentration der einzelnen Körperzellen, der sogenannten „physiologischen Kochsalzlösung", unser Meer mit an Land genommen und können so – ohne um uns herum immer Salzwasser zu haben – leben. Wird der Salzgehalt in den Zellen zu hoch oder zu niedrig, so schadet dies. Wird aber „mäßig Salz genossen", so ist dies gut für den Menschen, weil es zusammen mit der nötigen Flüssigkeit die Zellsalzkonzentration im richtigen Rahmen erhält.

In Amerika gab es in den letzten Jahren eine große Untersuchung, wie Salz den Bludruck beeinflusst, da immer wieder behauptet wurde, dass Hypertoniker, also Patienten mit zu hohem Blutdruck, salzarm essen sollten. Am Ende der Studie kam man zu dem Schluss, dass viele andere Faktoren den Bludruck weitaus mehr beeinflussen als der mäßig normale Genuss von Salz. Wenn man bei der heiligen Hildegard nachgelesen hätte, hätten sie dies schon vorher gewusst.

„Die Schar der Engel lobt der Menschen gute Werke und lässt wegen dieser guten Werke keine Stunde und keinen Augenblick vom Lobpreis ab, tönt vielmehr unaufhörlich in diesem Rühmen und findet kein Ende darin."

Pfeffer

AUGUST

8 *Ein kleines Glas Wermutwein der Frühjahrskur trinken!*

9

10

Die heilige Hildegard schreibt dazu:

„Der Peffer ist warm und trocken und hat ein gewisses Verderben in sich und schadet, viel gegessen, dem Menschen und verursacht in ihm Brustfellentzündung, gibt die Säfte in ihm preis und bereitet üble Säfte in ihm.

Wenn jemand milzsüchtig ist und ihm vor Speisen ekelt, so *dass er nicht essen will, dann soll dieser in irgendeiner Speise mit Brot mäßig Pfeffer essen,* und es *wird ihm an der Milz besser gehen, und er wird den Ekel vor dem Essen ablegen..*

Ein Mensch aber, der Äpfel oder Birnen gegessen hat und davon Schmerzen hat, soll sogleich Pfeffer essen, und es *wird ihm besser gehen."*

Schon immer wird in der Volksheilkunde gesagt, dass zu viel Pfeffer schadet. Die heilige Hildegard sagt uns im ersten Abschnitt auch genau, warum und in welchem Bereich.

Auf der anderen Seite ist aber Pfeffer auch ein Heilmittel, wenn jemand Ekel vor dem Essen hat oder wenn einer Äpfel oder Birnen gegessen hat und davon Bauchschmerzen bekommt. Dann wird Pfeffer von ihr noch in diversen Mischungen als Medikament verwendet.

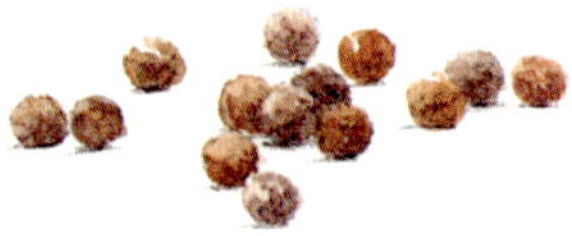

Weinessig

Die heilige Hildegard schreibt dazu:

„Der Essig kommt vom Wein und taugt zu allen Speisen, wenn er den Speisen so beigegeben wird, dass er ihnen den Geschmack nicht wegnimmt, sondern mit ein wenig Essig in ihnen wahrgenommen wird. So reinigt der Essig, mit etwas Speise genommen, den Unrat im Menschen und mindert die schlechten Säfte, und dadurch nehmen die Speisen den rechten Weg in ihm.

Wenn aber soviel Essig der Speise beigegeben wird, dass der Geschmack des Essigs den der Speisen übertrifft, dass jene Speise mehr nach Essig schmeckt als nach der Speise, dann schadet es dem, der sie isst, weil seine Wärme die Speisen im Menschen noch einmal kocht und ihn so hart macht, dass er kaum verdauuen kann."

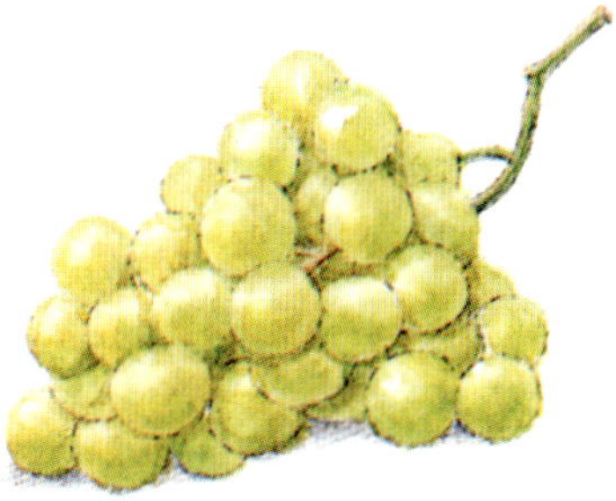

Der „normale" Essig, wie wir ihn heute überall kaufen können, ist eine Säure, die meist aus der Trockendestillation von Holz gewonnen wird, und reagiert im Körper sauer. Dieses Verfahren kannte man zu Hildegards Zeiten noch nicht, da es erst im Zuge des technischen Fortschritts in der Chemie entwickelt wurde.

Dagegen reagiert jeder Weinessig im Körper basisch und sorgt so dafür, dass eine vorhandene Übersäuerung abgebaut wird. Da heute 80 bis 90 % der Bevölkerung durch die vielen Säurelocker, die wir mit einer denaturalisierten Nahrung zu uns nehmen, übersäuert sind, wirkt ein Weinessig wie ein heilsamer Balsam im Körper.

„Das Herz des Menschen sollte durch die Fülle der vielen großen und kleinen Wunder um ihn herum so gestärkt werden, damit er den anderen den Aufbau der Tugendkräfte vermitteln kann."

Früher warnte man in der Volksheilkunde speziell die Kinder vor dem Genuss von zuviel Essig und sagte: „Ein Tropfen Essig frisst einen Tropfen Blut!"

Melisse

AUGUST

11 *Ein kleines Glas Wermutwein der Frühjahrskur trinken!*

12

13

14 *Ein kleines Glas Wermutwein der Frühjahrskur trinken!*

„Die Melisse ist warm, und ein Mensch, der sie isst, lacht gern, weil ihre Wärme die Milz berührt und so das Herz erfreut wird.

Wem das Weiße im Auge wächst, der reiße sie mit der Wurzel aus der Erde und die eben entwurzelte Pflanze lege er über Nacht in das Wasser einer sprudelnden Quelle und dann erwärme er die Pflanze in einer Schüssel, nachdem sie aus dem Wasser genommen ist. Und er lege sie so warm auf jenes Auge, und dies tue er drei Nächte, und das Weiße in seinem Auge wird geheilt werden und verschwinden."

Hier gehen die Meinungen etwas auseinander, ob Hildegard die weiße Taubnessel, Lamium album, oder die Melisse, Melissa officinalis, meint, die beide der Familie „Labiatae" abgehören. Aus meiner Sicht und Erfahrung ist es die Melisse, da die Wirkungen, die in der Heilkunde aufgeführt werden, – „*... ein Mensch, der sie isst, lacht gern, weil ihre Wärme die Milz berührt und so das Herz erfreut wird*" – eher der Melisse zuzuordnen sind. Die Patienten, die etwas bedrückt sind, nehmen die Melisse deshalb gerne an, werden durch sie entkrampft und entspannt und lachen dann auch einmal eher.

Man kann die Melisse sowohl als Frischkraut als auch als trockene Droge zu Tee verarbeiten, ebenso kann man die Blätter frischen Salaten oder Gemüsen beigeben und diese durch das milde Aroma geschmacklich etwas angenehm abändern.

Mit dem weißen Häutchen meint Hildegard das sogenannte Flügelfell oder Pterygium, das manchmal im inneren, sehr selten im äußeren Augenwinkel, wächst. Es ist ein degeneratives Augenleiden, das meist ältere Leute befällt. Meist wird es aber sofort vom Augenarzt entfernt, so dass dieses Hildegard-Mittel sehr selten zur Anwendung kommt.

Hopfen

Die heilige Hildegard schreibt dazu:

„Der Hopfen ist warm und trocken und er hat etwas Feuchtigkeit. Zum Nutzen des Menschen ist er nicht sehr brauchbar, weil er bewirkt, dass die Melancholie im Menschen zunimmt, und den Sinn des Menschen macht er traurig und er beschwert die Eingeweide.

Jedoch in seiner Bitterkeit hält er gewisse Fäulnisse von den Getränken fern, denen er beigegeben wird, so dass sie umso haltbarer sind."

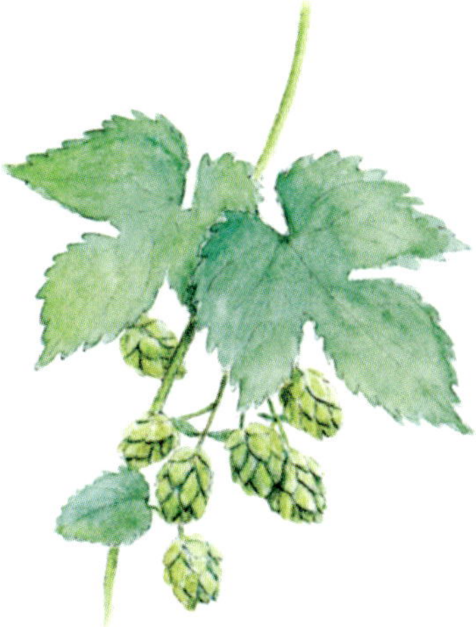

Hopfen
Humulus lupulus

Biertrinker sind in der Regel etwas schwermütiger und tiefsinniger veranlagt als Weintrinker. Dies muss vom Hopfen kommen. Aber das Bittere daran gibt dem Bier nicht nur den typischen Geschmack, sondern macht es auch haltbarer. In der ehemaligen DDR hat man aus Mangel an Hopfen das Bier teilweise mit Ochsengalle bitter gemacht. Dieses Bier schmeckte natürlich nicht besonders gut und hielt auch nie sehr lange. Es kippte meist nach einigen Tagen um und wurde sauer. Es fehlte eben der Hopfen.

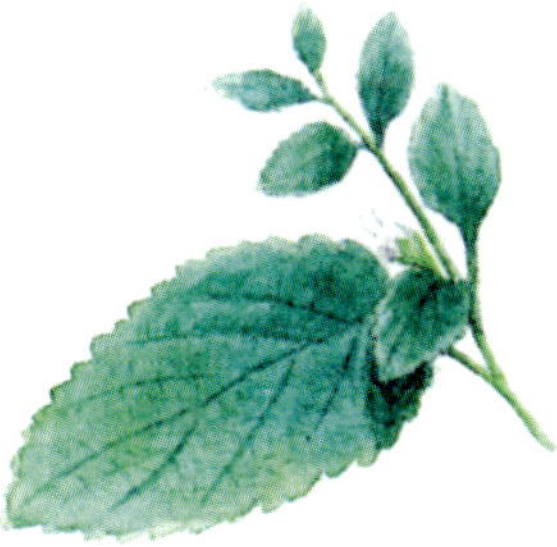

Melisse
Melissa officinalis

„In der liebenden Umfassung der Tugenden erlangen die guten Werke eine solche Weite und Breite, dass ihre letzte Auswirkung die Fassungskraft des menschlichen Herzens übersteigt."

Mariä Himmelfahrt

AUGUST

15 Fest „Mariä Himmelfahrt“
An diesem Tag wird, speziell in der katholischen Kirche, die Aufnahme des Leibes Mariens in den Himmel gefeiert.

16

17 *Ein kleines Glas Wermutwein der Frühjahrskur trinken!*

Das Fest „Mariä Himmelfahrt“ wird in der katholischen Kirche am 15. August gefeiert und ist in überwiegend katholischen Gegenden Bayerns z. B. ein gesetzlicher Feiertag.

Der Ursprung dieses Festes kommt aus der Ostkirche, wo es schon kurz vor dem Konzil von Ephesus im Jahre 431 als Fest „Mariä Heimgang“ begangen wurde. In der römischen Kirche besteht es etwa seit dem 7. Jahrhundert, wo es auf Weisung von Papst Gregor als ursprünglich heidnisches Sommer-und Ernte(vor)fest „christianisiert“ wurde. In Deutschland ist es erst seit dem Jahre 813 bekannt.

In vielen ländlich-katholischen Gegenden finden an diesem Feiertag „Mariä Himmelfahrt“ Prozessionen und Wallfahrten zu Ehren der Gottesmutter statt. Während der heiligen Messe in der Kirche gibt es dann auch noch die „Kräuterweihe“ .

Der Strauß, in manchen Gegenden oft „Kräuter-Buschen“ genannt, wird geweiht und sollte aus 99 einzelnen Heilkräutern bestehen, die je nach Landschaft verschieden sein können. Es sollten je drei Pflanzen von 33 verschiedenen Arten darin sein, Die Drei steht für die Dreieinigkeit Gottes. In anderen Gegenden sollten es mindestens 9 Heilkräuter sein (also wieder 3 mal 3 für die Dreieinigkeit Gottes), die dann aber genau festgelegt waren: Andorn, Beifuß, Eberwurz, Hirschzunge, das echte Labkraut, Odermennig, Rainfarn, Speik-Lavendel und Wermut. Diese Pflanzen konnten dann noch durch verschiedene andere Heilkräuter ergänzt werden.

Die Pflanzen sollten immer mit der Hand gepflückt werden und nicht mit einem Eisen in Berührung kommen, da sonst die Wirkkraft gemindert würde. Während des Sammelns sollte ein Vaterunser gebetet werden. Das Band, mit dem die „Buschen" zusammengebunden werden, sollte blau sein – die Farbe Marias – und so lang, dass es „einer Kuh um den ganzen Bauch herum geht".

Den geweihten Heilkräutern, die im Laufe des Jahres in der Familie bei Krankheiten aufgebraucht und meist im sogenannten „Herrgottswinkel" aufbewahrt wurden, schrieb man eine besonders große Heil-(aber auch Zauber-)Kraft bei allerlei Krankheiten zu. Sie sollten nicht nur gegen verschiedene Krankheiten helfen, sondern auch das Haus der frommen Leute, die diesen Brauch pflegten, vor „Brandgefahr, Blitzschlag und bösen Leuten" schützen.

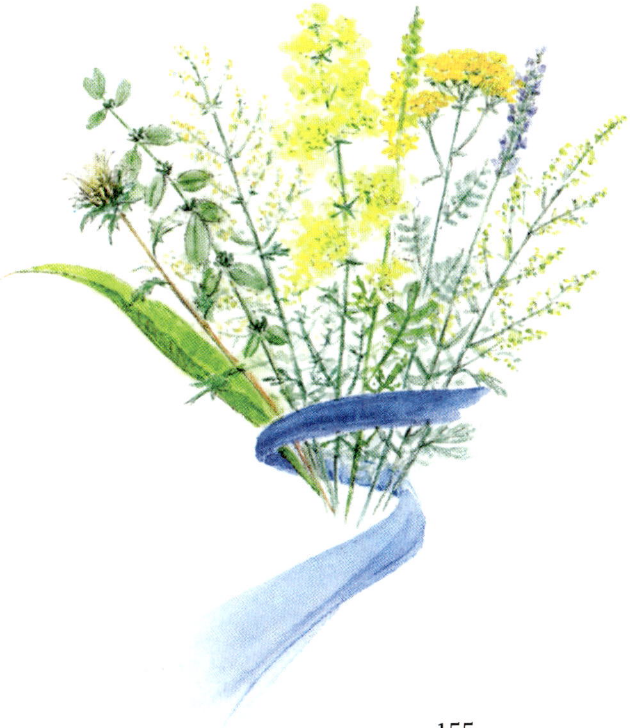

„Die Körper der Menschen werden in voller Leiblichkeit bei der Auferstehung in ein unveränderliches Leben verwandelt werden, obgleich die einen der Tod, die anderen ein seeliges Leben aufnimmt."

AUGUST

18

19

20 Bernhard

Bernhard v. Clairvaux (1153 †), Begründer der Kreuzzüge ins heilige Land und Briefpartner der heiligen Hildegard von Bingen. Durch seine Fürsprache beim Papst während des Konzils in Trier wurde Hildegard als Prophetin anerkannt.

Ein kleines Glas Wermutwein der Frühjahrskur trinken!

21

Migräne

Bei jeder Migräne sollte man unbedingt ein hildegardisches Universalmittel anwenden, nämlich den

Birnhonig

Er ist einzusetzen:
1. bei Migräne und auch bei allgemeinen Kopfschmerzen
2. bei Atembeschwerden jeder Art
3. zur Reinigung aller Körpersäfte und damit des ganzen Körpers

Man nehme also:

- Bärwurzelpulver 28 g
- Galgantpulver 26 g
- Süßholzpulver 24 g
- Mauerpfefferpulver 22 g

... mische daraus ein Pulver (das es aber auch schon fertig gibt) und nehme:

- große Birnen 5 Stück
- reinen Bienenhonig 250 g

(Allergiker müssen abgeschäumten Honig nehmen.)

Zubereitung:

Die Birnen werden entkernt, mit der Schale in Stücke geschnitten und in wenig Wasser weich gekocht.
Das Wasser wird abgegossen und die Birnen im Mixer zerkleinert.

Der Honig wird dann im Wasserbad auf maximal 30 bis 32 Grad Celsius erhitzt. Er wird dadurch dünnflüssig und geschmeidig und man kann dann zuerst das Pulver und zuletzt das Birnenmus einrühren. Am besten hebt man diesen nun fertigen Birnhonig in Schraubgläsern im Kühlschrank auf.

Von diesem Birnhonig nehme man nun:

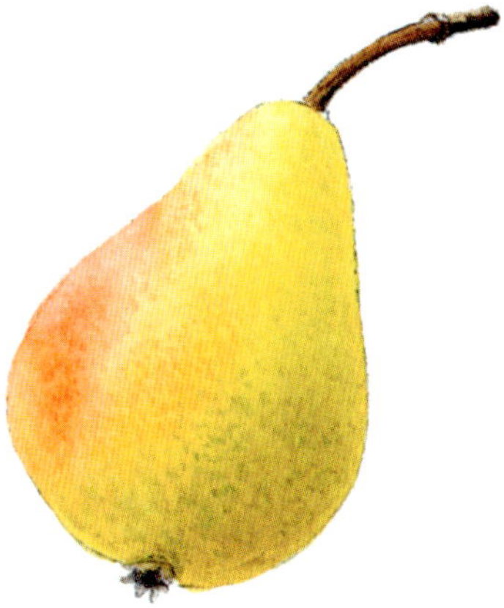

- morgens nüchtern 1 Teelöffel voll,
- nach dem Mittagessen 2 Teelöffel voll,
- abends, schon im Bett, 3 Teelöffel voll.

Es ist sehr wichtig, dass diese letzte Einnahme wirklich das Letzte ist, was Sie an diesem Tag machen.

Ich sage zu meinen Patienten: Auf dem Bettrand sitzend diese letzte Dosis einnehmen, umfallen lassen und schlafen!

Zur allgemeinen Reinigung reicht es, wenn man dies ca. 2 – 3 Wochen lang einnimmt.

Bei migräneartigen Kopfschmerzen, aber auch bei allen Beschwerden im Atemwegsbereich, sollte eine Kur zwischen 2 und 4 Monaten durchgeführt werden.

Diese lange Kur sollte man logischerweise im Herbst beginnen, damit man auch das nötige „Rohmaterial“, d. h. möglichst ungespritzte, reife Birnen, in ausreichender Menge bekommen kann.

Wenn man etwas von diesem Birnhonig an einen Obstsalat gibt, kann man den Geschmack dieses Salates enorm verbessern!

Kürbis I

AUGUST

22

23 *Ein kleines Glas Wermutwein der Frühjahrskur trinken!*

24

Vom Kürbis schreibt die heilige Hildegard von Bingen sehr wenig, aber es genügt, um ihn richtig einordnen zu können.

„Die Kürbisse sind trocken und kalt und wachsen von der Luft. Und sie sind für Kranke und Gesunde gut zu essen."

Wenn sie dies in ihren Heilmitteln so kurz und bündig und ohne „Wenn und Aber" beschreibt, können wir uns darauf verlassen, dass er wirklich gut „für Gesunde und Kranke" ist. Die Praxis hat es bewiesen, dass dem so ist, und die Volksmedizin berichtet wahre Wunder über den Kürbis.

Der Kürbis enthält viele Wirkstoffe. Die bekanntesten sind: Kukumarin, Phytosterin, geringe Mengen Alkaloide, hormonartige Wirkstoffe, ätherische Öle, hochungesättigte Fettsäuren, Aminosäuren und verschiedene Vitamine, vor allem der B-Gruppe.

Den Kürbis gab es schon zu Zeiten Hildegards in unseren Breiten. Dabei handelte es sich meist um den Flaschenkürbis, der mit den exotischen Gewürzen schon im Altertum von Indien über die Seidenstraße in unseren Raum kam. Die heute bekannten, wachstumsintensiven Riesensorten kamen erst nach der Entdeckung Amerikas aus Mexiko und Texas, von wo sie von den Spaniern nach Europa gebracht worden sind. Sie können bis zu 100 kg schwer werden.

Deshalb muss man für den Kürbis einen sonnigen Standort wählen, den Boden gut auflockern und eventuell etwas verbessern. Besonders gut gedeihen Kürbisse auf Komposthaufen. Man schlägt dabei zwei Fliegen mit einer Klappe: 1. haben sie einen sehr nährstoffreichen Boden und 2. wird der Komposthaufen gut beschattet und trocknet dadurch nicht aus. Dort werden die Keimlinge Ende April bis Anfang Mai gesteckt. Wenn man sie aus Samen auf der Fensterbank zieht, sollte man sie erst nach den „Eisheiligen", also nach Mitte Mai, ins Freie pflanzen. Man lässt nur zwei bis vier Pflanzen wachsen, da sie sehr viel Platz benötigen und sich unwahrscheinlich ausbreiten. Deshalb sollte man sie auch nach der vierten Nebenranke stutzen. Nur so kann man reiche Erträge erwarten.

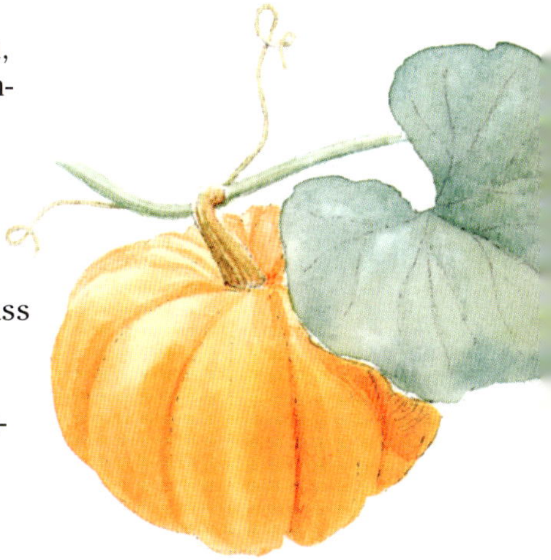

Kürbis
Cucurbita pepo
Cucurbita maxima

Kürbisse sind reich an Mineralstoffen und Vitaminen, enthalten sehr viel Kalium und wenig Nährstoffe, so dass sie sich als ideales Diätetikum anbieten. Da sie außerdem noch geschmacksneutral sind, kann man sie süß oder sauer würzen, aber auch scharf, man kann sie einlegen oder kochen, ja sogar als Salat angemacht unter andere Gemüse- oder Obstarten kann man den Kürbis verwenden. Der Phantasie sind hier keinerlei Grenzen gesetzt.

Die wassertreibende Wirkung des Kürbis entlastet die Nieren, senkt den zu hohen Blutdruck, entlastet das Herz und reinigt Körper und Blut. Hat aber auch eine regulierende und harmonisierende Wirkung auf den Blasenschließmuskel.

Die Kerne sind reich an hochungesättigten Fettsäuren und etwas ätherischem Öl, sehr vielen Spurenelementen und speziellen Wirkstoffen gegen die Prostata-Vergrößerung. Da diese Wirkstoffe auch regulierend auf die Blasenentleerung einwirken, helfen sie auch sehr oft bei Bettnässern.

Kürbis II

AUGUST

25

26 *Ein kleines Glas Wermutwein der Frühjahrskur trinken!*

27

28

In der Volksmedizin sind die Kerne als Wurmmittel bekannt. Dazu stellt man aus gemahlenen, evtl. sogar gerösteten Kürbiskernen, Milch und Honig einen wohlschmeckenden Brei her, den der Kranke isst. Dieser Brei lähmt die Bandwürmer und wenn man 2 bis 3 Stunden nach dem Genuss ein kräftiges Abführmittel einnimmt, werden die gelähmten Bandwürmer ausgeschieden. Wenn dies am ersten Tag noch nicht wirkt, sollte man 14 Tage lang jeden Tag 4 – 5 Esslöffel Kürbiskerne über den Tag verteilt essen und dann etwas später ein leichtes Abführmittel nehmen.

Die gerösteten Kerne kann man auch einfach so essen oder unter jeden Salat mischen. Es gibt heute auch schon Kerne, die gar keine Schalen mehr haben, so dass man sie einfacher essen kann.

Das Fruchtfleisch des Kürbis zu Brei zerstoßen wirkt als Wund-und Heilsalbe bei brennenden Füßen, entzündeten Geschwüren und auch bei Krampfaderschmerzen.

Rezeptvorschläge für die Küche:

Kürbismarmelade
Kürbisfruchtfleisch zerkleinert allein oder auch vermischt mit anderen Früchten als Marmelade einkochen.

Kürbisobstsalat
Kürbis und Äpfel (und evtl. auch andere Früchte) – in kleine Stücke geschnitten – in einer Soße, die aus Zitronensaft, Wasser und Honig besteht, einige Stunden ziehen lassen, kalt servieren.

Kürbiskompott
Man kann natürlich auch Kürbis wie Kompott süß-sauer oder nur süß, mit etwas Nelken und Zimt geschmacklich verbessert, kochen. Auch Galgant schmeckt hier sehr gut.

Eingelegte Kürbisse
Man kann Kürbisschnitten auch wie Gewürzgurken in einem Essiggewürzsud einlegen oder einkochen.

Kürbisgemüse
Kürbis in etwas Öl mit Gewürzen oder Gewürzmischungen nach dem individuellen Geschmack – Salz, Pfeffer, Galgant, Bertram, Muskatnuss, Curry, Paprika – dämpfen und zu gekochten Dinkelkörnern oder frisch gebackenen Dinkelfladen reichen.

Kürbissuppe
Kürbis mit etwas Öl dämpfen, mit Wasser aufgießen und mit dem Mixer pürieren, evtl. mit Dinkelmehl etwas eindicken oder wenig Dinkelgrieß einrühren und damit sämig machen. Gewürze nach Geschmack: kräftig oder auch süß.

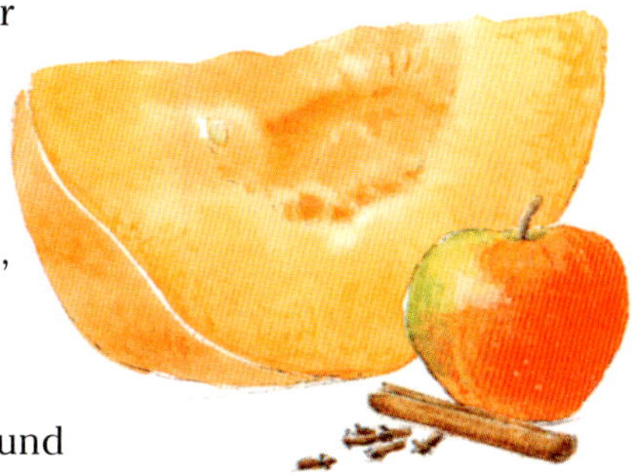

Kürbissalat
Geraspeltes Kürbisfleisch, allein oder mit angemachtem Kopfsalat und gekochten Dinkelkörnern gemischt, als Salat reichen.

Kürbisschnitzel
Kürbisscheiben nach Geschmack würzen, evtl. mit Ei und Semmelbrösel panieren und dann wie ein Schnitzel in der Pfanne backen.

Aloe

AUGUST

29 *Ein kleines Glas Wermutwein der Frühjahrskur trinken!*

30

31

Die heilige Hildegard schreibt dazu:

„Der Saft dieses Krautes ist warm und hat große Kraft.

Und wenn ein Mensch starke tägliche Fieber im Magen hat, dann mache er einen Hanfumschlag mit Aloe und lege es *auf seinen Magen und auf seinen Nabel, und das Fieber wird weichen. Denn der Geruch dieses Saftes stärkt den Menschen innerlich, ermüdet aber dennoch den Kopf, aber die Ermüdung, die im Kopf des Menschen ist, reinigt ihn."*

Mit „Fieber im Magen" meint die heilige Hildegard das, was wir heute als Allergien bezeichnen. Wichtig bei diesem Aloeumschlag ist auch, dass wir nicht irgendein Tuch nehmen, sondern wirklich ein Hanf-, also reines Leinentuch, ohne irgendwelche Synthetik.

Aloekörner bekommt man in der Apotheke, die man in Wasser auflöst und mit diesem Aloewasser dann diesen Umschlag macht.

„Und wer Husten hat, der lege ein so *mit Aloe bereitetes Hanftuch auf seine Brust,* so *dass er auch diesen Geruch mit der Nase einzieht, und der Husten wird weichen."*

Bei Husten also verfährt man ebenso, nur dass hier eben das Leinentuch mit dem Aloewasser getränkt als Brustauflage gemacht wird.

„Aber auch wer Schüttelfrost hat, der nehme Saft von Andorn oder, wenn es *Winter ist, nehme er dessen Pulver und mehr Aloe, aber auch Süßholz mehr als Lorbeer, und dies koche er in Wein und seihe* es *durch ein Tuch und füge Honigwürze dazu. Und wenn er schon vom Schüttelfrost geplagt wird, wird er schnell geheilt werden, welcher Schüttelfrost* es *auch sei, ausgenommen das Viertagefieber."*

Das Rezept gegen Schüttelfrost ist schon wieder etwas komplizierter. Hier brauchen wir Andornsaft oder -pulver, Aloe, Süßholz und Lorbeer, dies wird in Wein einige Minuten gekocht, nach Geschmack mit Honigwürze – also in Wasser aufgelöstem Honig – gesüßt und dann solange immer wieder schlückchenweise leicht warm getrunken, bis der Schüttelfrost vorbei ist.

„Und wer Gelbsucht hat, der lege Aloe in kaltes Wasser, und morgens sowie wenn er schlafen geht, trinke er es, und dies tue er drei oder viermal, und er wird geheilt werden.“

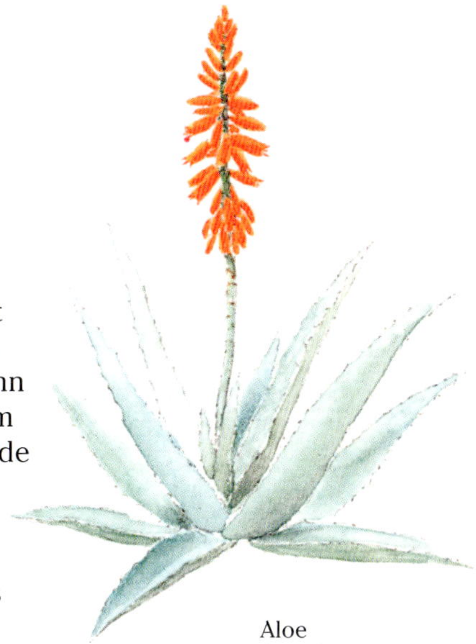

Aloe
Aloe ferox

Bei Gelbsucht sollte man dies aber erst mit seinem Arzt absprechen. Manchmal kommt eine Gelbsucht ja durch einen Verschluss des Gallenwegs durch einen Stein. Dann ist dies nicht angezeigt. Wie Dr. Hertzka schon in seinem Büchlein „So heilt Gott“ schreibt, sind mit dieser Methode 9 von 1 0 Fälle innerhalb kurzer Zeit heilbar, und die Praxis hat bewiesen, dass dem so ist.

Man braucht dazu 4 – 5x ca. 1/2 Gramm Aloepulver, das in einem Glas Wasser verrührt 1/2 Tag stehengelassen wird. Dann wird einfach, vorsichtig und ohne aufzurühren das Wasser darüber weggetrunken. Den Morgentrunk rührt man abends ein, den Abendtrunk morgens. Man macht dies solange, bis die Gelbsucht weg ist, ca. 4 – 5 mal.

„Gott ist das Leben, das durch keinen Anfang verdunkelt wird und auch durch kein Abnehmen zu Ende geht.“

SEPTEMBER

1 *Ägidius*	16
2 *Absalon*	17 *Hildegard von Bingen*
3	18 *Richardis*
4 *Moses*	19 *Januarius*
5	20
6	21 *Matthäus*
7	22
8 *Mariä Geburt*	23 *Herbstanfang*
9	24
10	25
11	26 *Cyprian*
12 *Mariä Namen*	27 *Kosmas und Damian*
13	28
14 *Kreuzerhöhung*	29 *Michael*
15	30

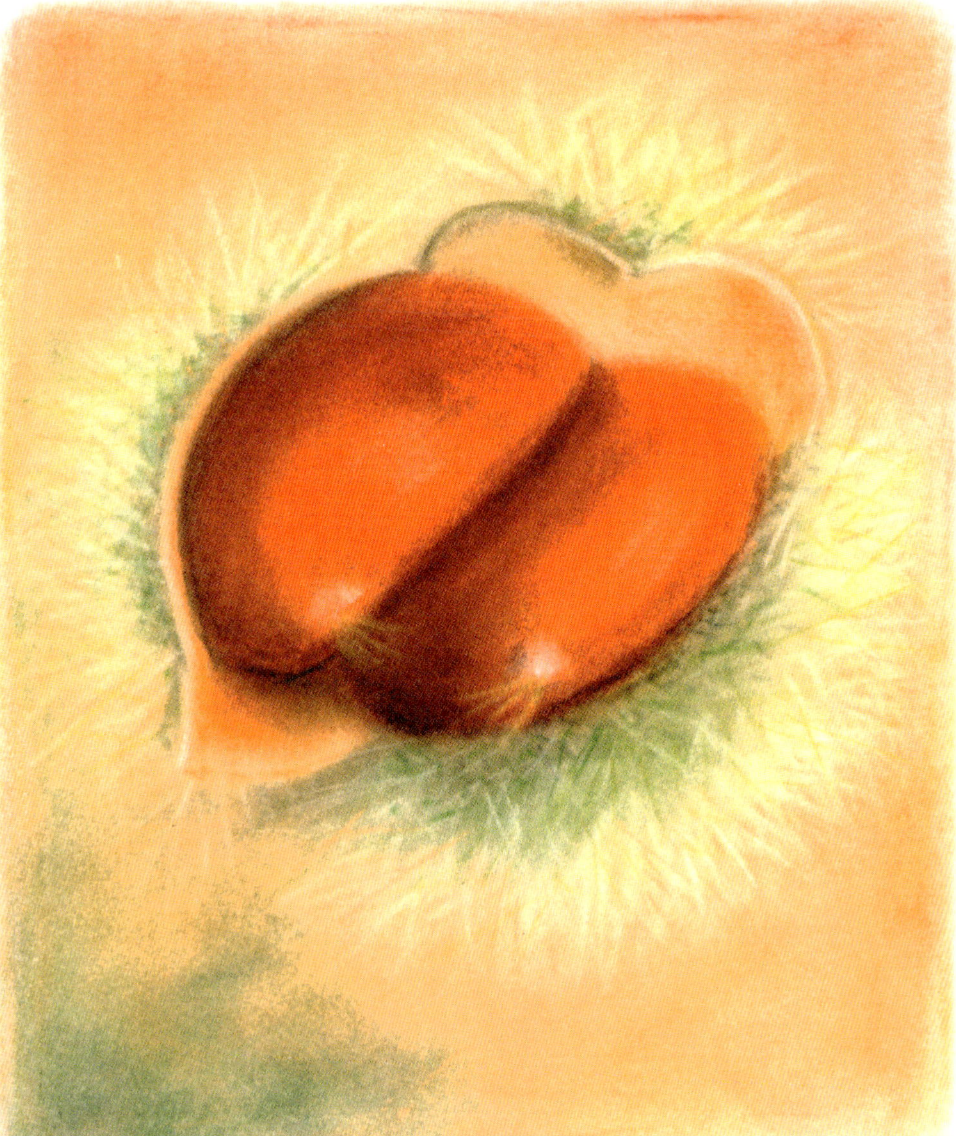

SEPTEMBER

SEPTEMBER

1 *Ein kleines Glas Wermutwein der Frühjahrskur trinken!*

„September", vom lat. „septem", sieben, da er im römischen Kalender der siebte Monat des Jahres war. Er wird auch „Herbstmond" genannt, da am 23. September der Herbst offiziell beginnt. In manchen Gegenden nennt man ihn „Scheiding".

Frostempfindliche Kräuter wie Thymian, Weinraute und Ysop, eventuell auch Salbei, sollten wir in unwirtlichen Gebirgsgegenden mit starken Wintern gegen den starken Frost im Herbst mit Reisig abdecken oder einbinden. In Gegenden mit milden Wintern ist dies kaum nötig.

2

Da die Ohrwürmer sehr gute biologische Helfer im Garten sind, sollten wir ihnen eine Überwinterungsmöglichkeit bieten, indem man einige normale Tonblumentöpfe mit trockener Holzwolle füllt und umgekehrt mit der großen Öffnung nach unten in Bäume und Sträucher hängt. Dazu braucht man nur einen Draht durch das Loch des Blumentopfes ziehen, im Topf eine breite Schlinge machen, damit er nicht durch das Loch rutschen kann, und mit dem freien Ende des Drahtes dann in Bäume und Sträucher hängen. Die Ohrwürmer, die ganz große Insektenbrutjäger sind, schlüpfen dort in Massen hinein und überwintern.

3

Dies ist auch die Zeit, in der wir im Garten den Knoblauch für den nächsten Herbst stecken. Wer viele Wühlmäuse im Garten hat, der sollte jetzt Knoblauchzehen ganz systematisch ca. alle Meter im Garten in den Boden stecken, so dass der ganze Garten – auch der Rasen – von einem Knoblauchgitternetz überzogen ist, auch wenn wir diese Mengen Knoblauch gar nicht essen können. Durch den Geruch des Knoblauchsöls, der sich im Boden weiter verbreitet, ziehen sich die Wühlmäuse mit ihren empfindlichen Geruchsorganen empört zurück.

4 *Ein kleines Glas Wermutwein der Frühjahrskur trinken!*

Die heilkräftigen Wurzeln können wir jetzt schon zum Teil ernten oder zumindest markieren, wo wir sie später ernten können, damit wir sie noch finden, wenn die oberirdische Pflanze vollkommen verschwunden ist. Wenn die Pflanze sich zurückgezogen hat, ist die ganze Kraft in dieser Wurzel und so für Heilmittel bestens geeignet.

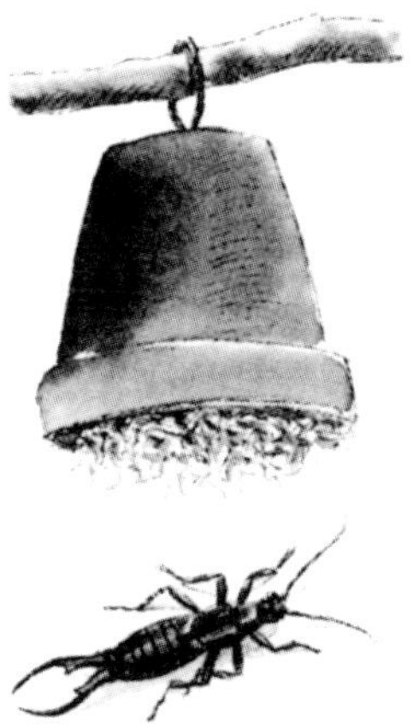

Ideales Winterquartier für Ohrwürmer: mit Holzwolle gefüllte Blumentöpfe

Die Kellerräume sollte man auch jetzt herrichten, damit die Fülle der Ernte optimal gelagert werden kann. Am besten würden sich dafür natürlich richtige Erd- oder Felsenkeller eignen, aber wer hat dies schon. In den dunklen oder zumindest abgedunkelten Räumen sollte die Temperatur ca. 4 – 5 Grad Celsius betragen, die Luft feuchtigkeit ca. 80 bis 90 %.

Zu achten ist auch darauf, dass man Kartoffeln nicht zusammen mit Äpfeln lagert und auch möglichst keinen Wein in der Nähe von Äpfeln liegen hat. Die ausgeschiedenen Gase der Äpfel z. B. gehen sehr oft durch die Korken durch, lassen den Wein umkippen und er wird dadurch untrinkbar.

Knoblauch: nichts für feine Wühlmausnasen

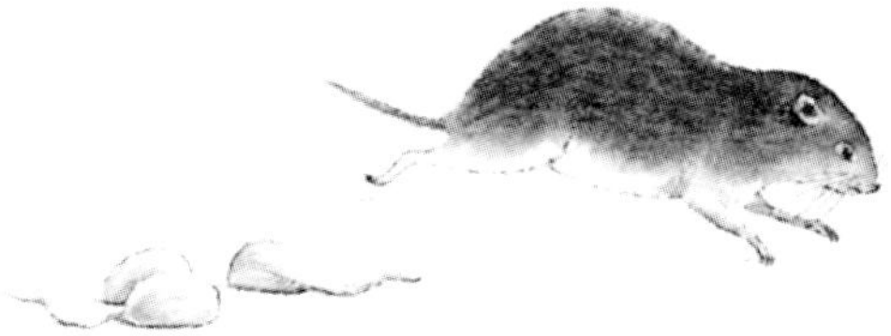

„Die Liebe ist mitten im Wesen des Menschen und im Wirken Gottes. Liebe ist immer in der Mitte und sie breitet sich aus wie eine Flamme."

Die Säftelehre der heiligen Hildegard

5

6

7 *Ein kleines Glas Wermutwein der Frühjahrskur trinken!*

8 *Mariä Geburt*

„Vier Säfte fließen im Menschen. Die beiden wichtigsten werden Phlegma genannt, die beiden anderen heißen Schleim."

Sie schreibt sinngemäß weiter, dass diese vier verschiedenen Säfte – zwei verschiedene Säfte, die beide „Phlegma" heißen und wiederum zwei verschiedene Säfte, die beide „Schleim" heißen – in einem gewissen Verhältnis zueinander stehen müssen, damit im Körper Gesundheit herrscht. Sollte dieses Verhältnis zueinander durch irgendweiche inneren oder äußeren Einflüsse, körperlicher oder seelischer Art, aus dem Gleichgewicht kommen, dann herrscht im Körper Krankheit.

Wir müssen dann durch das richtige Essen und Trinken, durch verschiedene Behandlungen, Heilmittel und richtige Verhaltensmaßnahmen dieses Ungleichgewicht wieder ausgleichen und ins richtige Verhältnis zueinander bringen, dann haben wir wieder die Gesundheit zurückbekommen.

Dies ist – stark vereinfacht – die Säftelehre der heiligen Hildegard von Bingen.

In ihren Büchern, u. a. in ihren „Heilmitteln" und dem Buch „Ursachen und Behandlung der Krankheiten", hat sie uns dann den Weg gezeigt, wie wir dahin kommen können.

Als Ursachen nennt sie uns

1. Die Vererbung

Die Vererbung, d. h. die Gene unserer Vorfahren, von denen wir gewisse Veranlagungen und Schwächen, aber auch Stärken, die zu stark sein können, geerbt haben. Dafür können wir nichts, aber die heilige Hildegard zeigt uns Wege, wie wir auch hier in einem gewissen Rahmen eingreifen können und die geerbten Schwächen oder Überstärken einregulieren können.

2. Die seelisch bedingten Krankheiten

Hier beschreibt sie in ihren Schriften 35 Tugenden und 35 Laster – die z. T. natürlich auch wieder aus der Erbmasse kommen, aber auch sehr stark von uns selbst abhängen –, die sich gegenseitig beeinflussen und bei einem Übergewicht der einen oder der anderen Seite im Menschen die Säfte ins Ungleichgewicht bringen können. Dabei spielt z. B. die vom Herzen kommende Reue, also die echte innere Umkehr und damit die Öffnung nach oben, eine der gewaltigsten Rollen als Voraussetzung für die Heilung des Menschen. Dein Wille geschehe!

3. Die Ernährungsfehler

Wir alle können uns krank oder gesund essen. Das ist eine der Tatsachen, derer sich fast jeder bewusst ist, aber an die sich viele erst halten, wenn es ihnen so schlecht geht, dass sie keinen anderen Weg mehr gehen können. Sie zeigt uns in ihren Schriften, wie wir es besser machen können, und Basis dieser besseren Ernährung ist immer der Dinkel.

„An Mariä Geburt ziehen die Schwalben furt!“ Dieser alte Bauernspruch kündigt den Beginn des Herbstes und damit den Eintritt in die kältere Jahreszeit an. Doch wie „eine Schwalbe noch keinen Sommer macht“, so muss auch dieses Sprüchlein nicht unbedingt auf den Tag genau stimmen.

Edelkastanie I

SEPTEMBER

9

Die Entgiftung über die Haut ist äußerst wichtig, damit der ganze Dreck der Stoffwechsel-Schlacken, die sich im Unterhautgewebe abgesetzt haben, ausgeschieden werden.

Edelkastanien-Saunaaufguss

Der Edelkastanien-Saunaaufguss ist besonders zu empfehlen, den die heilige Hildegard allen Rheumatikern und Gichtkranken besonders ans Herz legt, speziell, wenn sie auch noch jähzornig sind, da „die Gicht immer mit dem Zorn einhergeht", wie sie uns wissen lässt.

10 *Ein kleines Glas Wermutwein der Frühjahrskur trinken!*

Wenn man die Leute daraufhin etwas näher betrachtet, stellt man fest, dass fast alle, die Gicht oder starkes Rheuma haben, sehr jähzornig sein können. Wenn sich diese Erkrankungen dann durch irgendwelche Therapien bessern, wird auch der Jähzorn gemildert.

11

Die Edelkastanie gehört bei der heiligen Hildegard von Bingen zu den 100% gesund wirkenden Heilmitteln, die in erster Linie auf Leber und Gefäße ihren Einfluss ausüben und auch bei allen Schwächezuständen empfohlen werden.

Sie schreibt dazu in ihrer Heilkunde:

12

„Und was in ihm ist und auch seine Frucht ist nützlich gegen Schwäche, die im Menschen ist. Der Mensch aber, der gichtkrank ist und daher jähzornig, weil die Gicht immer mit dem Zorn einhergeht, der koche Blätter und Schalen der Frucht in Wasser und mache damit ein Dampfbad, und er mache das oft, und die Gicht in ihm wird weichen, und er wird einen milden Sinn haben."

Hier beschreibt sie genau diesen Edelkastanien-Aufguss.

Bei Rheuma, Gicht und dergleichen sollte man kurmäßig 10 Saunabäder mit diesem Aufguss machen, zwei Saunabäder pro Woche. Da aber die wenigsten Patienten eine Sauna haben oder in die Sauna gehen, verordne ich diesen Aufguss meinen Rheumatikern und Gichtkranken als Vollbad, zwei Vollbäder pro Woche, und dies fünf Wochen lang.

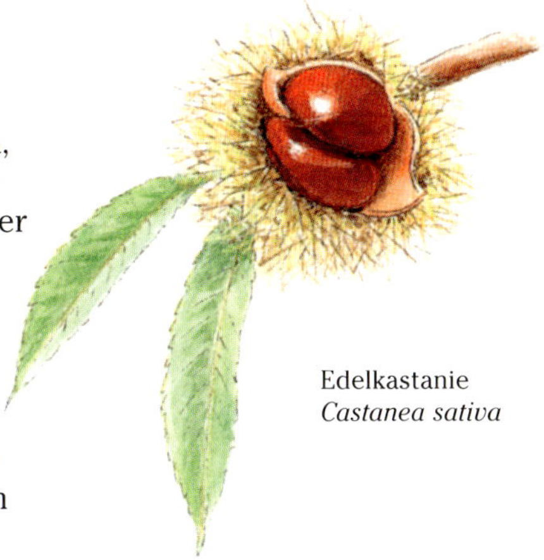

Edelkastanie
Castanea sativa

Das Vollbad wirkt wohl nicht ganz so gut wie die Sauna, aber wenn die Patienten dies so heiß machen, dass sie bei dem Bad etwas ins Schwitzen kommen und hinterher noch eingepackt einige Zeit liegen bleiben, kann man auch eine deutliche Besserung der rheumatischen Beschwerden beobachten.

Wer sich diesen Badezusatz selbst zubereiten möchte, sollte dies in der Zeit machen, in der die Edelkastanien reif werden und die Früchte mit den stacheligen Hülsen vom Baum fallen, also im Sommer ab Juli bis in den September hinein.

Rezept:

- 40 bis 60 Blätter Ge nach Größe)
- 20 bis 30 stachelige Fruchthülsen
  in 4 bis 5 Liter kaltem Wasser langsam zum Kochen bringen und dann noch ca. 1/4 Stunde lang köcheln lassen.

Für ein Vollbad nehme man ca. 1 bis 1 1/2 Liter dieses Absuds, für die Sauna wird der Sud unverdünnt als Aufguss verwendet.

Edelkastanie II

SEPTEMBER

13 *Ein kleines Glas Wermutwein der Frühjahrskur trinken!*

14

15

16 *Ein kleines Glas Wermutwein der Frühjahrskur trinken!*

Die Edelkastanie wird bei der heiligen Hildegard aber nicht nur, wie man im vorangegangenen Kapitel sehen konnte, als Sauna- und Badezusatz verwendet, sondern ist noch anderweitig verwendbar.

Die heilige Hildegard schreibt dazu:

„Aber ein Mensch, der aus seinem Holz einen Stock macht und diesen in seiner Hand trägt, so *dass die Hand dadurch warm wird, dem werden aus dieser Erwärmung die Adern und alle Kräfte des Körpers gestärkt."*

Bei Kreislaufschwäche und Venenleiden sollte man also einen Spazierstock aus Edelkastanienholz benutzen. Auch bei allgemeiner Bindegewebsschwäche und auch bei Verhärtungen im Gewebe wie z. B. bei der Dupuytrenschen Kontraktur zur Unterstützung.

„Aber auch der Mensch, dem das Gehirn infolge Trockenheit leer ist und der daher schwach im Kopf ist, der koche die Fruchtkerne dieses Baumes in Wasser und füge nichts anderes hinzu, und wenn das Wasser ausgegossen ist, soll er es *oft nüchtern und nach dem Essen nehmen, und sein Gehirn wächst und wird gefüllt, seine Nerven werden stark, und* so *wird der Schmerz im Kopf weichen."*

Also bei allen Konzentrationsstörungen und „Leere im Kopf", wie oftmals auch die Patienten sagen. Auch bei der Alzheimer Krankheit sollte man oft gekochte Kastanien essen. Wir kochen immer einige getrocknete Edelkastanien mit, wenn wir Dinkelkörner kochen. Da schmecken sowohl die Dinkelbrühe als auch die Maroni ausgezeichnet.

In ihrem Buch „Divinorum operum" schreibt Hildegard auch, dass das Hirn mit der Leber in Verbindung steht und dass man durch negative Gedanken Leberschäden bekommen kann. Die Chinesen sagen auch: „Meine Leber ist traurig!" Das Schlüssel- und Verbindungsorgan vom Hirn zur Leber ist das Ohr. Man kann also in der Disco nicht nur einen Gehörschaden, sondern auch einen Leberschaden bekommen. Auch hier helfen die gekochten Edelkastanienkerne.

„Und wer im Herzen Schmerzen hat, so dass seines Herzens Stärke keine Fortschritte macht und er dann traurig wird, dann esse er oft die rohen Kerne, und dies gießt seinem Herzen einen Saft wie Schmalz ein, und er wird an Stärke zunehmen und seinen Frohsinn wieder finden."

Bei Herzschmerzen, Herzentzündungen, verlorener Leistungsfähigkeit und bei Depressionen sollte man also rohe Maroni essen.

„Aber auch, wer an der Leber Schmerzen hat, zerquetsche oft diese Kerne und lege sie so in Honig und esse sie oft mit diesem Honig, und seine Leber wird gesund werden."

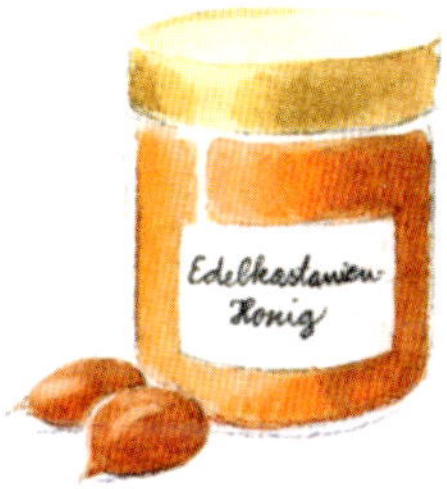

Dies gibt es als Edelkastanienhonig mit 20 % Kastanienmehlzusatz. Man sollte hier mindestens 2 Monate lang 2 x tgl. 2 Eßlöffel voll nehmen. Es führt zur Ausheilung chronischer Leberleiden, und alle Blutwerte bessern sich und werden normal.

„Ich, der ich allgegenwärtig bin, richte sie auch zuweilen so zu wahrer Gesundheit auf, damit sie nicht in trügerische Nichtigkeiten verzehrt werden."

Edelkastanie III

SEPTEMBER

17 Namensfest der heiligen Hildegard von Bingen.*

18

19 *Ein kleines Glas Wermutwein der Frühjahrskur trinken!*

**Am 17. September 1179 verstarb die heilige Hildegard von Bingen. Seither wird dieser Tag als ihr Gedenktag gefeiert. Die damals und heute wieder hochverehrte Frau genoss speziell in den ärmeren Schichten der Bevölkerung hohes Ansehen. Man wallfahrte noch Jahre nach ihrem Tod an ihr Grab. Dort geschahen Wunderheilungen, bis es ihr der zuständige Bischof angeblich am Grab verbot.*

„Wer aber Schmerzen an der Milz leidet, brate diese Kerne etwas am Feuer und dann esse er sie oft etwas warm, und die Milz wird warm und strebt nach völliger Gesundheit."

Das sind nun die Maroni, wie sie ab September im Alpenraum und im Süden Europas frisch geröstet angeboten werden. Die Milz ist bei Hildegard das wichtigste Organ für die gesamte Abwehr und hat auch die Aufgabe, das Herz zu entgiften. Es dürfte also fast keinen herzkranken Maroniesser geben, und die Milz müsste bei diesen Leuten auch in Orgnung sein, und somit die allgemeine Abwehrsituation.

„Auch wer Magenschmerzen hat, koche diese Kerne stark in Wasser und zerkleinere sie im Wasser zu Brei, und dann mische er in einer Schüssel etwas Dinkelfeinmehl mit Wasser und gebe zu diesem Mehl Süßholzpulver und etwas weniger Pulver der Wurzel von Engelsüß und koche es nochmals mit den genannten Kernen, bereite ein Mus und esse es dann, und es wird seinen Magen reinigen und ihn warm und kräftig machen."

Man nehme hier also 2 – 3 Eßlöffel Edelkastanienmehl (das ist einfacher als sie selbst zu zerstoßen), gebe ebensoviel Dinkelfeinmehl dazu, koche dies in Wasser unter Zugabe von 1 Esslöffel Süßholzpulver und 1 Teelöffel Engelsüßpulver. Davon einen Brei oder eine etwas dickere Suppe machen, und der Ausheilung des Magens, der Bauchspeicheldrüse und der Leber-Galle steht nichts mehr im Wege. Jeden Morgen als erstes diese Suppe essen!

Die Edelkastanie – bei uns bekannt unter dem Namen „Maroni" – ist die essbare Kastanie, die speziell südlich der Alpen bei uns in Europa bestens gedeiht und hochgeschätzt wird. Man findet dort ganze Wälder davon, die zum Teil künstlich gepflanzt sind, sich aber auch durch Wildwuchs verbreitet haben. Die Bäume tragen meist erst nach dem 30. Jahr Früchte, aber in der letzten Zeit ist es unter günstigen Bedingungen auch schon vorgekommen, dass mit 15 bis 20 Jahren die ersten Früchte an den Bäumen gediehen.

Die Wissenschaft hat festgestellt, dass Maroni mit mehr als 700 Milligramm Kalium in 100 Gramm eine der kaliumreichsten Früchte überhaupt ist und dreimal soviel Kalium enthalten wie Kartoffeln.

Neben den vielen Rezepten, die von Hildegard-Freunden geschätzt werden, hier noch ein ganz besonderes **Schweizer Rezept:**

Vermiselles

(für 4 Personen)

- 400 g geschälte oder getrocknete Edelkastanien in 1/2 Liter Wasser mit
- etwas Zitronensaft und
- 1/2 Vanillestange gut weich kochen und abgießen. Im Mixer zerkleinern, mit
- 2 – 4 Esslöffel Ahornsirup (Honig oder braunem Zucker) verrühren und portionsweise durch eine Kartoffelpresse auf Teller drücken. Mit 125 Gramm süßer Sahne (Schlagrahm) verzieren.

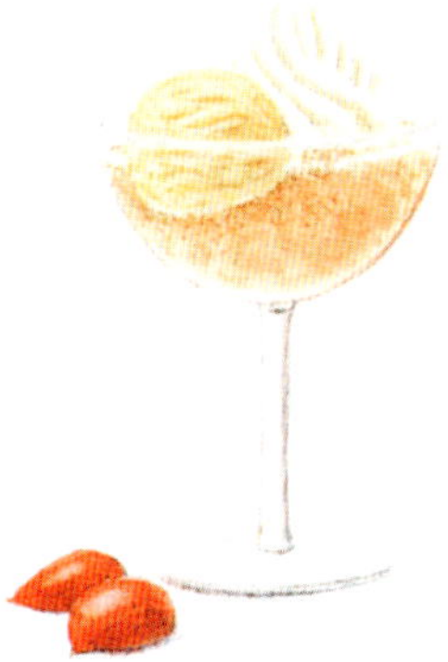

Manche mögen es mit einem Eischneebaiser (Meringe). Wer dies nicht mag, kann auch eine Kugel Vanilleeis dazugeben oder es auch ganz ohne essen.

„Wer die Liebe richtig erfasst, der wird weder in der Höhe noch in der Tiefe daneben greifen, denn die Liebe ist die Mitte, sie versteift sich nicht, sie zerstreut und zerfließt nicht, weil sie in der Asche von allem Sein bleibt. In der Liebe schließt sich der Lauf der Welt."

Rheuma I

SEPTEMBER

20

21

22 *Ein kleines Glas Wermutwein der Frühjahrskur trinken!*

Gerade in der wechselhaften Witterung des Septembers, der wohl noch sehr warme Tage haben kann, der uns aber auch nicht selten trübe und neblige Tage beschert, an denen der Rheumatiker nach einer gewissen Zeit des Wohlbefindens im warmen Sommer die ersten Beschwerden verstärkt in sich fühlt, ist es angebracht, über Rheuma und seine verschiedenen Hildegard-Therapien zu sprechen.

Den Begriff „Rheuma" gab es zu Hildegards Zeiten im Sinne unseres Sprachgebrauchs noch nicht. Damals verstand man darunter den „Rotz" der Pferde, als eine Art Fließschnupfen. In der Hildegard-Literatur werden für das heutige Wort „Rheuma" viele Begriffe verwendet. Man kann hier nicht nur die Erkrankung „Rheuma" einordnen, sondern auch alle Lähmungen, die Arterio-Sklerose, die Parkinson'sche Erkrankung, Gicht, Podagra usw. Die heilige Hildegard zeigt uns in ihren Schriften ca. 100 Rheumamittel auf, jedes einer bestimmten Symptomatik und einem bestimmten Menschentyp zugeordnet, ähnlich wie in der Homöopathie.

Das Wichtigste beim Rheuma ist, dass der Körper entgiftet wird – da Rheuma nach Hildegard eine Erkrankung der Überernährung ist – und, dass durch das rechte Essen und Trinken so wenig wie möglich Gifte nachfließen. Rheuma ist nach Hildegard kein lokales Geschehen, sondern eine Reaktion des gesamtem Körpers, die sich eben nur an besonderen Schwachpunkten bemerkbar macht.

Dreh- und Angelpunkt der Entgiftung ist die Leber, und hier vor allem die Galle, die man immer zum Fließen bringen muss, da sie die Kloake der Leber ist und das Gift abtransportiert. Rheuma gilt bei ihr als eine der Vorstufen zum Krebsgeschehen, besonders, wenn die Schmerzen mit Schluckauf, Aufstoßen und Herzschmerzen verbunden sind.

Deshalb erst einmal einige Grundanweisungen dazu. Die Basis der hildegardischen Rheumakuren sind uralte, goldene Lebensregeln, die dem Rheumatiker sein verlorenes, inneres Gleichgewicht wieder zurückgeben sollen und sein ganzes, zukünftiges Leben neu gestalten soll. Diese Regeln, die natürlich nur eingehalten werden können, wenn der ganze Mensch dahinter steht, sind:

1. Generalreinigung des Körpers durch richtiges Ausscheiden und Absondern. Dies kann man in der ersten Phase mit einem einleitenden Fasten erreichen, durch Ableiten über Niere, Darm und Haut und weiter mit dem hildegardischen Aderlass und dem Schröpfen.

2. Heilen durch richtiges Essen und Trinken; für den Patienten, den es angeht, das Richtige. Was dem einen gut tut, schadet dem anderen Patienten. Die Subtilität der Lebensmittel – wie die heilige Hildegard es nennt – spielt hier eine große Rolle.

3. Zurückgewinnung der Lebenskraft durch Bewegung und Ruhe, Schlafen und Wachen, alles im richtigen Rhythmus.

4. Durch die richtige Einstellung zu sich, seiner Umwelt und seiner Krankheit den Körper in eine gewisse Harmonie bringen und damit die inneren Heilungskräfte motivieren. Am besten schafft man dies mit einer gewissen christlichen Einstellung.

„Wenn der Mensch ein böses Werk mit Wissen der Seele ausführt, dann ist das für die Seele so bitter wie ein Gift für den Leib, wenn der Leib es aufnimmt.“

Rheuma II

SEPTEMBER

23 Herbstanfang

24

25 *Ein kleines Glas Wermutwein der Frühjahrskur trinken!*

26

Rheuma-Diät

Bei der Rheuma-Diät sollte man immer gewisse Punkte einhalten, die von größter Wichtigkeit sind.

Grundernährung, Getränke

1. Die Grundernährung sollte möglichst auf Dinkel aufgebaut sein, Dinkel in den verschiedensten Formen, als Grieß, Mehl, Flocken, Schrot, Körner usw., in jeder Zubereitung. Dies ist ganz einfach. Man braucht nur austauschen: statt normalem Mehl Dinkelmehl, statt normalem Grieß Dinkelgrieß usw. Der Geschmack aller Speisen verbessert sich dadurch schlagartig, weil Dinkel einen sehr guten Eigengeschmack hat, und die erste Hürde ist genommen.

2. Quitten in jeder Form und jeder Zubereitungsart (siehe: Quitten).
3. Kein Schweinefleisch, auch nicht in Form von Wurst oder Schinken, dafür aber Lammfleisch, Ziegenfleisch, Reh-und Hirschfleisch und auch speziell die Hirschleber, da sie die Gicht (Rheuma) nimmt und den Magen reinigt, wie wir bei der heiligen Hildegard nachlesen können. Natürlich sollte man sich nie am Fleisch sattessen, sondern an den Beilagen. Das Fleisch sollte immer – auch bei Nicht-Rheumatikern – nur die geschmacksverbessernde Beilage sein.

4. Fenchel in jeder Form und Zubereitungsart, also als Tee, Salat, Gemüse. Ob roh oder gekocht spielt keine Rolle, da er *„wie immer er gegessen wird, gut und gesund für den Menschen ist!“* (Siehe: Fenchel.)

5. Kürbis in jeder Form und Zubereitungsart (siehe: Kürbis).

6. Viele Äpfel essen, da sie den Körper über den Darm entgiften und weil sie auch für uns Mitteleuropäer, die wir auch hier leben, viel besser zu verarbeiten sind als z. B. Südfrüchte jeder Art. Außerdem ist der natürlich gewachsene Apfel – möglichst alte Sorten und ohne Dünger und Spritzmittel – in unseren Breiten der größte Vitamin C-Lieferant. Die heilige Hildegard empfiehlt uns, dass wir entweder alte, etwas angerunzelte Äpfel essen sollten oder gekocht mit Wasser als Kompott, natürlich ohne künstliche Süßen und verbessert mit einem Teelöffel Zimt, da dieser das Blut reinigt, wie sie uns sagt.

7. Kopfsalat, angemacht mit Gewürzen und Weinessig und dann möglichst „hildegardisiert", d. h. zerdrückt und mit gekochten Dinkelkörnern vermischt essen. Dadurch wird der Darm gereinigt, was bei allen Rheumatikern von größter Wichtigkeit ist.

8. Jeder Rheumatiker sollte viel trinken, mindestens 35 g Flüssigkeit pro kg Körpergewicht und Tag. Dabei aber möglichst wenig „rohes" ungekochtes Wasser. Also mehr Kräutertees, warm und kalt.

9. Suppe aus gekochten Kalbsfüßen oft essen, besonders bei Abnützungen im Knochen-und Knorpelbereich, da dies die Knorpelschicht wieder aufbaut und das Bindegewebe, die Bänder und die Gelenke stärkt. Ich nenne dies die „Frischzellen-Therapie der Hildegard-Heilkunde" .

(Fortsetzung Seite 180)

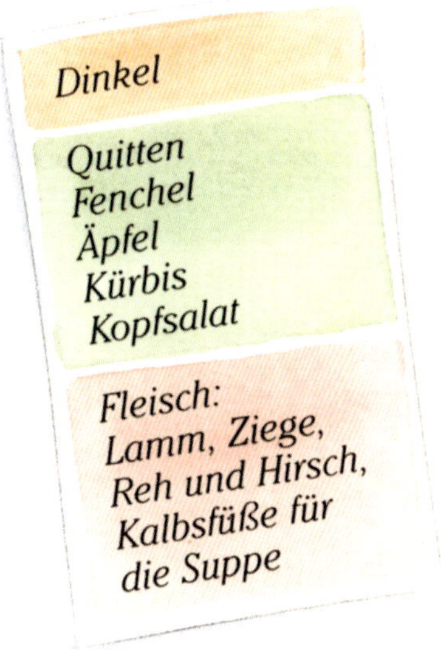

Die bevorzugten Lebensmittel bei der Rheuma-Diät. Außerdem sollte jeder Rheumatiker viel trinken und immer wieder einmal einen Ingwer-Ausleitungskeks nehmen

Rheuma III

27

28 *Ein kleines Glas Wermutwein der Frühjahrskur trinken!*

29

30

(Fortsetzung Rheuma-Diät)

10. Morgens nüchtern sollte der Rheumatiker immer „etwas“ warmen Wein, Weizen-oder Gerstenbier trinken oder etwas selbstgekochten Brottrunk. Zu diesem Brottrunk Dinkelbrot in Wasser kochen, durch ein Tuch abseihen und lauwarm trinken. „Etwas“ heißt 20 bis 40 ml, ein kleines Gläschen also.

11. Rheumatiker sollten Ingwer-Ausleitungskekse immer wieder einmal nehmen, da diese die „schlechten Säfte ausleiten“ . (Siehe: „Darmträgheit“ November!)

Gewürze, die speziell der Rheumatiker bei seinem Essen verwenden sollte, sind:

- Galgant
- Bertram
- Quendel
- Beifuß
- Petersilie
- Zimt
- Weinessig

Unbedingt zu meiden ist:

1. Schweinefleisch in jeder Form, also auch als Wurst oder Schinken, da es „die üblen Schleime im Körper aufwühlt“.

2. Alle „Küchengifte“ sollten gemieden werden, da sie oft die Auslöser von Schmerzen sind.
(Siehe: „Küchengifte“ Februar!)

3. Keine Abführmittel nehmen (außer den oben aufgeführten Ingwer-Ausleitungskeksen), da sie die Säfte des Körpers aus dem Gleichgewicht bringen und eine Therapie dadurch erschweren.

Zusatz-Therapien

1. Wermut-Rheumasalbe *„nah am offenen Ulmenfeuer an Gelenken einreiben, dort wo* es *weh tut, und er wird geheilt“.* (Siehe: „Wermut“ April!)

2. Für Schlanke: Farnextraktbad oder Frischfarnpackungen, speziell im Frühjahr. (Siehe: „Farn“ Mai!)

3. Für Korpulente: Kastanienbäder oder -sauna. (Siehe: „Edelkastanie“ September!)

4. Speziell für jüngere Leute, auch für Lymphatiker mit häufigen Mandelentzündungen: Rheumabad aus einer Abkochung von Rinde, Zweigen und Blättern der Kornelkirsche.

5. Alle Rheumatiker sollten viel Salbeitee trinken, der aber unbedingt 3 Minuten gekocht sein sollte!

6. Im Herbst nach den ersten Frösten Schlehenfrüchte sammeln, halbieren und Kerne entfernen, in Honig einlegen und davon dann täglich 3 – 4 dieser kandierten Früchte essen.

7. Gute Hilfe bei Schmerzen bringt auch ein Jaspisstein oder eine Jaspisscheibe. Einfach auf die schmerzende Stelle legen, fest aufdrücken oder noch besser festbinden. Wenn er warm geworden ist, abnehmen und erkalten lassen, dann wieder auflegen usw.

„Die Seele ist himmlischen Ursprungs und vergisst dies nie. Der Mensch ist von Gott aus dem Ursprung des Lebens erschaffen, damit er Leben hat in Gott.“

OKTOBER

1	*Remigius*	17	
2		18	*Lukas*
3		19	
4	*Franz von Assisi*	20	
5		21	*Ursula*
6		22	
7	*Rosenkranzfest*	23	*Severin*
8		24	
9	*Dionysius*	25	
10		26	*Amandus*
11		27	
12		28	
13	*Koloman*	29	
14		30	
15	*Therese*	31	*Reformationstag*
16	*Hedwig*		

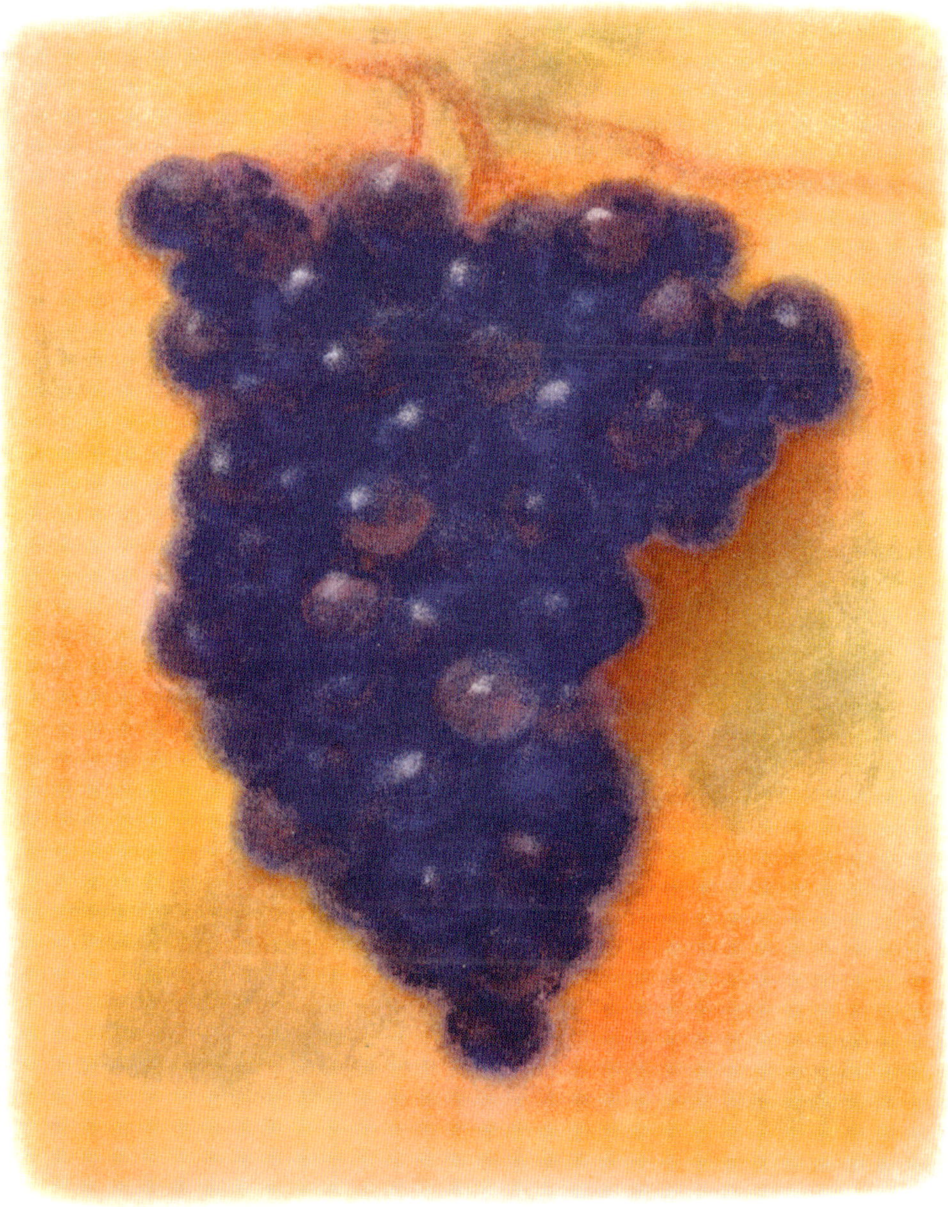

OKTOBER

OKTOBER

1 *Ein kleines Glas Wermutwein der Frühjahrskur trinken!*

2

3

„Oktober", vom lat. „octo", acht, weil er im römischen Kalender der achte Monat war. Er wird auch „Weinmonat" oder „Gilbhart" genannt.

Bei Oktober denkt man automatisch an den „Goldenen Oktober" mit der Laubfärbung, an Ernte und Erntedankfest und dabei natürlich an die Zeit der Weinlese.

Aus der Hildegard-Heilkunde ist der Wein gar nicht wegzudenken. Die heilige Hildegard von Bingen hat absolut nichts gegen Wein und er wird immer wieder in allen ihren Schriften wohlwollend erwähnt, gehörte doch der Wein in einem Benediktinerkloster der damaligen Zeit bei den täglichen Mahlzeiten ganz normal zu den Getränken dazu.

Der Wein wird bei ihr oft als Getränk zur Freude des Menschen erwähnt, aber meist als Medizin gebraucht.

Zur Stärkung eines Schwerkranken wird diesem z. B. immer wieder einmal etwas warmer Wein gereicht.

Verkocht mit irgendwelchen Kräutern, wird er sehr oft als Medizinwein gegeben.

Der bekannteste davon dürfte wohl der sogenannte „Herzwein" sein, den man bei allen Arten von Kreislaufstörungen geben kann und der eigentlich fast immer sehr gut hilft (siehe: Herzwein).

Bei sehr herben Weinen, z. B. dem Frankenwein, sagt uns die heilige Hildegard von Bingen, dass wir bei ihm, wenn wir ihn trinken, mit etwas Wasser die Säure brechen sollten; wir sprechen spaßhalber dann, wenn wir etwas Wasser in unseren Wein geben, vom „Hildegardisieren" des Weines. Und jeder Mensch, der etwas Probleme mit der Übersäuerung des Magens hat, merkt sofort, dass ihm dann ein Wein, der solcherart gepflegt wurde, viel besser bekommt und seinen Säurehaushalt auch nicht in Unordnung bringt – vorausgesetzt, man hält sich an die „discretio“, das rechte Maß –, wie uns die heilige Hildegard immer wieder sagt.

Aber auch der sogenannte „gelöschte Wein“ wird sehr oft von Hildegard-Freunden verwendet. Man nimmt ihn, wenn man innerlich unruhig ist oder auch, wenn man vor Zorn innerlich „kocht“. In diesen Fällen einfach etwas Wein zum Kochen bringen, mit einem Schuss kaltem Wasser abschrecken und sofort trinken. Dies besänftigt sowohl den Zorn als auch die innere Unruhe und ist auch sehr gut bei Einschlafstörungen zu verwenden, wenn man durch irgendwelche Probleme, die man im Kopf wältzt, die den Kopf „heiß“ machen, nicht richtig zur Ruhe kommt.

Sehr oft hilft aber bei diesen Einschlafstörungen auch schon ein Gläschen Herzwein.

Und dann dürfen wir natürlich unsere Frühjahrs-Wermutkur mit dem Wermutwein nicht vergessen. „Von Mai bis Oktober jeden 3. Tag“ ein Gläschen davon nehmen, rät und die heilige Hildegard von Bingen, und wir werden das ganze Jahr gut bestehen.

„Überaus teuer ist der Mensch dem Allerhöchsten, den er nach seinem eigenen Bild und Gleichnis geschaffen hat.“

Rückenschmerzen

OKTOBER

4 *Ein kleines Glas Wermutwein der Frühjahrskur trinken!*

5

6

7 *Ein kleines Glas Wermutwein der Frühjahrskur trinken!*

Weizenpackung

Die Weizenpackung wird speziell bei Rückenschmerzen eingesetzt, aber auch bei Schmerzen an den großen Gelenken wie Hüft-und Schultergelenken, und manche Patienten setzen sie sogar, wenn sie Fuß-oder Handschmerzen haben, dort mit bestem Erfolg ein.

Rezept Weizenpackung:

- 1 – 2 kg Weizenkörner in 2 – 3 l Wasser ca. 15 – 20 Minuten kochen, auf ein Tuch geben und sich mit schmerzendem Rücken oder Gelenk direkt auf die heißen Körner legen, gut einpacken (lassen) und solange liegen bleiben, bis es nicht mehr angenehm ist. Die Körner sollten also direkt die Haut berühren, ohne dass sich z. B. ein Tuch dazwischen befindet.

Solange die Schmerzen akut sind, sollte diese Packung täglich gemacht werden, bei Besserung nur noch 3 – 2 x pro Woche.

Die Körner können einige Male verwendet werden, bis sie entweder zu weich werden oder (besonders im Sommer bei großer Hitze) anfangen, sauer zu riechen. Dann sollte man sie gegen neue Körner austauschen. Zum Aufwärmen werden sie einfach zusammen mit dem Tuch in einen Topf mit Dampfeinsatz gegeben und durch den aufsteigenden Dampf im geschlossenen Topf erhitzt.

Zu beachten ist, dass man sich nicht zu heiß auf diese Körner legt, damit man sich nicht verbrennt, denn es kann sonst sehr schnell zu Hautverbrennungen kommen.

Diese Weizenpackung ist nach Aussage von Patienten, die sowohl die Moor- als auch die Fangopackungen kennen, diesen weit überlegen. Es ist eine sehr saubere Angelegenheit, und man kann sie zu Hause zu jeder Zeit selbst machen. Nach Aussagen von Patienten, die es mit anderen Körner ausprobiert haben, wirken die Weizenkörner mit Abstand am allerbesten. Mit andern Körner ist diese durchgreifende und noch Stunden nachhaltige Wirkung nicht in dem Maße vorhanden.

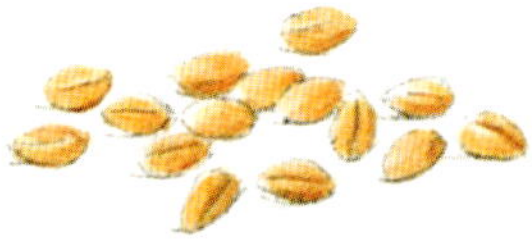

Weizen
Triticum sativum

Galgantwein

Rezept Galgantwurzelwein bei Rückenschmerzen:

- 1 Teelöffel geschnittene Galgantwurzeln werden in
- 1/4 Liter Wein
  3 – 4 Min. gekocht, abgeseiht und tagsüber schluckweise getrunken.

Dieser warm getrunkene Galgantwein entkrampft und entspannt die Muskulatur und hilft – zusammen mit der oben aufgeführten Weizenpackung und eventuell mit unterstützenden physikalischen Therapien wie Massage und dergleichen, dass der Rückenschmerz bald der Vergangenheit angehört.

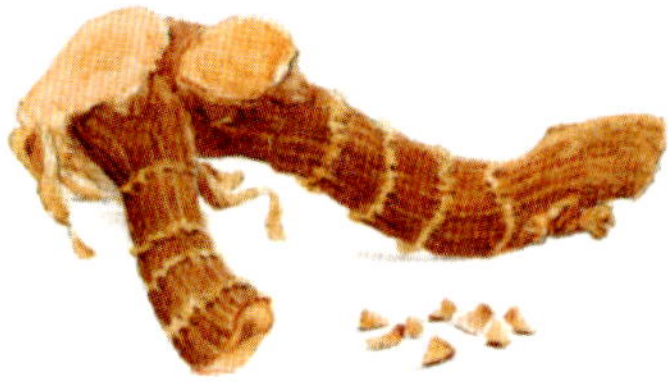

Galgant
Alpinia officinarum

Galgant zählt zu den Ingwergewächsen. Hier die getrocknete Wurzel, deren ätherische Öle wunderbar duften

Quitten

OKTOBER

8

9

10 *Ein kleines Glas Wermutwein der Frühjahrskur trinken!*

Die heilige Hildegard schreibt vom Quittenbaum:

„Seine Frucht ist warm und trocken und wenn sie reif ist, schadet sie roh genossen weder dem Kranken noch dem Gesunden. Gekocht oder gebraten ist sie allen sehr gut bekömmlich.

Wer gichtkrank ist, esse oft die Frucht gekocht und gebraten, und sie unterdrückt die Gicht in ihm so, dass diese weder seine Stimme abstumpft, noch seine Glieder bricht, noch sie hilflos lässt.

Und wer viel Speichel auswirft, esse oft diese Frucht gekocht oder gebraten, und sie trocknet ihn innerlich, so dass der Speichel in ihm vermindert wird.

Wo es in einem Menschen Geschwüre oder Übelriechendes (Eitriges) gibt, koche oder brate er diese Frucht und lege sie mit anderen Mitteln auf jene Geschwüre, und er wird geheilt werden.“

Wie man aus diesen Zeilen entnehmen kann, ist die Quittenkur im Herbst eigentlich ein „M u s s“ für jeden Rheumatiker. Sie entgiftet den ganzen Körper und bringt die Säfte ins rechte Gleichgewicht, indem sie die schlechten Säfte im Darm wie einen Schwamm aufsaugt und ausscheidet.

Eine Quittenkur geht denkbar einfach:

In der Zeit, in der die Quitten in den Gärten reif sind und man sie überall auf den Märkten kaufen kann, sollte man so oft wie möglich Quitten in irgendeiner Form zu sich nehmen.

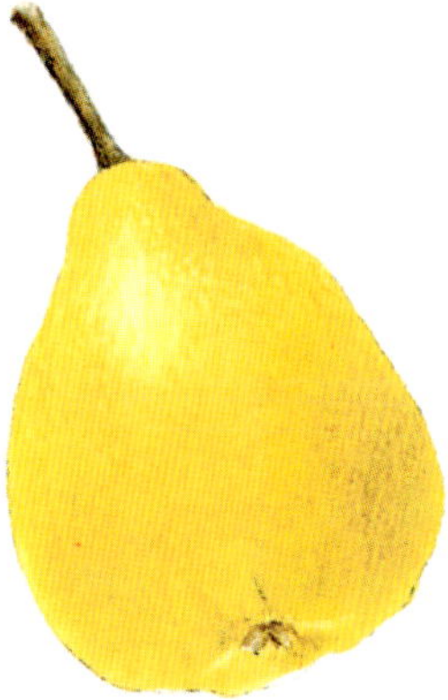

Quitte
Cydonia oblonga

Man kann sie als Kompott essen, auf Hefekuchen als Auflage und man kann Gelee oder Marmelade daraus machen oder sie auch als Quittenschnitten im offenen Backofen trocknen. So hat man dann auch in der Zeit, in der es keine frischen Quitten gibt, immer etwas davon parat.

Außerdem ist die Quittenmarmelade als Unterlage für das „Rheumapulver" sehr gut zu verwenden. Man hat hier zwei Rheumamittel, die sich im Geschmack und in der Wirkung ergänzen und verstärken.

In der Schweiz werden seit einiger Zeit auch die „Quittengutzein" gemacht, wobei der Quittensaft mit Honig und Hildegard-Gewürzen (z. B. Galgant) auf einem Blech eingedickt und danach in Stücke geschnitten wird. Sie schmecken vorzüglich!

Wer, wie z. B. die Parkinson-Patienten, den morgendlichen Speichelfluss hat, sollte auch im Herbst unbedingt eine Quittenkur machen. Der Speichelfluss wird dadurch verringert und auch die Krankheit selber, die bei der heiligen Hildegard zu den rheumatischen Erkrankungen zählt, wird noch positiv beeinflusst.

Man kann Quitten auch gekocht oder gebraten mit anderen Heilkräutern, z. B. Schafgarbenkraut, vermischt und auf offene oder eiternde Wunden auflegen. Diese werden dadurch gereinigt und heilen schneller ab.

Bei Hildegard spricht die Barmherzigkeit: „Ich bin Luft und Tau und in aller Grünkraft ein äußerst mildes Heilkraut. Mein Herz ist ganz erfüllt, jedem Hilfe anzubieten."

Wegerichwurzeln

11

12

13 *Ein kleines Glas Wermutwein der Frühjahrskur trinken!*

14

Beim Wegerich – ob Spitz-oder Breitwegerich ist egal- erntet man die Wurzeln im Herbst, wenn sich der Saft und damit die ganze Kraft der Pflanze dorthin zurückgezogen hat. Vom Mondstand ist die Zeit kurz vor oder direkt an Neumond die beste.

Die heilige Hildegard schreibt beim Wegerich:
„Wer Drüsen in sich hat, der brate seine Wurzeln im Feuer und lege sie warm auf die Drüsen und binde ein Tuch darüber, und er wird sich besser fühlen. Aber lege sie nicht auf Skrofeln, weil er davon geschädigt würde.“

Bei allen Drüsenschwellungen, speziell bei Kindern, hilft dieser warme Umschlag mit Wegerichwurzeln sehr gut. Man kann diesen Umschlag sowohl am Hals und Hinterkopf, wo eine ganze Reihe Lymphknoten sitzt, die man in der Volksheilkunde als „Rosenkranz“ bezeichnet, machen, aber natürlich auch in der Leistenbeuge oder unter den Armen in der Achselhöhle, wo es auch oftmals zu solchen Anschwellungen bei Infektionserkrankungen kommt.

Die Schwellung darf aber noch nicht nach außen aufgehen, sie darf also nur unter der Haut gut fühlbar sein. Wenn außen auf der Haut schon etwas zu sehen ist, ist dieses Mittel nicht angebracht, sondern schadet eventuell sogar.

Weiter schreibt die heilige Hildegard über den Wegerich in ihrer Heilkunde als Hilfe bei Knochenbrüchen:

„Wenn aber einem Menschen an irgendeiner Stelle ein Knochen durch einen Unfall zerbrochen wird, dann schneide Wegerichwurzeln in Honig und esse dies täglich nüchtern.

Und er koche auch mäßig die grünen Blätter der Malve und fünfmal soviel Blätter oder Wurzeln von Wegerich mit Wasser in einem sauberen Topf und dies lege er oft warm auf die Stelle, wo es schmerzt, und der gebrochene Knochen wird geheilt werden".

Hier ein Mittel zur besseren und schnelleren Knochenheilung:

Die Wegerichwurzeln gräbt man aus, putzt sie, schneidet sie mit einem Wiegemesser in allerkleinste Stücke und rührt sie in einen flüssigen Honig ein. Am besten nimmt man ein halbes Glas Honig, erwärmt es in einem Wasserbad auf ca. 30 Grad Celsius, damit er schön dünn wird, und rührt dann soviel dieser kleingeschnittenen Wurzeln hinein, wie der Honig aufnehmen kann. Das sind in der Regel bei 250 bis 300 g Honig ca. 80 bis 100 g Wurzeln. Von diesem Wegerichhonig sollte man vor jeder Mahlzeit, also nüchtern, einen Teelöffel voll im Mund zergehen lassen. Allergiker sollten abgeschäumten Honig nehmen.

Weiter sollte man an der Schmerzstelle einen warmen Umschlag aus einer Mischung von grünen Malvenblättern und 5 x soviel Wegerichblättern machen.
Dies kann man aber nur bei einem Knochenbruch in der wärmeren Jahreszeit machen, den Wegerichhonig kann man auf Vorrat für die Skisaison im Herbst vorbereiten. Er macht den Gips und eventuell eine Operation nicht unnötig, verkürzt aber die Heilungszeit.

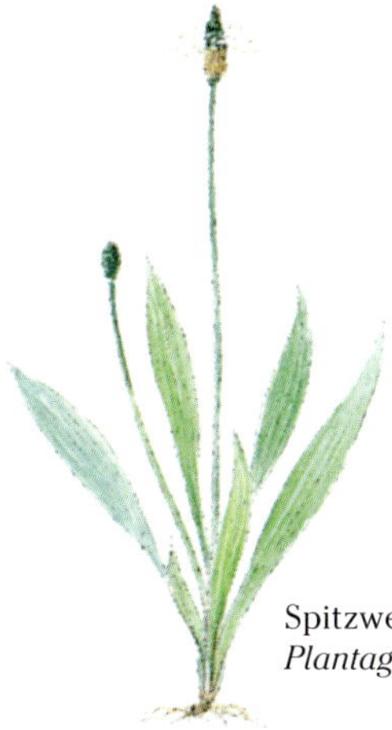

Spitzwegerich
Plantago lanceolata

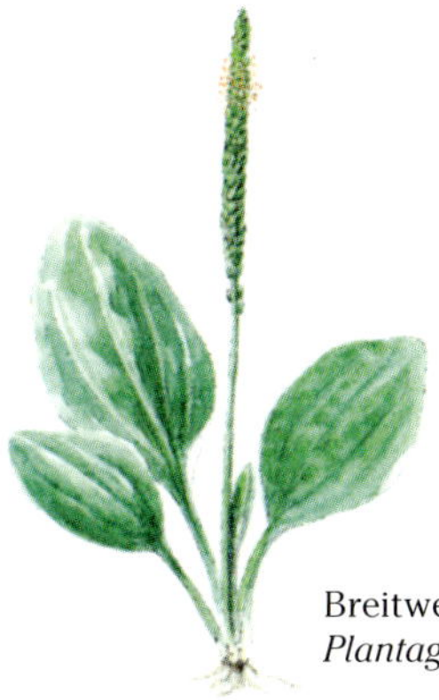

Breitwegerich
Plantago major

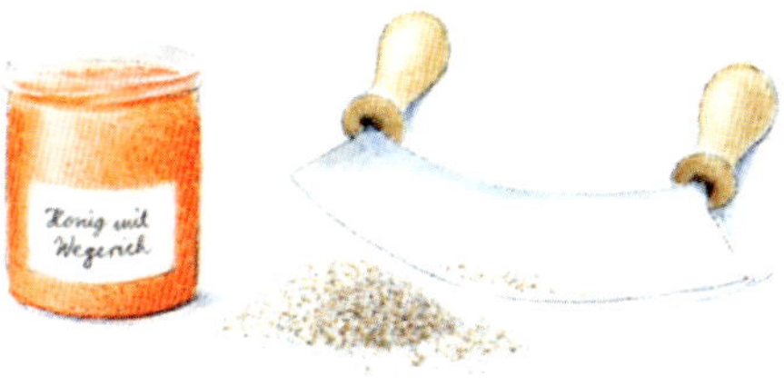

Hildegard hört Gott sprechen: „Ich werde die Menschen so lange heimsuchen, bis sie sich wieder zu mir wenden. Nun speit die Luft Schmutz aus, so dass die Menschen nicht einmal mehr recht ihren Mund aufzumachen wagen. Auch welkt die grünende Lebenskraft durch den gottlosen Wirrwarr der Verblendung der Menschen und Seelen."

Süßholz

OKTOBER

15

16 *Ein kleines Glas Wermutwein der Frühjahrskur trinken!*

17

„Süßholz ist von gemäßigter Wärme und bereitet dem Menschen eine klare Stimme und auf welche Weise auch immer es *gegessen wird,* es *macht seinen Sinn mild und erhellt seine Augen und erweicht seinen Magen zur Verdauung.*

Auch dem Geisteskranken nützt es *sehr, wenn er* es *oft isst, weil* es *die Wut, die in seinem Gehirn ist, auslöscht."*

Hildegard schreibt hier wieder einmal, wie eigentlich sehr selten, *„auf welche Weise auch immer er gegessen wird",* d. h. für uns im Klartext: In jeder Weise zu verwenden, ob als Saft – verdünnt oder eingedickt – oder als Pulver. Auch ist es als Zusatz für andere Arzneimittel gut zu verwenden.

Lakritze – als Kinder haben wir „Bärendreck" dazu gesagt – ist nichts anderes als ein eingedickter Süßholzwurzel-Saft!

Man kann diese Bonbons oder Lakritzenstreifen daraus lutschen und essen bei Heiserkeit oder einer belegten Stimme und tut dabei gleichzeitig noch etwas sehr Gutes für seinen Magen und fürs klare Sehen, wie wir eben bei Hildegard hörten.

Das Süßholzpulver kann man bei Bedarf auch unter das Essen mischen, ca. 2 – 3 Messerspitzen voll und anschließend wegen des Geschmacks mit etwas reinem Weinessig neutralisieren.

Indikationen:

Es hilft bei allen Magen-Darm-Störungen, bei Heiserkeit und allen Erkrankungen, die mit der Stimme zu tun haben, aber auch bei allen vegetativ bedingten Erkrankungen bis hin zur „Geisteskrankheit", wie wir bei Hildegard lesen konnten, da es ausgleichend auf das Nervenkostüm wirkt.

Da sie schreibt: *„auf welche Weise auch immer er gegessen wird",* können wir uns auch einen Süßholzwein bereiten. Dazu werden Süßholz-Wurzelstücke – die im Herbst kurz vor oder bei Neumond geerntet werden – in Wein etwas gekocht, und diese Abkochung wird warm getrunken.

Eine Mengenangabe gebe ich hier absichtlich nicht. Da der Geschmack des Süßholzes nicht jedem angenehm ist, sollte man die Stärke selbst bestimmen. Einfach, wie die heilige Hildegard sagt, *„... auf die Stimme seiner Seele hören!".* Die sagt uns dann schon, wie stark oder wie schwach er uns am besten bekommt.

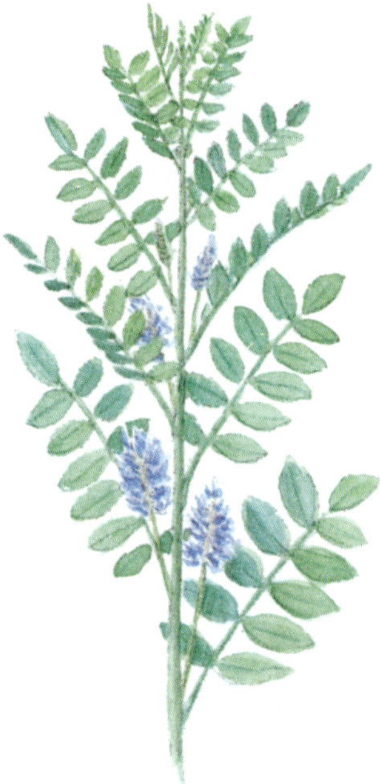

Süßholz
Glyzyrrhiza glabra

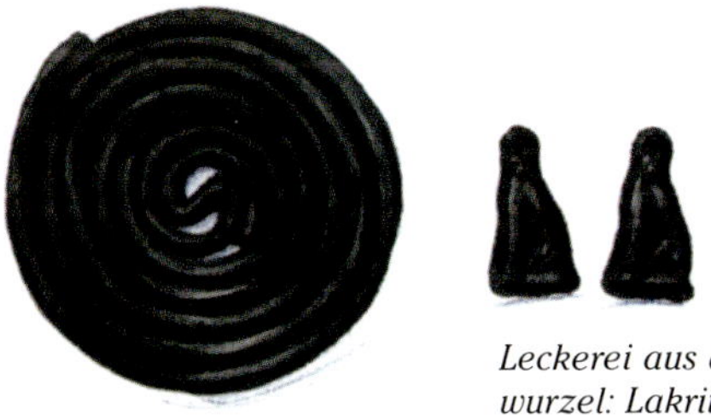

Leckerei aus der Süßholzwurzel: Lakritze ist ein durch Verkochung eingedickter Süßholzwurzel-Saft

Hildegard hört Gott sprechen: „Nur ihrer eigenen Lust folgen sie und lärmen. Wo ist ihr Gott, den sie niemals sehen? Ihnen sage ich: Seht ihr mich denn nicht Tag und Nacht, wenn auf dem Feld die Saat aufgeht, von meinem Regen benässt? Jegliches Geschöpf strebt hin zu seinem Schöpfer, nur der Mensch ist ein Rebell."

Hirschzunge

OKTOBER

18

19 *Ein kleines Glas Wermutwein der Frühjahrskur trinken!*

20

21

Die heilige Hildegard schreibt dazu:

„Die Hirschzunge ist warm und hilft der Leber, der Lunge und den schmerzenden Eingeweiden.

Nimm Hirschzunge und koche sie stark in Wein und dann füge reinen Honig bei, und dann lasse sie so wiederum einmal aufkochen.
Dann pulverisiere langen Pfeffer und zweimal soviel Zimt und lass es so mit dem vorgenannten Wein wiederum einmal aufkochen und seihe es durch ein Tuch und mache so einen Klartrank und trinke ihn oft nach dem Essen und nüchtern, und es nützt der Leber, reinigt die Lunge, heilt die schmerzenden Eingeweide und nimmt die innere Fäulnis und Schleim weg.

Und dörre sachte wiederum Hirschzunge in der heißen Sonne oder auf einem warmen Ziegelstein und pulverisiere sie so und lecke dieses Pulver nüchtern und nach dem Essen aus deiner Hand, und es nimmt den Schmerz im Kopf und in der Brust und dämpft andere Schmerzen, die in deinem Körper sind.

Aber auch ein Mensch, der wegen irgendeines Schmerzes heftig und plötzlich schwach wird, der trinke sogleich von diesem Pulver in warmem Wein, und es wird ihm besser gehen.“

Hier haben wir eines der besten Mittel aus der Hildegard-Heilkunde beschrieben. Der **Hirschzungenwein** lindert die Beschwerden im Leber-, Lungen-und Darmbereich und heilt sie langsam aus. Bei ihr gehören die Leber und die Lunge – ähnlich wie in der chinesischen Lehre von den Meridianen – energetisch zusammen und beeinflussen sich gegenseitig. Deshalb sollte man bei einer Krankheit des einen Organs immer auch das andere mit berücksichtigen. Sie tut es mit diesem Hirschzungenwein.

Das getrocknete Pulver der Hirschzungenblätter ist ein Hildegard-Schmerzmittel bei allen Schmerzen, egal welcher Ursache. Aber auch bei plötzlichen Schwächeanfällen leistet es, in etwas warmem Wein getrunken, hervorragende Dienste.

Die Hirschzunge ist eine Farnart, gehört zu den gefährdeten Pflanzen und steht deshalb unter Naturschutz. Deshalb dürfen für die Herstellung dieses Elixiers nur Pflanzen aus einem extra dafür genehmigtem Anbau genommen werden.

Es gibt heute aber schon verschiedene, landwirtschaftliche und gärtnerische Betriebe, bei denen man das Rohmaterial bekommen kann und vielleicht auch einige Pflanzen für den eigenen Garten. In letzter Zeit sieht man die Hirschzunge auch manchmal als Zimmerpflanze stehen. Über einen Gärtner in der Umgebung bekommt man da sicher nähere Auskunft.

Der Name „Hirschzunge“ (Scolopendrium vulgare oder Phyllitis scolopendrium) kommt daher, dass die Blätter sehr lang und schmal, eben wie eine lange und große Hirschzunge, aussehen. In der Volksmedizin wurde es bei Milz-Leber-Leiden und bei der Lungentuberculose mit eingesetzt, aber auch bei chronischen Darm-Entzündungen und äußerlich zur Wundheilung.

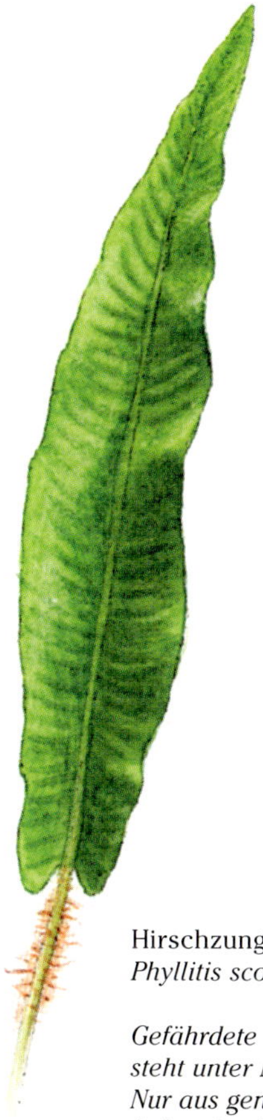

Hirschzunge
Phyllitis scolopendrium

Gefährdete Pflanze, steht unter Naturschutz. Nur aus genehmigtem Anbau beziehen

„Die Seele des Menschen wird im Körper sichtbar, und Gott wird in seinen Geschöpfen sichtbar.“

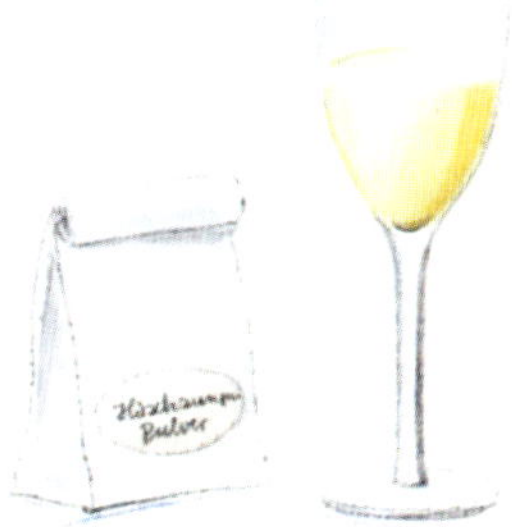

Der Hirschzungenwein ist eines der besten Mittel in der Hildegard-Heilkunde bei Lungen-und Leberschmerzen

Silber

OKTOBER

22 *Ein kleines Glas Wermutwein der Frühjahrskur trinken!*

23

24

Die heilige Hildegard schreibt zum Silber:

„Das Silber ist kalt. Und ein Mensch, der Überfluss an Säften in sich hat und sie durch Ausspeiung auswirft, der glühe sehr rein gemachtes Silber im Feuer und lege es warm in guten Wein, und dies mache er drei- oder viermal, damit jener Wein davon warm wird. Und er trinke diesen Wein oft nüchtern und auch abends, und es vermindert die überflüssigen Säfte in ihm und bringt sie zum Verschwinden.

Denn die starke Natur der Kälte des Silbers vermindert die warmen, kalten und die feuchten Säfte durch seine Schärfe, mit der Hitze des Feuers und der Wärme des veränderten Weines.

Wenn aber jemand in einem Silbergefäß Speise und Trank nimmt, nützt es ihm nicht viel und schadet ihm auch nicht in bezug auf die Gesundheit des Körpers.

Aber wenn jemand pulverisiertes Silber äße, wäre es zu kalt und zu schwer in seinem Magen und er würde davon Schaden nehmen.“

Hier hat die heilige Hildegard ganz klare Aussagen gemacht. Silber, egal in welcher Form, kann dem Menschen nicht direkt helfen, sondern schadet ihm sogar, wenn es direkt dem Körper zugeführt wird, im Gegensatz zu Gold. (Siehe: „Goldkur“ Dezember!)

Nur durch Erhitzen von reinem Silber und durch das Erwärmen von Wein mit diesem heißem Silber kann man den Menschen helfen, die *„Überfluss an Säften in sich haben und sie durch Ausspeiung auswerfen“.*

Es kommen immer wieder Patienten in die Praxis, die berichten, dass sie – obwohl durch viele Untersuchungen festgestellt wurde, dass sie organisch völlig gesund sind – immer wieder einmal nach einem Essen erbrechen müssen. Diese haben einen Überfluss an Säften in sich. Der Körper hilft sich in diesen Fällen, indem er eben den Überfluss sofort wieder hinausbefördert. Diesen Patienten kann man sehr gut mit dem „Silberwein" helfen.

Dazu könnte man natürlich reine Silbermünzen heiß machen und mit einer Zange in den Wein geben. Eleganter kann man dies wieder – wie beim „Goldwein" mit einem versilberten Tauchsieder machen. Einfach den kleinsten Tassen-Tauchsieder kaufen und bei einem Juwelier die Heißspirale versilbern lassen. So kann man sich dann bei Bedarf immer wieder einmal ganz schnell und einfach seinen „Silberwein" zubereiten.

Nach Aussagen anderer Hildegard-Freunde soll dieser „Silberwein" auch bei einer Fistel oder bei einem offenen Beingeschwür (ulcus cruris) helfen. Hier habe ich noch keine Erfahrung damit gemacht, aber es könnte ja ausprobiert werden. Bei den Aussagen der heiligen Hildegard können wir alle noch durch Ausprobieren und Ausforschen immer wieder neue Erfahrungen sammeln.

„Die Seele liebt ihren Leib.
Der Leib ist das Gewand der Seele."

Kupfer

OKTOBER

25 *Ein kleines Glas Wermutwein der Frühjahrskur trinken!*

26

27

28 *Ein kleines Glas Wermutwein der Frühjahrskur trinken!*

Die heilige Hildegard schreibt zum Kupfer:

„Kupfer ist warm und wird schnell kalt.

Und wer irgendwelche Fieber hat, die im Magen entstehen, und Schüttelfrost, dass der Mensch schläfrig ist und träge und Ekel vor dem Essen empfindet, der nehme reines Kupfer im Gewicht von fünf Münzen (ca. 3 Gramm) *und lege* es *in französischen Wein, soviel, wie in eine Pechpfanne passt* (ca 1/4 Liter), *und koche diesen Wein stark ein, bis er sich zu verringern beginnt, dann nehme ihn vom Feuer. Und* so *trinke er mäßig nüchtern neun Tage lang, und jenes Fieber wird weichen."*

Die kleinste Kupfermünze wog damals ca. 0,6 Gramm. Eine Pechpfanne faßte ca. 1/4 Liter. Deshalb also diese 3 Gramm reines, völlig sauberes Kupfer nehmen und in ca. 1/4 Liter französischen Wein legen. Die heilige Hildegard bevorzugt für diesen Kupferwein französischen Wein, weil er durch andere Sonneneinstrahlung eine andere Säure und andere Werte im Restzucker hat als deutscher Wein, den sie ja kannte, weil sie ja selbst in einem Weinbaugebiet lebte. Diesen Wein mit dem Kupferstück darin also solange im offenen Topf kochen, bis sich sichtbar durch den Kochvorgang die Menge verringert. Dann ist er richtig.

Davon also morgens und vor dem Essen neun Tage lang immer etwas nehmen, also ein kleines Stamperl Kupferwein, und das Fieber durch irgendwelche Infekte im Verdauungstrakt wird weichen.

Der zweite Kupferwein ist etwas schwieriger selbst herzustellen und wird hier nur der Vollständigkeit halber aufgeführt.

Die heilige Hildegard schreibt:

„*Wenn jemand* so *gichtkrank ist, dass er zusammengezogen wird, der nehme reines Kupfer und wirf* es *ins Feuer, bis* es *glüht, nehme* es *heraus und lasse* es *erkalten, lege* es *wieder ins Feuer bis* es *glüht, und* so *mache er* es *noch ein drittesmal. Und wenn* es *dann glüht, dann lege er* es so *glühend in guten Wein und bedecke das Gefäß, dass seine Wärme und der Dampf erhalten bleibt, und gib dem Gichtkranken* so *mäßig warm zu trinken, und die Gicht wird von ihm weichen.*"

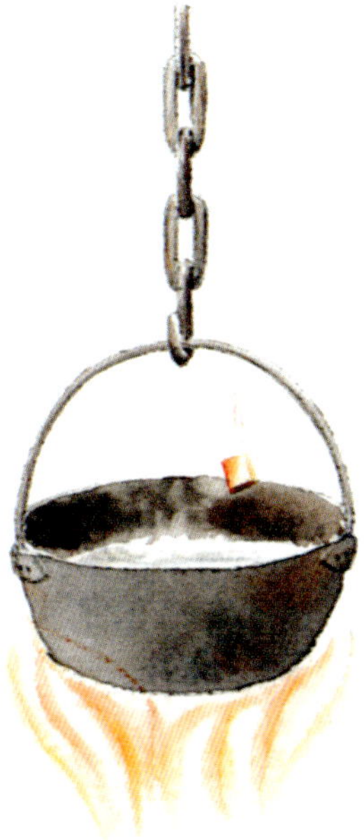

Herstellung von Kupferwein: 3 Gramm reines Kupfer in 1/4 Liter französischem Wein kochen

Dies wäre also ein Heilmittel für den schmerzhaften Gicht-oder Rheumaanfall. Wenn man die heilige Hildegard richtig versteht, sollte man dies nur dann frisch zubereiten, wenn der Schmerz so stark ist, dass der Patient zusammengezogen wird.

Ich habe wohl noch keinen Patienten gehabt, der dies im akuten Schmerzfall gemacht hat. Da greifen doch die allermeisten Patienten zu irgendeinem schnellwirkenden Mittel, und die Hildegard-Freunde leben ja so gesund, dass sie gar nicht mehr in die Lage kommen, dass sie einen schmerzhaften Gichtanfall bekommen. Aber vielleicht probiert es ein Leser, dem dies widerfährt einmal aus und berichtet darüber.

„Die Seele hat ihre Freude daran, im Körper schöpferisch tätig zu sein."

Zitwer

OKTOBER

29

30

31 Reformationstag
Einer der höchsten Feiertage der evangelischen Kirchen

Das letzte Glas Wermutwein der Frühjahrskur trinken!

Die heilige Hildegard schreibt dazu:

„Der Zitwer ist mäßig warm und hat große Kraft in sich.

Ein Mensch, der an seinen Gliedern zittert und in dem die Kraft mangelt, der schneide Zitwer in Wein und füge etwas weniger Galgant bei, und dies koche er mit wenig Honig im Wein und trinke es so *lauwarm, und das Zittern weicht von ihm, und er erlangt die Kraft wieder."*

Bei der Parkinson'schen Erkrankung, aber auch bei allen anderen Zuständen mit starkem Zittern, sollte ein Zitwer-Galgant-Wein mit Honig gekocht und dieser dann mit einer gewissen Regelmäßigkeit getrunken werden. Dazu nimmt man die geschnittenen Wurzelstücke vom Zitwer (ca. 50 Gramm) und vom Galgant (ca. 40 Gramm) und kocht diese 3 Minuten mit etwas Honig nach Geschmack in einem Liter gutem Wein. Davon anfangs täglich 1 Gläschen (30 – 40 ml) lauwarm trinken, bei Reaktionen, die sich durch verstärktes Zittern zeigen, nur noch jeden 2. Tag 1 Gläschen und auch den Galgantanteil beim Kochen etwas reduzieren.

„Und wer viel Speichel und viel Schaum in sich hat, der pulverisiere Zitwer und binde dieses Pulver in ein Tüchlein und lege es so in ein kleines Gefäß und gieße Wasser ein, damit das Wasser den Geschmack davon habe, und so lasse er es über Nacht in dem Wasser und trinke morgens oft davon nüchtern, und der Speichel und der Schaum wird weichen."

Bei Verschleimung und auch Übersäuerung des Verdauungstraktes sollte man also diesen Kaltwasserauszug machen und trinken. Die Wurzeln des Zitwer kamen schon im Altertum über die Seidenstraße mit anderen Gewürzen in den Mittelmeerraum und durch die Römer dann zu uns. Es war schon damals ein beliebtes Magenmittel.

„Und wer sehr Kopfschmerz hat, der befeuchte mit diesem in Tuch gebundenen und mit Wasser befeuchteten Pulver die Stirn und die Schläfen, und es wird ihm besser gehen."

Bei Kopfschmerzen aller Art sollte man also den Kopf mit einem nasskalten Tuch, in dem sich Zitwerpulver zur Verstärkung der Wirkung befindet, auflegen, und dies bessert jeden Kopfschmerz.

„Und wem der Magen mit schlechten Speisen angefüllt und arg beschwert ist, der pulverisiere Zitwer und mache mit diesem Pulver und etwas Semmelmehl (Dinkelweißmehl) *und Wasser ein Törtchen und koche es an der Sonne oder in dem fast kalten Ofen und dann pulverisiere er das Törtchen und er lecke dieses Pulver oft nüchtern und gegen Nacht, wenn er schlafen geht, und sein Magen wird weich."*

Bei allen Beschwerden des Verdauungstraktes sollte man aus Zitwerpulver, Dinkelweißmehl und Wasser einen Teig anrühren, diesen total trocknen, zu Pulver verreiben und dieses Pulver dann nüchtern, also vor dem Essen, und abends vor dem Schlafengehen von der Hand lecken. Durch dieses „von der eigenen Hand ablecken" bekommt ein Medikament oftmals erst die richtige Wirkung. Man kann es (noch) nicht erklären, aber es ist so.

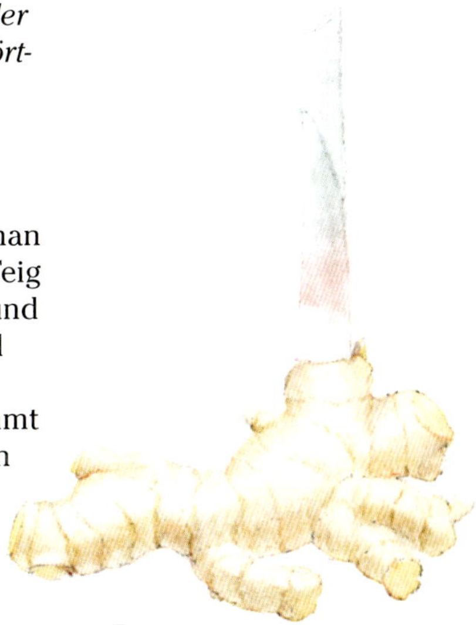

Zitwer
Curcuma zedoria

NOVEMBER

1	*Allerheiligen*	16	
2	*Allerseelen*	17	*Florinus*
3		18	
4		19	*Elisabeth*
5	*Elisabeth*	20	
6		21	*Mariä Opferung*
7	*Engelbert*	22	
8		23	*Clemens*
9		24	
10	*Martin Luther*	25	*Katharina*
11	*Martin*	26	
12		27	*Otto*
13		28	
14		29	
15	*Leopold*	30	*Andreas*

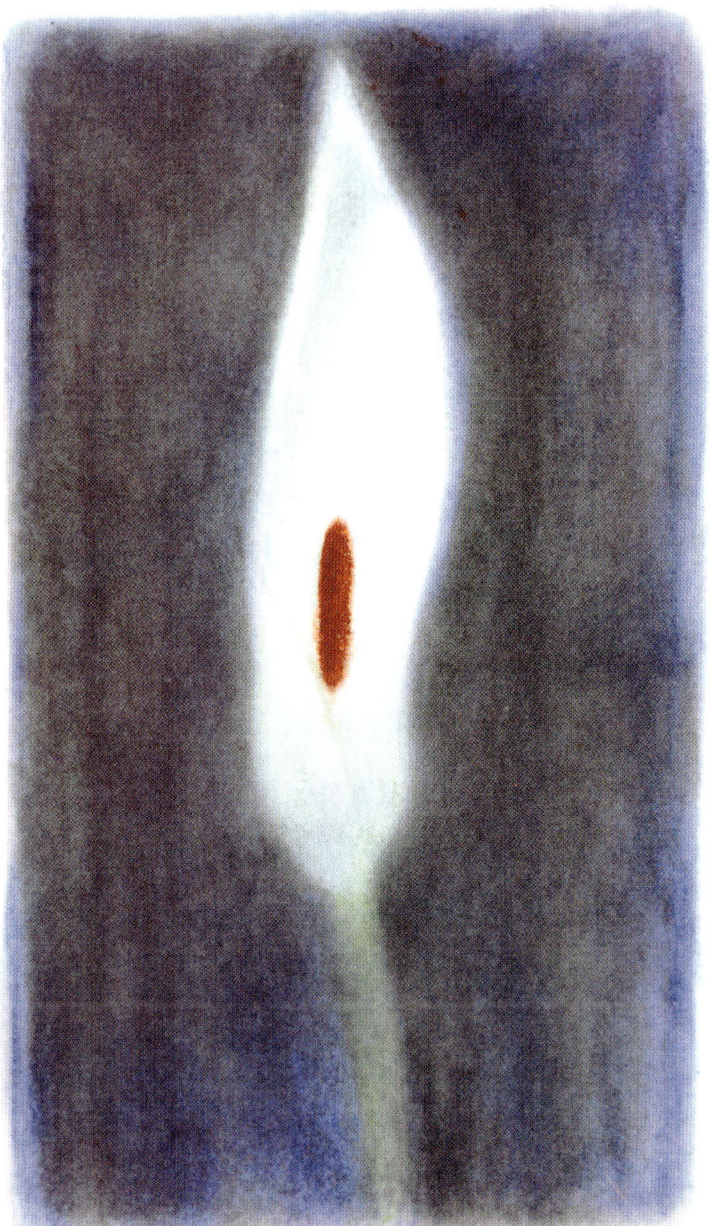

NOVEMBER

NOVEMBER

1 Fest Allerheiligen

In vielen Gegenden werden an diesem und am nächsten Tag, dem Allerseelen-Tag, die Gräber der lieben Verstorbenen auf den Friedhöfen besucht. Diese wurden in den Tagen vorher festlich geschmückt, und man brennt dann am Grab ein Licht an als Symbol des Lebens – des ewigen Lebens.

2 Fest Allerseelen

3

4

„November“, vom lat. „novem“, „neun“, da er der neunte Monat im römischen Kalender war. Man nennt ihn auch „Windmonat“ oder „Nebelung“.

Der November ist der Monat der Trauer, der Trauer der Menschen um die lieben Verstorbenen, Gedenkmonat der vielen Opfer der beiden Weltkriege und aller anderen Kriege auf unserem Erdball.

Aber auch schon vom Wetter her ist er düster und traurig und stimmt den Menschen etwas nachdenklich. Die sichtbaren Teile der niederen Pflanzen sterben ab, die Bäume haben ihre Blätter verloren, die Natur zieht sich zum Winterschlaf zurück.

Von der Trauer sagt die heilige Hildegard von Bingen:

„Leidet aber ein Mensch unter großer Trauer, so soll er hinlänglich von ihm bekömmliche Speisen zu sich nehmen, damit er durch die Nahrung wieder neu belebt wird, weil die Traurigkeit auf ihm lastet.“

Also wintergerechte, ihm bekömmliche Speisen – trotz oder gerade wegen der Trauer – in ausreichendem Maße, aber auch nicht übermäßig zu sich nehmen.

Wer Trauer oder Kummer hat und sich dann selbst mit Essen und Trinken trösten möchte, setzt den hinlänglich bekannten „Kummerspeck“ an. Das ist auch nicht gerade das Richtige.

Der November wird auch von vielen Leuten als „grau, dunkel und trostlos“ bezeichnet und belastet dadurch die Psyche, speziell die der Frauen in den Wechseljahren und der älteren Frauen, die schlecht sehen. Sie sind durch diesen „Grauen November“ oftmals bedrückt und niedergeschlagen.

Sobald aber der erste Schnee kommt, ändert sich dies oft schlagartig. Die Kontraste sind besser auszumachen, man sieht wieder etwas besser durch den hellen Schnee und man wird dadurch wieder etwas ausgeglichener als vorher.

Bei der „Muskatnuss“ schreibt die heilige Hildegard u. a.:

„Die Muskatnuss hat eine große Wärme und eine gute Mischung in ihren Kräften. Und wenn ein Mensch die Muskatnuss isst, öffnet sie sein Herz und reinigt seinen Sinn und bringt ihm einen guten Verstand.“

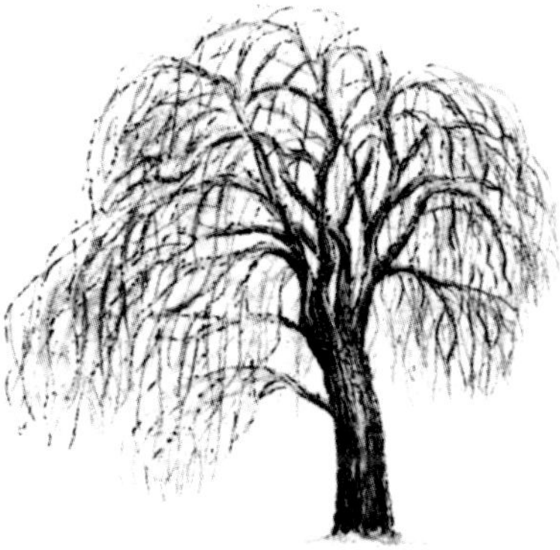

Hier ist auffallend, dass bei ihr auch immer die Psyche mit angesprochen wird, weil eben alles nicht nur auf den Körper wirkt, sondern ebenso stark auf die Psyche und sehr oft erst über die Psyche auf den Körper. Dies lesen wir in ihren Schriften ständig, aber hier kommt dies schon beim ersten Satz ganz klar heraus. Deshalb wird in diesem Monat auf das vegetative Nervenkostüm und die Psyche etwas näher eingegangen.

Darmträgheit im Winter

NOVEMBER

5

6

7

8

Wenn im Spätherbst oder im Winter die körperliche Bewegung bei vielen eingeschränkt wird, wird auch die Darm-Peristaltik, also die rhythmische Bewegung des Darms, eingeschränkt. Deshalb funktioniert bei vielen Patienten die Darmentleerung nicht so, wie sie eigentlich gehen sollte, speziell bei solchen Personen, die auch schon vorher mit dem Darm etwas Schwierigkeiten haben.

Hier muss jeder erst einmal seinen Flüssigkeitshaushalt kontrollieren. Wenn man dem Körper zu wenig zuführt, kann er auch seine „Müllprobleme" nicht ausreichend erfüllen. Da man in der kalten Jahreszeit auch weniger Durst hat und dadurch automatisch weniger trinkt und dazu noch ein gewisser Bewegungsmangel dazukommt, sind bei dafür veranlagten Patienten die Probleme vorprogrammiert.

Folgende Punkte sind zu beachten:

1. Man sollte versuchen, seinen Körper mit genügend Flüssigkeit zu versorgen. Grundregel: 1 kg Körpergewicht x 35 g Wasser pro Tag, abzüglich 1/2 bis 3/4 l Flüssigkeit aus der Nahrung. Das ist die Menge, die man in irgendeiner Form dem Körper zuführen muss, damit er alle seine Aufgaben auch richtig ausführen kann.

2. Man sollte darauf schauen, dass man dem Körper mit der Nahrung auch viele Schlackenstoffe zuführt. Wer sich mit viel Gemüse, Salaten, Obst und Vollkornprodukten ernährt, hat dabei keinerlei Probleme. Wer sich aber von viel Fleisch ernährt und die sogenannten „Beilagen" weglässt, weil sie ja „so dick machen", handelt verkehrt. Die heilige Hildegard hat nichts gegen Fleisch, aber es sollte in der Nahrung nur ein

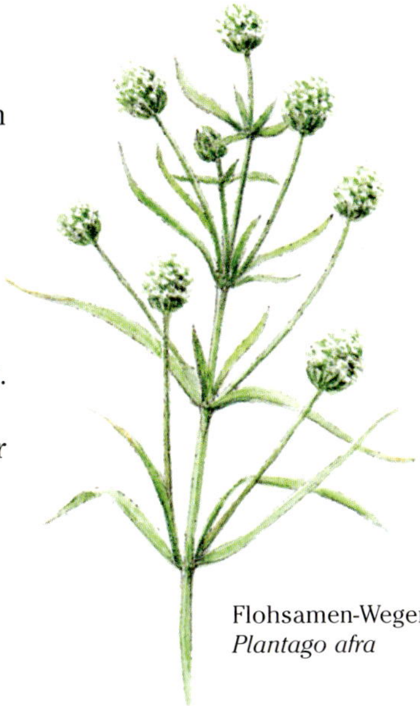

Flohsamen-Wegerich
Plantago afra

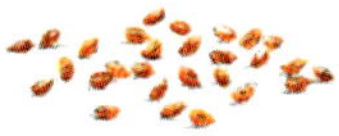

Geschmacksverbesserer sein, und satt essen sollte man sich mit den „Beilagen", nicht umgekehrt. Wer sich also so ernährt, hat kaum Probleme mit seinem Darm.

3. Wer aber trotzdem noch Probleme mit dem Darm haben sollte, dem sei der Dinkelkörner-Kopfsalat empfohlen. Immer wenn man ganze Dinkelkörner kocht, sollte man mehr davon kochen, als man braucht. Diese Körner werden dann in den Salat gegeben und mit dem Salat zerdrückt und etwas stehengelassen. Der Salat sieht dann wohl nicht mehr so ganz schön aus, aber er schmeckt vorzüglich und hilft dafür, dass sich der Darm gut entleeren kann.

4. Hier muss natürlich der Flohsamen mit aufgeführt werden. Er ist ein Wunderwerk der Natur, da er bis zur 40-fachen Menge seines Gewichts an Wasser aufnehmen kann, dadurch stark quillt, selbst Schleim abgibt und so den mitgenommenen Darm pflegt und ausschleimt und dafür sorgt, dass man ohne Probleme einen lockeren und weichen Stuhl bekommt.

Natürlich ist hier von größter Wichtigkeit, dass der Flüssigkeitshaushalt stimmt, denn zum Quellen wird eben jede Menge an Wasser benötigt, und wenn dem Körper davon zu wenig zugeführt wird, können diese Körnchen auch nicht richtig quellen und dadurch ihre Aufgabe nicht erfüllen.

Die Flüssigkeit, mit denen man die Flohsamenkörner einnimmt, darf man bei der Berechnung der allgemeinen Flüssigkeitsmenge pro Tag nicht mitrechnen.
Das heißt also, dass man zu jedem Teelöffel Flohsamen ca. 200 ml = 1/5 Liter Flüssigkeit trinken muss und die berechnete Flüssigkeit für sein Gewicht noch dazu!

Hildegard hört die Seele sprechen: „O Fleisch, und ihr meine Glieder, in denen ich Wohnung fand, wie freue ich mich von Herzen, dass ich in euch gesandt ward. Denn, wo immer ihr mit mir übereinstimmt, da sendet ihr mich zurück zur ewigen Belohnung."

Darmträgheit allgemein

NOVEMBER

9

„Wer gut purgiert, der gut kuriert"
(Qui bene purgat, bene curat)

Dieser alte Medizinspruch ist sehr wichtig, da mit der richtigen „Entsorgung" des Körpers eigentlich die ganze Gesundheit steht und fällt. Man darf hierbei natürlich die psychische Komponente nicht außer acht lassen, denn wer „verstopft ist", sollte sich selbst einmal etwas genauer anschauen oder auch anschauen lassen. Man kann dann nämlich nicht „loslassen", gar nichts, weder seine Gefühle noch seinen Darminhalt. Man hält alles zurück, ist verkrampft und verspannt. Und die Befreiung der Psyche von all diesen Verkrampfungen fängt mit dem Darm an.

10

Ingwer-Ausleitungskekse

Hier leisten uns die Ingwer-Ausleitungskekse einen hervorragenden Dienst. Dies ist herzschonend, weil mit diesen Plätzchen nur die schlechten und krankmachenden Säfte den Körper über den Darm und die Nieren verlassen, während die guten Säfte im Körper bleiben, wie die heilige Hildegard sagt. Dies ist besonders wichtig für Rheuma- und Gichtpatienten.

11

Diese Kekse bestehen aus Ingwer, Süßholz, Zitwer, Dinkelfeinmehl und Wolfsmilchsaft. Sie sind kompliziert in der Herstellung und deshalb sehr schwer selbst zuzubereiten. Da Ingwer, der Hauptbestandteil dieser Plätzchen, das eiweißspaltende Ferment Zingibain enthält, wirkt es in der richtigen Dosierung schonend auf den Darm.

12

Man sollte sie morgens nüchtern zusammen mit einem Schluck Herzwein nehmen und dabei die Körperwärme erhalten. Wenn man kalte Füße hat, sollte man nach der Einnahme dieses Plätzchens noch einmal zurück ins Bett gehen und dabei eine heiße Wärmflasche an die Füße legen. Sollten die Füße warm sein, dann kommt die Wärmflasche auf den Bauch.

Die „normalen" Abführmittel reizen die Darmschleimhaut im Dickdarm zur Absonderung von Schleim und führen somit ab. Dies ist aber ein Reiz, bei vielen Patienten sogar ein Dauerreiz, der niemals gesund sein kann. Es wird mit diesen Mitteln – egal, ob chemisch oder pflanzlich – die Darmschleimhaut so gereizt wie die Nasenschleimhaut bei einem Schnupfen. Es wird quasi ein künstlicher Darmkatarrh damit erzeugt. Dieser ist auf Dauer natürlich äußerst schlecht für die Schleimhaut und setzt die allgemeine Widerstandskraft sehr herab, die Darmflora wird zerstört und die Leber überbelastet.

Ganz anders reagiert der Darm dagegen auf Flohsamen oder Ingwer-Ausleitungskekse.

Beim Flohsamen wird durch die enorme Wasseraufnahme beim Quellvorgang ein Schleim erzeugt, der den Darm schonend auskleidet und keinerlei Reizwirkung ausübt. Er regt alleine durch seine Masse und den abgesonderten Schleim den Darm zur Peristaltik und damit zur Entleerung an.

Bei den Ausleitungskeksen werden – wie wir gerade hörten – nur die schädigenden Säfte aus dem Körper herausgeholt und die guten bleiben drin. Dadurch entsteht eine sehr milde Ausleitung.

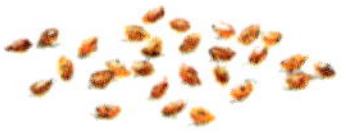

Flohsamen

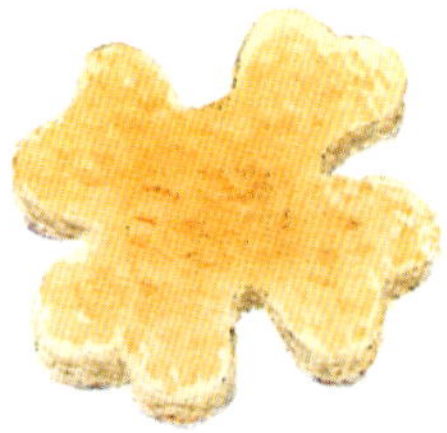

Original-Ingwer-Ausleitungskeks

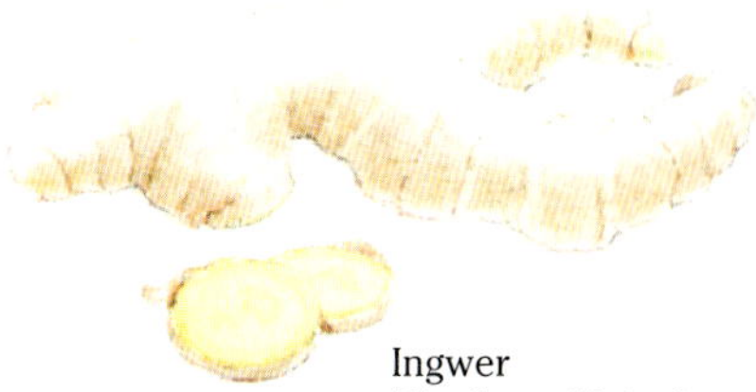

Ingwer
Zingiber officinale

Nerven I

NOVEMBER

13

14

15

16

Nervenkekse

Der November ist der Monat der Trauer um liebe Verstorbene. Man sucht die geschmückten Gräber auf und wird dadurch etwas nachdenklich gestimmt. Und auch das Wetter ist düster und grau, und so werden viele Menschen traurig und depressiv. Die Psyche, vor allem die der Frauen in den Wechseljahren und der älteren Frauen, die schlecht sehen können, wird belastet.

Wenn der erste Schnee kommt, ändert sich dies oft schlagartig, weil nun alles heller und klarer aussieht, aber bis dahin möchten sich viele am liebsten in ein Mauseloch verkriechen und nicht mehr herauskommen.

Für diese Personen gibt es in der Hildegard-Heilkunde natürlich eine ganze Menge Hilfe.

Als erstes muss man hier die Nervenkekse nach der heiligen Hildegard von Bingen erwähnen. In ihren Anweisungen schreibt sie:

„Nimm Muskatnuss, im gleichen Gewicht Zimt und etwas Nelken und pulverisiere das. Und dann mach mit diesem Pulver, mit Mehl und etwas Wasser Törtchen und iss diese oft, und es dämpft die Bitterkeit des Herzens und des Sinnes, es öffnet dein Herz, macht deinen Geist fröhlich, mindert alle schädlichen Stoffe in dir, es verleiht deinem Blut einen guten Saft und es macht dich stark."

Hier sagt uns Hildegard das Rezept für die Nervenkekse durch, die jeder leicht selbst herstellen kann. Deshalb noch einmal das Rezept im Klartext:

Rezept Nervenkekse:

- Sem. Myristicae pulv. 45,0 *(Muskatnusspulver)*
- Cort Cinnamoni pulv. 45,0 *(Zimt)*
- Flor. Caryophyll. pulv. 10,0 *(Nelkenpulver)*
- M. D. S. Nervengewürzmischung

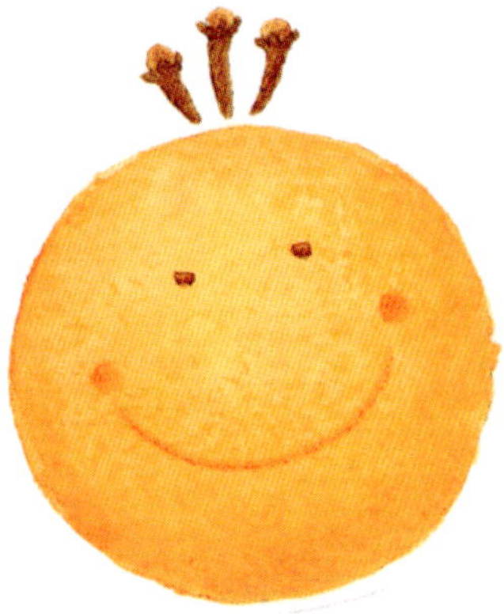

Froh zu sein bedarf es wenig…

Dann nehme man:

- 100 g des obigen Pulvers
- 1500 g Dinkelfeinmehl
- 200 g geriebene Mandeln
- 375 g Butter
- 400 g Zucker (braun)
- 4 Eier
- 1/2 TL Salz

Man mache aus den obigen Zutaten und wenig Wasser einen Teig, der dünn ausgerollt wird, und dann kann man Plätzchen beliebiger Form ausstechen oder auch nur den ganzen Teig in Stücke schneiden.

5 – 10 Minuten bei 180 – 200 Grad in der Röhre backen. Fertig!

Von diesen Plätzchen kann man dann jeden Tag einige essen, ein Gläschen Herzwein (Rezept im Februarkapitel) dazu trinken, und schon schaut ein trüber und trister Novembertag viel besser aus. Man wird fröhlich und fidel und man wird auch etwas stabiler dabei, um den anfallenden Stress besser zu verkraften.

Buß-und Bettag

Der Mittwoch vor dem letzten Sonntag im Kirchenjahr ist in Deutschland der Buß- und Bettag, der von den evangelischen Kirchen als ein Tag der Gewissensprüfung eingesetzt wurde. Früher hatte jede Region ihren eigenen Buß- und Bettag, aber seit Ende des 19. Jahrhunderts einigte man sich auf einer Synode auf einen gemeinsamen Tag. In der Schweiz ist dieser Tag im September.

Nerven II

NOVEMBER

17

18

19

Muskatnuss

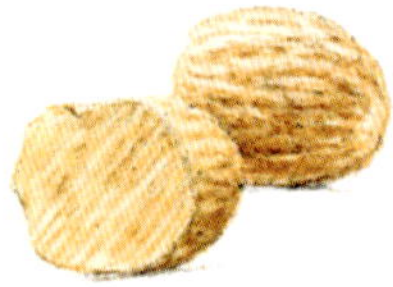

Die Muskatnuss ist gut für das vegetative Nervenkostüm und reinigt den Körper.

Die heilige Hildegard sagt uns dazu:

„Und wenn ein Mensch Muskatnuss isst, öffnet sie sein Herz, reinigt seinen Sinn und bringt ihm einen guten Verstand."

Beim Verzehr der Muskatnuss sollte man aber Maß halten, denn es kann dabei auch zu Vergiftungen kommen. Deshalb sollte die maximale Dosis pro Tag 1/2 Muskatnuss sein. Meist liegt man aber weit darunter, weil die Muskatnuss, wenn sie im Übermaß an einer Speise ist, diese geschmacklich unangenehm verändert. Bei kleiner Menge kommt es zu einem verbesserten Wohlgeschmack, und dann hilft sie ohne Schädigung. Also auch hier die „Discretio" beachten. Viel hilft nicht immer viel!

Fenchel

Als nächstes sei hier der Fenchel erwähnt, der ja nicht nur fröhlich macht, wenn er gegessen oder als Tee getrunken wird, sondern man kann den Saft auch einreiben und damit den Depressionen entgegenwirken.
(Siehe: „Fenchel I" Juni!)

Aronstabwein

Bei tiefer, grundloser Traurigkeit und starken Depressionen durch Schwermütigkeit ist der Aronstabwein angebracht. Also, wenn einem „etwas richtig an die Nieren geht", eventuell sogar mit einer Art Nervenfieber verbunden.

Die heilige Hildegard schreibt dazu:

„Ein Mensch, in dem die Melancholie wächst, hat ein finsteres Gesicht und ist immer traurig. Dieser trinke oft den Wein mit der gekochten Aronwurzel, und sie mindert die Melancholie in ihm, das heißt, sie verschwindet, wie auch das Fieber!"

Man gebe also 1 – 2 Teelöffel geschnittene Aronstabwurzeln in 1 Liter Wein, lasse dies einige Minuten kräftig kochen und trinke diesen Liter im Laufe von 2 bis 3 Tagen schluckweise, immer leicht erwärmt, mindestens 4 – 5 Wochen lang, evtl. auch länger.

Je schlimmer der nervliche Zustand ist, desto konzentrierter sollte man diesen Aronstabwurzelwein machen, also eventuell einen Teelöffel Wurzeln auf 1/4 Liter Wein und diesen 1/4 Liter in 1 bis 2 Tagen trinken. Dies sollte man dann 5 bis 6 Tage lang machen, dann 2 Tage Pause, dann wieder 5 bis 6 Tage lang usw., bis sich der nervliche Zustand merklich verbessert. Durch den Kochvorgang ist wenig oder gar kein Alkohol mehr in diesem Elixier vorhanden, so dass ihn jeder gut vertragen kann.

Da roher Aronstab in allen Teilen giftig ist, die Abkochung genau machen und nicht ohne Verordnung einnehmen! Diese sollte vom Behandler bestimmt und auch alle paar Tage überprüft werden.

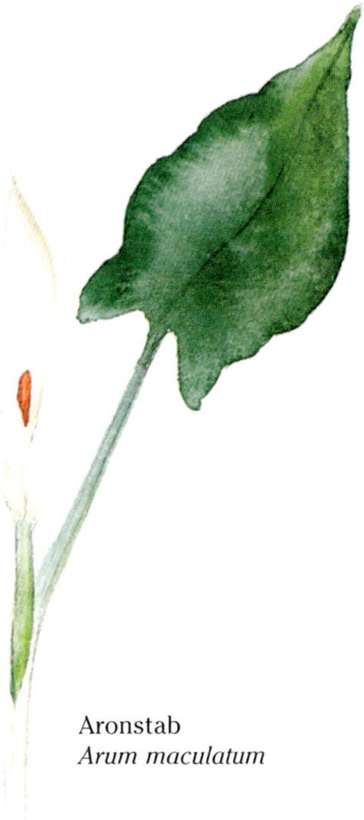

Aronstab
Arum maculatum

Hildegard hört die Enthaltsamkeit sprechen: „Wenn der Mensch seinen Leib mit Maßen pflegt, dann spiele ich für ihn im Himmel aufder Zither. Es herrscht himmlische Freude darüber, wenn der Mensch seinen Körper in Maßen pflegt."

Nerven III

NOVEMBER

20

21

22

23

Weinraute

Die heilige Hildegard schreibt dazu:

„Die Raute ist gut gegen die trockenen Bitterkeiten, die in jenem Menschen wachsen, in dem die richtigen Säfte fehlen. Sie ist besser und nützlicher roh als gepulvert zu essen. Und wenn sie gegessen wird, unterdrückt sie die unrechte Hitze im Blute des Menschen. Denn die Wärme der Raute vermindert die unrechte Wärme und mäßigt die unrechte Kälte der Melancholie. Und so wird es dem Menschen, der melancholisch ist, besser gehen, wenn er sie nach anderen Speisen isst.

Auch wenn jemand nach anderen, gegessenen Speisen Schmerzen bekommt, esse er nachher Raute, und es schmerzt weniger.“

Die Raute, auch Weinraute genannt (Ruta graveolens), bringt also sowohl die Säfte des Körpers als auch die Wärmeregulation in das richtige Verhältnis zueinander. Wobei, wenn man die heilige Hildegard richtig interpretiert – und die Praxis zeigt, dass sie dies genau gesehen hat – die rohen Blätter der Raute besser und wirksamer sind als die getrockneten Blätter, die zu Pulver, Tabletten und Granulat verarbeitet werden.

Sie ist also einzusetzen bei Störungen des

- vegetativen Nervensystems,
- bei depressiv-melancholischen Zuständen,
- bei allen Hitzewallungen, speziell der Frauen „in den Jahren“.

Sie ist aber auch einzusetzen bei „Magenschmerzen nach dem Essen“, wie sie typisch sind beim Zwölffingerdarm-Geschwür, also beim Ulcus duodeni, wie es offiziell heißt.

Dies ist also das Mittel für alle Frauen in den Wechseljahren mit den dabei typischen Beschwerden, also den Hitzewallungen.

Nach jedem Essen entweder ein oder mehrere frische Blättchen essen, oder – wenn man dies nicht hat – 1 Teelöffel Granulat im Mund zergehen lassen oder 3 Tabletten lutschen.

Ideal wäre natürlich, wenn man selbst Weinraute im Garten anpflanzen würde. Man kann dann auch an jeden Salat etwas davon geben oder auch am Schluss, wenn das Essen schon fertig ist, noch etwas gehackte Weinrautenblätter darüber geben.

Als Ergänzung lasse ich dann noch an das Essen Galgant als Gewürz geben und auch, bei starken Wallungen, immer im Abstand von 5 bis 10 Minuten eine Galganttablette lutschen (siehe: „Galgant" Januar). Durch die massive Entkrampfung der Gefäße geht die Hitzewallung relativ schnell vorbei.

Bei Zwölffingerdarm-Geschwüren nimmt der regelmäßige Genuss der Weinraute merklich den Schmerz und sorgt dafür – eventuell zusammen mit anderen Mitteln und einer entsprechenden Diät, – dass der Schaden schneller ausheilt.

Es sollten jedoch keine allzu großen Mengen davon verzehrt werden, da die Weinraute zu den leicht giftigen Pflanzen zählt.

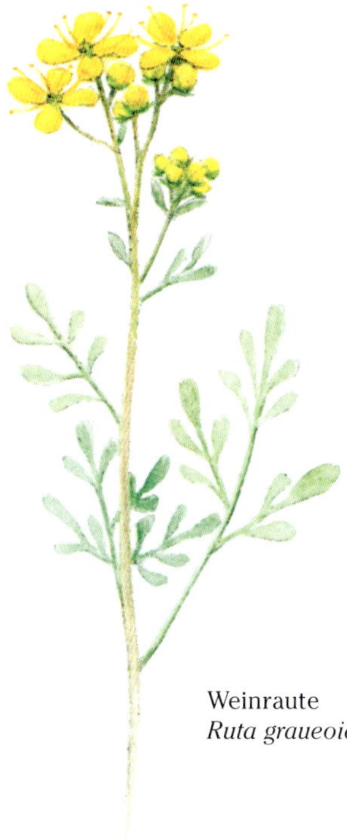

Weinraute
Ruta graueoiens

Edelsteine als Helfer I

NOVEMBER

24

25

26

Die heilige Hildegard schreibt in ihrem Buch über die Steine sinngemäß, dass alles auf dieser Welt Schwingung sei und dass die verschiedenen Schwingungen auf den menschlichen Körper verschiedenartige Wirkungen ausüben können. Man müsse diese Schwingung nur durch ein geeignetes Medium auf den Körper übertragen.

Hier nur zwei kleine Beispiele, den Karneol und den Jaspis. Im ersten Fall ist das Medium, mit dem die Schwingung auf den menschlichen Körper übertragen wird, der Wein; im zweiten Fall der eigene Speichel oder auch einfach der Hautkontakt.

Leider spricht nicht jeder Patient auf diese Schwingungen an, weil dies Schwingungen feinster Art sind. Wer täglich durch den „Schwingungssmog" in unserer Umwelt vergiftet wird, sich selbst auch noch stundenlang den elektrischen Schwingungen von Mikrowellenherden, Computern und Fernsehern aussetzt, reagiert in der Regel etwas langsamer auf diese feinen Schwingungen der Steine.

Karneol

„Und wenn jemandem Blut aus der Nase fließt, dann wärme Wein und in den gewärmten Wein lege den Karneol. Und so gib jenem zu trinken, und das Blut wird aufhören zu fließen."

Dies hilft selbst in solchen Fällen, bei denen sonst nichts hilft, auch keine Verätzungungen der geplatzten Blutgefäße in der Nase. Leute, die oft unter Nasenbluten leiden, sollten immer wieder einmal ein Gläschen Karneolwein nehmen und die Beschwerden verschwinden. Dies ist schon in vielen Praxen erprobt, und viele Hildegard-Freunde helfen sich damit seit Jahren.

Es geht auch an die Ursachen. Da Nasenbluten oftmals ein Überdruckventil bei zu hohem Blutdruck ist, kann man beobachten, dass bei regelmäßiger Einnahme von Karneolwein dieser Blutdruck langsam aber sicher nach unten auf normale Werte zurückgeht.

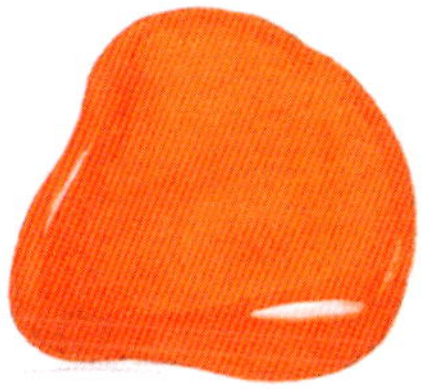

Karneol

Jaspis

„Ein Mensch, der auf einem Ohr taub ist, halte den Jaspis an den Mund und hauche ihn mit seinem warmen Atem an, damit er dadurch warm und feucht werde. Dann stecke er ihn ins Ohr und lege ein dünner Werg auf jenen Stein und so verschließe er das Ohr, damit die Wärme jenes Steines ins Ohr eindringe. Und er löst die verschiedenen Krankheiten der Säfte, und so wird jener Kranke das Gehör wieder erlangen.“

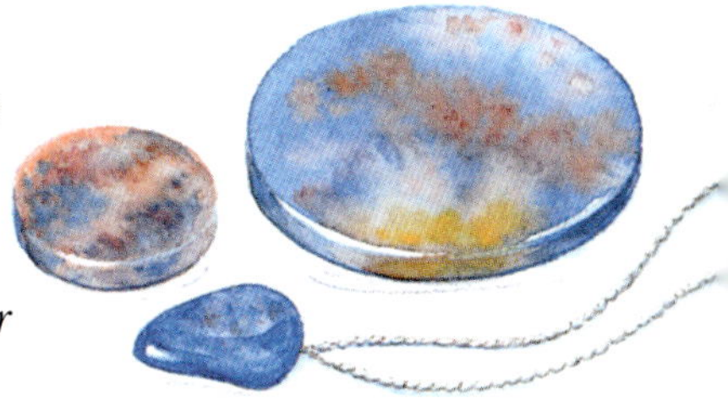

Jaspis

Dies gilt also nur, wenn jemand auf einem Ohr nichts mehr hört. Wenn dieser Zustand relativ akut ist, hört der Patient nach kurzer Zeit auf diesem Ohr wieder besser, wenn er aber schon sehr lange besteht, bringt dies nicht mehr viel. Damit der kleine Jaspisstein nicht im Ohr verschwindet, nimmt man zweckmäßigerweise eine kleine Jaspisolive, die an einem Kettchen befestigt ist. Dann kann man sie ohne Schwierigkeiten wieder herausziehen.

„Der Himmel ist überall, wo Menschen mit Gott in Liebe zu dem Mitmenschen und sich selber erfüllt sind!“

Edelsteine als Helfer II

NOVEMBER

27

28

29

30

„Und wer starken Schnupfen hat, der halte den Jaspis an den Mund und hauche ihn mit seinem warmen Atem an, damit er warm und feucht werde, stecke ihn in die Nasenlöcher und drücke mit der Hand die Nase zu, damit die Wärme des Steines in den Kopf eindringt. Und die Säfte des Kopfes werden schneller und milder gelöst, und der Kranke wird sich besser befinden."

Dies erzählte ich auf einer Fachfortbildung. Ein Kollege, der starken Schnupfen hatte, probierte dies sofort aus und hängte sich die Kette mit der Jaspisolive um den Hals. Beim Stehen an der roten Ampel hauchte er dann immer seine Olive an und steckte sie sich in die Nase. Zu seinem und meinem Erstaunen ging innerhalb kurzer Zeit nicht nur der Schnupfen sehr gut weg, sondern auch sein allergisches Asthma. Seither wird dies in vielen Praxen auch bei allergischem Asthma mit gutem Erfolg eingesetzt.

„Und wem im Herzen, in den Lenden oder in irgendeinem anderen Glied des Menschen Stürme der Säfte, das heißt Gicht, auftreten, der lege den Jaspis auf jene Stelle und drücke ihn, bis er dort warm wird, und die Gicht wird weichen, weil die gute Wärme und die gute Kraft jene unrichtig warmen und kalten Säfte heilt und beruhigt."

Bei Schmerzen, auch rheumatischer Art, sollte man sich solange eine Jaspisscheibe auf die schmerzende Stelle legen, bis sie vom Körper Wärme angenommen hat, dann weglegen, bis sie kalt ist, und dann nochmals auflegen. Man kann dies natürlich auch sehr gut mit zwei solcher Scheiben im Wechsel machen. Man hat dann das Gefühl, als ob der Schmerz direkt weggezogen wird.

„Und wenn Blitze und Donner im *Schlaf erscheinen,* *ist* es *gut, dass der Mensch den Jaspis bei sich hat, weil Phantasien und Trugbilder ihn dann meiden."*

Wenn jemand unter Alpträumen leidet, hilft der Jaspis, weil er das Vegetativum etwas beruhigt und ausgleicht, da er sehr gut die Schilddrüse besänftigt. Auch die Herzrhythmusstörungen, die von der Schilddrüse kommen, werden durch die Jaspisauflage sehr positiv beeinflusst.

„Und wenn die Schlange an irgendeinem Ort ihren Hauch ausströmt, lege den Jaspis dorthin, und ihr Hauch wird so *geschwächt, dass er weniger schädlich ist und dass die Schlange dort zu hauchen aufhört.“*

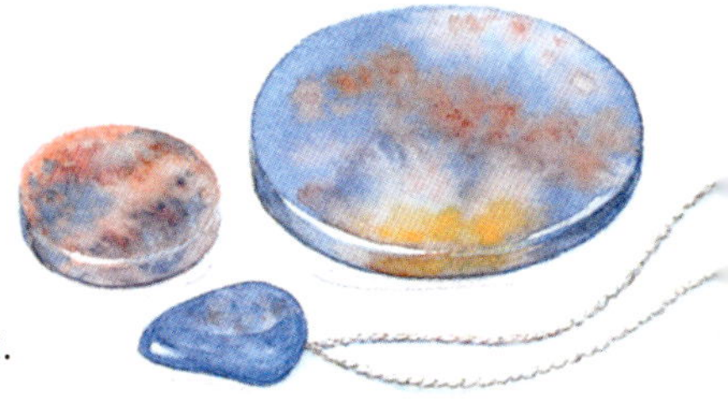

Jaspis

Dies klingt mystisch und mittelalterlich, ist es aber nicht. Damit meint die heilige Hildegard ziehende Schmerzen, wie man sie bei einer Sehnenscheidenentzündung, einem Tennisarm oder einer Schleimbeutelentzündung antrifft. Diese Schmerzen „schlängeln“ sich durch das Gewebe und sind oftmals direkt an einem Punkt nicht fassbar.

Bei allen diesen Schmerzen hilft der Jaspis sehr gut. Ich hatte schon Patienten in der Praxis, die wochenlang wegen ihrer „Bursitis“ oder „Tendovaginitis“, wie dies offiziell heißt, mit Injektionen, Bestrahlungen und starken Medikamenten behandelt wurden, ohne Erfolg. Drei Nächte einen Jaspis auf die schmerzende Stelle gebunden, und es war fast alles weg. Dies erlebt man immer wieder.

Erkrankungen sind bei Hildegard alle seelischen Ursprungs. „Dabei legt sich um das Herz etwas wie ein Nebel und verdunkelt das Herz. Dann verfällt der Mensch in Trübsinn und Traurigkeit, und aus der Traurigkeit erhebt sich der Zorn. Und durch diesen Zorn fällt der Mensch in schwere Krankheiten.“

DEZEMBER

1	*Eligius*
2	
3	*Cassian*
4	*Barbara*
5	
6	*Nikolaus*
7	
8	*Mariä Empfängnis*
9	
10	*Judith*
11	
12	*Ottilie*
13	*Lucia*
14	
15	
16	
17	*Lazarus*
18	
19	
20	*Abraham*
21	*Winteranfang*
22	
23	
24	*Heiliger Abend*
25	*Anastasia*
26	*Stephanus*
27	*Johannes*
28	*Fest der unschuldigen Kinder*
29	*Thomas Becket*
30	*David*
31	*Silvester*

DEZEMBER

DEZEMBER

1

„Dezember", vom lat. „decem", „zehn", da er bei den Römern der 10. Monat war. Nach dem Weinachtsfest heißt er auch in vielen Gegenden „Christmonat".

Der Monat Dezember steht gleichbedeutend für den Advent, die Vorweihnachtszeit und den bevorstehenden Jahreswechsel.

Advent ist für alle Christen die Vorbereitung auf die Ankunft des Erlösers Jesus an Weihnachten und kommt aus dem Lateinischen von „adventus", was ganz einfach „Ankunft" bedeutet.

2

An den vier Adventssonntagen wird in den Kirchen meist aus dem Alten Testament gelesen, wo die alten Propheten die Ankunft des Messias vorhersagten. Der erste Adventssonntag ist auch gleichzeitg der erste Tag des christlichen Kirchenjahres.

3

Die vier Kerzen auf dem Adventskranz – für jeden der Sonntage eine – sind erst in den letzten 200 Jahren in das Brauchtum mit aufgenommen worden und symbolisieren die „Ankunft des Lichtes der Welt". Auch der Weihnachtsbaum als Symbol für das Weihnachtsfest kam erst in dieser Zeit langsam auf.

Kurz vor Weihnachten, am 21. Dezember, ist dann der Tag der Wintersonnenwende, der auch gleichzeitig der Tag des Winteranfangs ist. Dies ist die längste Nacht und der kürzeste Tag des ganzen Jahres und wurde schon in alten, heidnischen Bräuchen als Tag des Lichts und des Anbruchs gefeiert. Deshalb legte man im christlichen Jahresablauf auch dieses „Lichtfest Weihnachten" in diese Zeit.

Die Nächte zwischen „Weihnachten“ und dem „Fest der Heiligen Drei Könige“ am 6. Januar nennt man auch „Raunächte“ oder „Rauchnächte“. Sie heißen deshalb so, weil man früher und zum Teil auch heute noch in dieser Zeit das ganze Haus mit Weihrauch ausräucherte „gegen die bösen Geister“. Neueste Forschungen zeigen, dass der Rauch vom Weihrauch antibakteriell wirkt, das heißt, dass man damit Keime von Infektionskrankheiten abtöten kann. Da gerade in dieser Zeit viele Erkältungskrankheiten auftreten, konnte man also damit entgegenwirken, die „bösen Geister vernichten“.

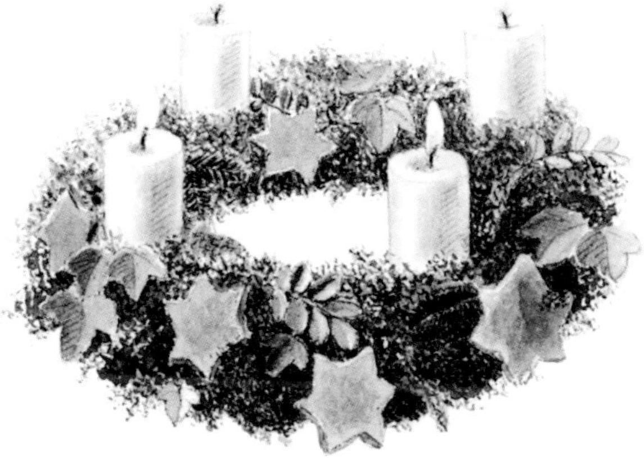

„Lerne die Wunden durch die Barmherzigkeit zu heilen, wie auch der höchste Arzt ein heilsames Beispiel hinterließ.“

Weihnachtsbäckerei I

DEZEMBER

4

St. Barbara

Wenn man an diesem Tag Kirschzweige oder anderes Gehölz von Obstbäumen schneidet und an einen etwas wärmeren Ort stellt, hat man am Heiligen Abend einen blühenden Strauß. Diese Zweige wurden früher am Heiligen Abend geschmückt und gelten als Vorläufer des Weihnachtsbaumes.

5

6

Fest des hl. Nikolaus

An diesem Tag werden in vielen Gegenden die braven Kinder vom Nikolaus, der mit Mitra, Rauchmantel und Bischofsstab versehen ist, beschenkt, die weniger braven Kinder bekommen vom „Knecht Rupprecht“, dem „Krampus“, dem „Klaubauf“ oder dem „Barthel“, dem Gehilfen des hl. Nikolaus, die Rute.

7

Lebkuchen nach Schweizer Art

- 250 ml Birnendicksaft zusammen mit
- 100 ml Vollmilch
- 100 ml Rahm (flüssige Schlagsahne)
- 50 g weiche Butter und
- 80 g braunen Vollrohrzucker schaumig rühren,
- 2 gestrichene EL Gewürzmischung beigeben und unterrühren (Gewürzmischung: siehe Nervenkekse)

- 1 gestrichener EL Natron
- 1 EL Kirschwasser und evtl.
- 2 – 3 EL Rotwein beifügen
- 200 g Dinkelweißmehl und
- 200 g Dinkelvollkornmehl

beigeben und untermischen, in eine gefettete und bemehlte Springform oder auf ein Backblech geben und auf dem obersten Blech bei ca. 200 Grad Celsius 35 bis 40 Minuten backen, nach dem Herausnehmen noch warm mit Birnendicksaft oder Schokoladenguß bestreichen und nach dem Auskühlen in Stücke schneiden.

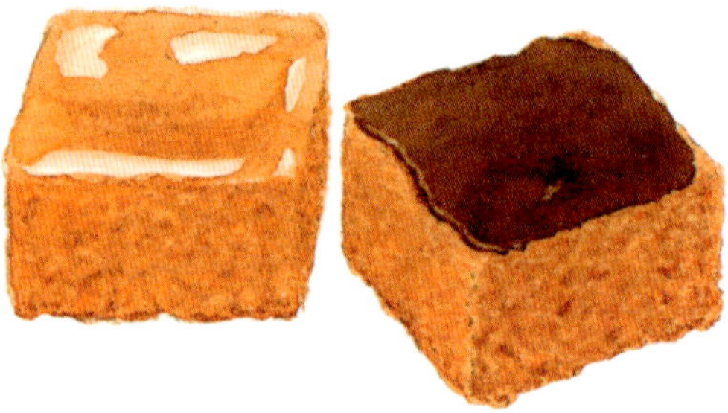

Mandelplätzchen

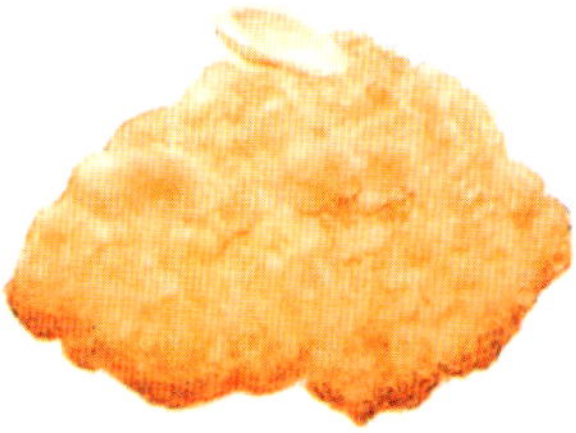

Auch in der Weihnachtsbäckerei sollte der Dinkel immer die gesunde und schmackhafte Basis sein

- 100 g Butter schaumig rühren
- 100 g braunen Vollrohrzucker
- 1 Messerspitze Vanillenzucker
- 1 Prise Salz
- 2 Eier beigeben und vermischen
- 50 g fein gehackte Mandeln und
- 200 g Dinkelweißmehl
  beigeben und alle Zutaten zu einem Teig verrühren.

Mit einem Löffel abstechen und auf ein gefettetes und bemehltes Backblech geben und auf dem obersten Blech bei ca. 180 Grad Celsius 15 bis 20 Minuten backen.

Florentiner

- 2 Esslöffel Honig im Wasserbad erwärmen und
- 3 Esslöffel Rahm (flüssige Schlagsahne) gut unterrühren
- 60 g Mandelplättchen
- 60 g Rosinen
- 30 g Zitronat
- 30 g Orangeat beigeben,
  bis kurz vor die Kochtemperatur erhitzen,
  abkühlen lassen und
- 100 g Dinkelflocken unterrühren.

Teigmasse zu runden Plätzchen formen und auf einem Backblech mit Pergamentpapier bei ca. 100 Grad Celsius 1 Stunde auf der mittleren Stufe der Backröhre trocknen. Danach mit Schokoladenguss bestreichen.

Schlehe

DEZEMBER

8

9

10

11

Die heilige Hildegard schreibt dazu:
„Ein gichtkranker Mensch, dem die Sinne schwinden und die Glieder lahmen, nehme grünen oder auch alten Schlehdorn und verbrenne ihn. Dieser Asche gebe er Nelkenpulver und zweimal soviel Zimt wie Nelkenpulver bei. Dann füge er gekochten und reinen Honig (abgeschäumten Honig) *hinzu und mische alles mit Wein, dass die Asche das Nelkenpulver um ein Drittel übertreffe und auch den gepulverten Zimt. Und so bereite einen Klartrank und trinke nüchtern mäßig, nach dem Essen aber nehme er genügend. Und das tue er oft, und die Gicht wird von ihm weichen, dass er seiner Stimme wieder mächtig wird, und die Gesundheit der Glieder wird er wieder erlangen, weil dieser Trank besser als Gold ist.“*

Diesen Trank nimmt man also bei Lähmumgserscheinungen mit Ausfällen verschiedener Art, wie man es z. B. bei der Multiplen Sklerose findet. Vor dem Essen 1 TL, nach dem Essen 1 EL voll über einen längeren Zeitraum mit kleinen Pausen dazwischen.

Rezept Schleh-Aschen-Klartrunk:

- Schlehenholzasche 30 g
- Nelkenpulver 25 g
- Zimtpulver 45 g

100 Gramm dieses Pulvers mit etwa der gleichen Menge abgeschäumten Honig mischen, das Ganze dann in 2 bis 3 Liter Wein leicht erwärmen und durch ein Leinentuch seihen. Nach der ersten Filterung ist es ratsam, es nochmals durch ein frisches Tuch zu seihen, da es einen „Klartrank“ geben soll.

„Und die Frucht des Schlehdorns, die Schlehen, süße mit Honig und iss sie oft so, und die Gicht in dir wird weichen."

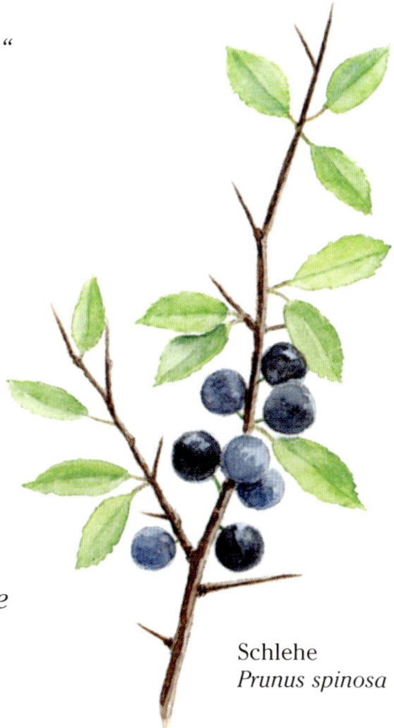

Schlehe
Prunus spinosa

Hier sollte man die Früchte – natürlich erst nach den ersten Frösten – ernten, möglichst entkernen und in Honig einlegen. Den Honig vorher im Wasserbad auf ca. 30 Grad Celsius erhitzen, damit er dünnflüssig wird, und dann die Früchte einrühren und möglichst einige Zeit jeden Tag nachrühren, damit wirklich alle Stellen der Früchte mit Honig benetzt sind und dieser einziehen kann. Dadurch wird ein Schimmeln der Früchte verhindert, das unweigerlich kommt, wenn eine Stelle nicht mit Honig benetzt ist und diese an der Oberfläche mit der Luft in Berührung kommt.

Täglich 4 bis 5 dieser Früchte mit etwas Honig essen.

„*Wer schwach* im *Magen ist, der brate Schlehen oder koche sie in Wasser und esse sie oft, und sie führt den Unrat und den Schleim vom Magen ab. Wenn er die Kerne mitisst, schadet* es es *ihm nicht.*"

Bei Magenbeschwerden aller Art also einfach die Schlehenfrüchte in etwas Wasser kochen, evtl. des besseren Geschmacks wegen etwas Honig zufügen und essen. Die Kerne können – wie wir bei Hildegard lesen können – mitgegessen werden. Das bleibt jedem selbst überlassen. Auf alle Fälle haben wir hier ein sehr einfaches und gut wirksames Magenmittel, das sich jeder selbst herstellen kann.

Salbei I

DEZEMBER

12

13 Hl. Lucia

Vor dem Jahre 1582, in dem der Gregorianische Kalender bei uns eingeführt wurde, wurde der 13. Dezember, der Gedenktag der hl. Lucia, als Wintersonnenwende gefeiert. Sie wird deshalb in einigen Gegenden noch heute als „Lichtbringerin" verehrt.

14

15

„Der Salbei ist nützlich gegen die kranken Säfte, weil er trocken ist. Roh und gekocht ist er gut für jenen zu essen, den schädliche Säfte plagen, weil er diese unterdrückt. Nimm Salbei und pulverisiere ihn und iss dieses Pulver mit Brot, und es vermindert den Überfluss der schlechten Säfte in dir."

Zur allgemeinen Reinigung des Körpers sollte man Salbeipulver mit etwas Brot immer wieder einmal essen. Das ist besonders wichtig bei allen Hauterkrankungen und auch beim Rheuma .

„Und wer von irgendeiner schmutzigen Sache Gestank erleidet, der stecke Salbei in die Nase und es nützt ihm."

Hier spricht Hildegard von der Stinknase, der Ozeana. Wenn also jemand darunter leidet, einfach immer wieder einmal ein möglichst frisches Salbeiblatt in die Nase stecken. Das Blatt kann man übrigens auch im Winter vom Stock wegnehmen, da die Blätter wohl hartgefroren sind, aber nach dem Auftauen wie frische Blätter verwendet werden können.

„Wenn jemand Überfluss an Schleim und stinkenden Atem hat, dann koche er Salbei in Wein und seihe es durch ein Tuch und trinke es oft, und die schlechten Säfte und der Schleim in ihm werden gemindert."

Hier ist fast die gleiche Indikation wie beim Salbeipulver angezeigt, also speziell bei Hautkrankheiten. Beim Rheuma sollte man lieber die nächste Verordnung nehmen.

„Und wenn jener, der diese Krankheit hat, an Gicht leidet, dann koche Salbei in Wasser und trinke, und die schlechten Säfte und der Schleim in ihm werden gemindert."

Das ist also ein Rheumatee aus Salbei. Es kommt sehr selten vor, dass bei der heiligen Hildegard ein Tee Verwendung findet. Wenn er aber ausdrücklich verordnet wird, dann ist er auch angebracht.

Man muss also ganz klar unterscheiden zwischen dem in der Volksheilkunde verwendetem Tee zum Gurgeln bei allen Halserkrankungen und dem Rheumatee zum Trinken: der Gurgeltee wird nur aufgebrüht, die Blätter werden also mit kochendem Wasser übergossen und etwas ziehen gelassen, der Tee gegen rheumatische Erkrankungen aller Art muss aber gekocht werden, ca. drei Minuten leicht sprudelnd.

„Und wenn er noch an Lähmung leidet, dann koche er Salbei in Wasser und trinke ihn. Und wenn seine Wärme mit Wasser gemildert ist, dann unterdrückt er die Lähmung im Menschen. Wenn er diesem Menschen in Wein geben würde, dann würde der Wein die lähmenden Säfte in ihm ihr Maß überschreiten lassen."

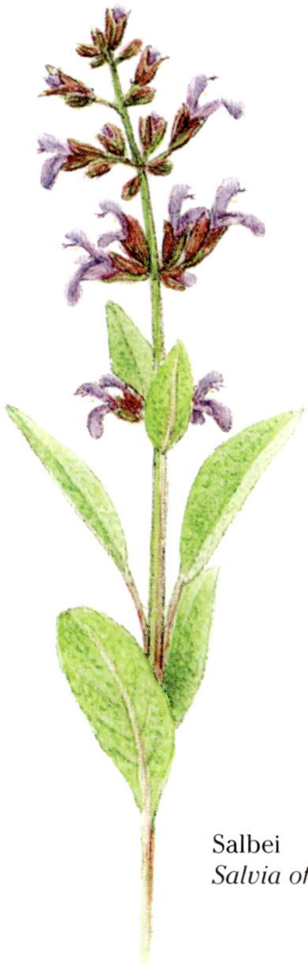

Salbei
Salvia officinalis

Wenn dann die rheumatische Erkrankung schon so stark ist, dass es zu Lähmungserscheinungen kommt, dann ist der gekochte Tee erst recht angebracht. Hier gibt uns die heilige Hildegard dann auch die Erklärung dazu, warum man hier Salbei in Wasser und nicht in Wein – wie sonst bei ihr üblich – gibt. Durch den Salbeitee wird die Hitze (z. B. einer rheumatischen Entzündung) abgemildert.

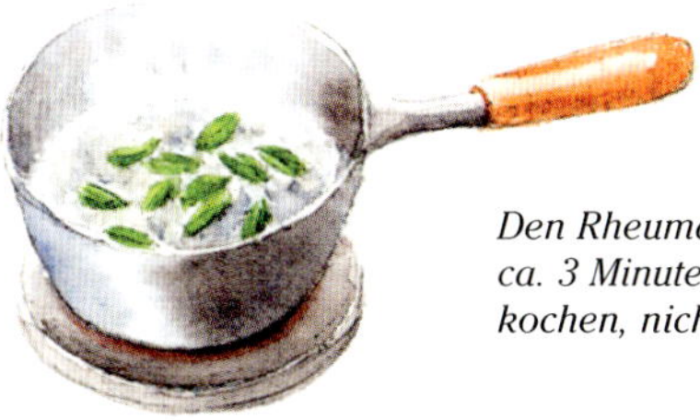

Den Rheumatee aus Salbei ca. 3 Minuten sprudelnd kochen, nicht nur aufbrühen

Salbei II

DEZEMBER

16

17

18

19

„Wer Widerwillen gegen Essen hat, der nehme Salbei und weniger Kerbel und etwas Knoblauch und zerstoße dies zusammen in Essig und so mache er eine Würze und tauche die Speisen, die er essen will, hinein und er hat Appetit zu essen."

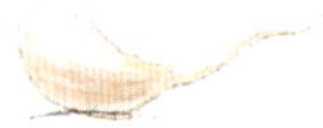

Hier ist also eine appetitanregende Würze beschrieben. Salbei, Kerbel und Knoblauch zusammen mit etwas Weinessig zerstoßen. Dies regt über die Geschmacksnerven den Verdauungssaftfluss enorm an, und dadurch bekommt ein Kranker dann oftmals richtigen Hunger. Er muss nur den ersten Schritt tun und den ersten Happen mit dieser Würze in den Mund stecken.

„Wenn jemand den Urin wegen der Kälte des Magens nicht halten kann, dann koche er Salbei in Wasser und seihe es durch ein Tuch und trinke es oft warm und er wird geheilt werden."

Hier wird also der warme Salbeitee empfohlen mit einer Fülle von Indikationen.

„... wegen der Kälte des Magens..." Diesen Ausdruck verwendet die heilige Hildegard bei allen Störungen im Magenbereich, die mit einer Schleimhautentzündung oder – reizung einhergehen. Diese Erkrankung kann man dann mit warmem Salbeitee auskurieren.

Nun ist aber der Magen – wenn man z. B. in die chinesische Heilkunde hineinschaut (die im Energieschema viele Parallelen zur Hildegard-Heilkunde aufweist) – das Zentrum der körperlichen Energieversorgung. Aus ihm kommt der „ Drei-Erwärmer" , der in seinem Verlauf auch die Energie u. a. in den Urogenitalbereich hineinbringt. Wenn also der Magen kalt ist, kommt es auch zu Störungen in diesem Bereich.

Wenn also „... *jemand den Urin nicht halten kann ...*“, sollte als allererste Maßnahme warmer Salbeitee getrunken werden. Dies kommt bei älteren Personen beiderlei Geschlechts sehr oft vor, hilft aber genausogut bei den kindlichen Bettnässern.

„Wenn aber üble und verdichtete Säfte im Menschen überhand nehmen und ihn für einige Zeit Blut speien lassen, dann möge dieser Mensch erst einmal keine Heilmittel einnehmen, damit nicht das Blut, durch das Heilmittel aufgeschreckt, ihn inwendig geschwürig macht und mehr als gewöhnlich ausfließt. Aber nachdem das Bluten etwas aufgehört hat, koche er Salbei in lindem und leichtem Wein, der etwas mit Wasser vermischt ist, nach Beigabe von etwas Olivenöl oder Butter, und nach dem Kochen seihe er es durch ein Tuch und trinke mäßig, nicht nüchtern, sondern nach dem Essen, und es stärkt ihn und heilt ihn innerlich.“

In solchen Fällen erst einmal 2 bis 3 Tage Fasten mit Fencheltee und keinerlei Medikamente nehmen, weil diese eben den Magen oftmals zu sehr reizen. Diese Maßnahme muss natürlich mit dem Hausarzt abgesprochen werden! Dann eine leichte Aufbaukost, z. B. eine Dinkelgrießsuppe, leicht gewürzt und dann die obige Rezeptur anwenden:

Salbei in einem leichten Wein, der mit Wasser verdünnt wurde, und etwas Öl oder Butter kochen und nach dem Essen 1 EL davon nehmen.

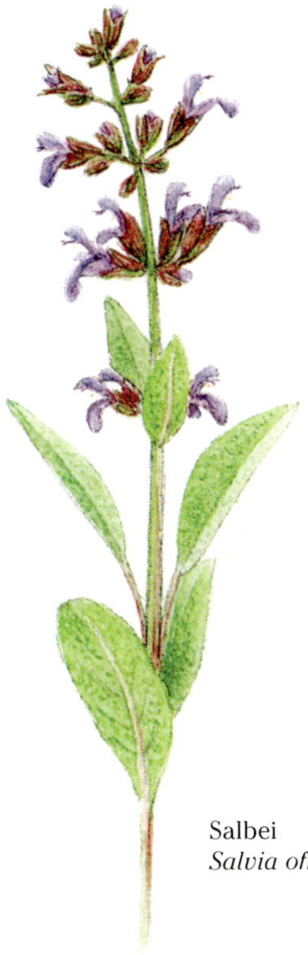

Salbei
Salvia officinalis

„Erhebe deine Augen zu dem, der dich erschaffen hat und mit seinem Blut gereinigt. Zeige ihm deine Wunden und erbitte von ihm die Arznei, denn Gott verschmäht die Verwundeten nicht und verachtet nicht die Schmerzen derer, die vor ihm zittern.“

Weihnachtsbäckerei II

DEZEMBER

20

21 Winteranfang
Wintersonnenwende

Die längste Nacht und der kürzeste Tag des ganzen Jahres. Dieser Tag wurde von alters her von allen Völkern und Religionen als das Ende der langen Nacht und der Neubeginn des Lichts gefeiert.

22

23

Weihnachtskuchen

- 150 g Sultaninen
- 150 g kandierte Früchte
- 100 g getrocknete Aprikosen, kleinschneiden, mit
- 4 Esslöffel Rum mischen und ca. 1 Stunde ziehen lassen

- 250 g Butter schaumig rühren
- 250 g braunen Vollrohrzucker nach und nach beigeben und mit
- 4 Eiern unterrühren und schaumig schlagen
- 50 g Mandelstifte
- 50 g geröstete Mandeln
- 1/2 abgeriebene Zitronenschale
- 1 Esslöffel Zimt
- 1 Messerspitze Nelkenpulver
  zusammen mit den eingelegten, obigen Früchten vermischen

- 150 g Dinkelweißmehl
- 150 g Dinkelvollkornmehl
- 2 Esslöffel Backpulver
  daruntergeben, in gefettete und bemehlte Springform von 24 cm Durchmesser geben und bei 175 Grad Celsius auf der obersten Stufe der Backröhre ca. 55 Minuten backen.

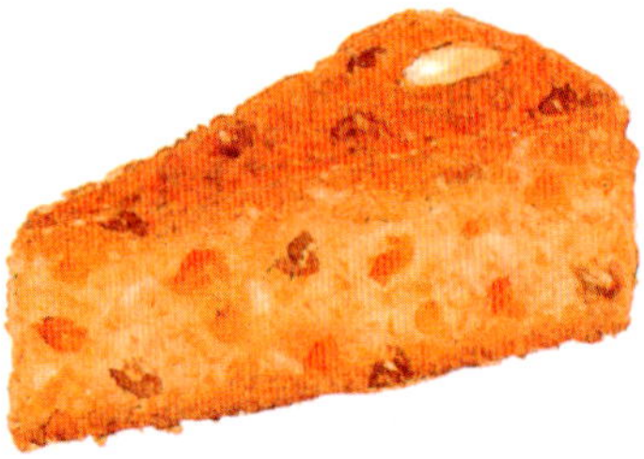

Dinkelstollen

- 50 g Rosinen
- 50 g Orangeat
- 50 g Zitronat vermischt in
- 2 Esslöffel Rum ca. 3 Stunden zugedeckt ziehen lassen

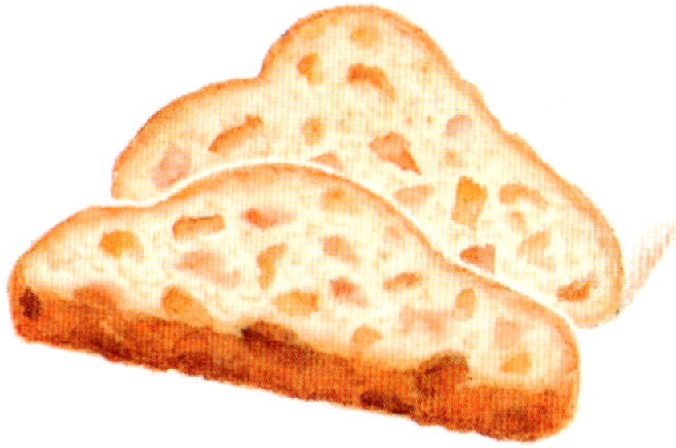

- 500 g Dinkelweißmehl
- 300 g Dinkelschrot in eine Schüssel geben, einen Kranz machen
- 5 g Salz daraufgeben
- 40 g Hefe in
- 100 ml warmer Vollmilch auflösen und in den Kreis geben
- 150 g Butter in
- 350 ml Vollmilch auf 37 Grad Celsius erwärmen und beigeben
- 2 Eier und
- 150 g braunen Vollrohrzucker zu einem geschmeidigen Teig verarbeiten und gehen lassen, bis er doppelt so groß ist

- 50 g gehackte Mandeln mit den obigen, gebeizten Früchten mischen und in den getriebenen Teig gut einarbeiten und in 2 ausgebutterte und bemehlte Kuchenformen füllen.
  Nochmals ca. 30 Minuten gehen lassen und dann bei 210 Grad Celsius auf der obersten Schiene ca. 35 Minuten backen.

Statt Orangeat und Zitronat kann man auch gedörrte Aprikosen kleingeschnitten mit den Rosinen in Rum einlegen, ziehen lassen und in den Teig einarbeiten.

Goldkur

DEZEMBER

24 Heiliger Abend

Dieser Tag wird als der Geburtstag Jesu, des Erlösers der Welt, in der ganzen christlichen Welt feierlich begangen. Es ist das Friedensfest, an dem man sich Geschenke gibt und an dem man alte Fehden vergeben und vergessen sollte.

25 1. Weihnachtsfeiertag

In dieser Heiligen Nacht wurde Christus geboren. In vielen ländlichen Gegenden wird noch die Mitternachtschristmette gefeiert. In den Bergen wird anschließend oft noch das Licht der geweihten Kerzen von der Mette mit nach Hause genommen, als Symbol, dass das Licht in die Welt gekommen ist.

26 2. Weihnachtsfeiertag

Hl. Stephanus,
1. Märtyrer der Christenheit

27

In der offiziellen Medizin werden bei Rheuma manchmal Goldsalzinjektionen eingesetzt. In manchen Fällen bringt dies am Anfang etwas, in anderen Fällen nichts. Teilweise kommt es danach zu einer Therapie-Blockade, und dann kann man fast nur noch mit Cortison behandeln, was eben nur eine gewisse Zeit gut gehen kann.

Die Goldkur nach der heiligen Hildegard von Bingen wird anders angewendet, hat eine gute und nachhaltige Wirkung, keine Nebenwirkungen und keine Therapie-Blockaden.

Diese Hildegardische Goldkur ist anzuwenden bei:

1. Rheuma, Arthritis, Arthrosen und Gicht, also beim gesamten, rheumatischen Formenkreis

2. bei allen Magen-Darm-Beschwerden, also bei Gastritis, der Magenschleimhautentzündung oder -reizung (Hildegard bezeichnet dies als einen „kalten Magen“), bei Magen- und Zwölffingerdarm-Geschwüren und bei einer allgemeinen Überempfindlichkeit des Magens, aber auch bei Über- oder Untersäuerung des Magens

3. zur allgemeinen Stabilisierung der Gesundheit

4. zur Vorbeugung, also zur Prophylaxe, gegen alle diese Krankheiten

Diese Hildegardische Goldtherapie wird nur einmal pro Jahr an zwei aufeinanderfolgenden Tagen durchgeführt, dann hat man ein Jahr Pause. Wenn dann wieder Beschwerden auftreten, sollte man die Kur wiederholen.

Das notwendige „Rohmaterial“, also speziell das nötige gepulverte Feingold, bekommt man über die Hildegard-Vertriebe. Eine Kurpackung besteht aus je 2 x 0,6 Gramm reinem Nugget-Goldpulver.

Am 1. Tag der Kur nimmt man:

- 1 Päckchen Goldpulver 0,6 Gramm
  und knetet es zusammen mit
- 2 Esslöffel Dinkelfeinmehl
  (Hildegard sagt „Semmelmehl“) und
- 1 Esslöffel Wasser zu einem Teig
  und isst diesen Teig morgens nüchtern in rohem Zustand. (Diese Mischung gibt es auch fertig und muss vor dem Verzehr nur noch mit Wasser angerührt werden.)

Am 2. Tag der Kur macht man:

- aus denselben Zutaten wieder einen Teig, formt ein Plätzchen daraus und backt es bei ca. 180 Grad Celsius im Backofen ca. 10 Minuten. Dann werden diese Plätzchen ebenfalls morgens nüchtern gegessen. (Diese Plätzchen gibt es auch schon fertig über den Handel.)

Sowohl das Plätzchen am zweiten Tag als auch den Teig am ersten Tag sollte man immer ca. 1/2 Stunde vor dem Frühstück nehmen.

Kurpackung:
1 Dose der fertigen Mehlgoldmischung zum Anrühren,
1 Packung fertig gebackener Goldplätzchen.

Den Goldwein als Ergänzung unter „Rheuma IV“ im September.

Buchsbaum

DEZEMBER

28

29

30

31 Fest des hl. Silvester

Silvester war Papst in Rom, gestorben 335. Er bekehrte Kaiser Konstantin zum Christentum. Dadurch wurde die christliche Religion zur Staatsreligion erhoben, die die heidnischen Götter ablöste.

Die heilige Hildegard schreibt zum Buchsbaum:

„Der Buchsbaum ist warm und so *stark, dass er das Grün das ganze Jahr hindurch behält.*

Und ein Mensch, der Hautausschläge hat, zerstoße Rinde und Blätter des Buchsbaums und drücke seinen Saft aus und füge etwas weniger Süßholz bei und wärme es in reinem Wein. Dies soll er oft warm trinken, und es vertreibt den Schmerz und das Gift des Ausschlages aus seinem Körper, dass nichts in den Leib eindringt.

Und dann mische er dem vorgenannten Saft des Buchsbaums etwas Baumöl (Olivenöl) *bei, tauche eine Feder ein und salbe damit sanft seinen Ausschlag und die Kruste darum. Und dies tue er oft, und er wird geheilt werden.*

Aber bevor er sich auf diese Weise salbt, soll er stets von diesem Saft, dem Süßholz beigemischt ist und der in Wein erwärmt wurde, trinken, damit die Salbung nicht die äußere Unreinheit in den Körper hineintreibe, und so *wird jener Mensch geheilt werden.*

Und wer aus dem Holz des Buchsbaums einen Zuber oder Becher fertigt und Wein hineingießt, dass er den Geschmack des Holzes annimmt, und dies oft trinkt, der nimmt das Fieber von seinem Magen und macht seine Augen klar.“

Die heilige Hildegard verrät uns hier also ein Rezept gegen Hautausschläge und Hautunreinheiten aller Art, weist aber ausdrücklich darauf hin, dass wir dabei erst den Körper innen reinigen müssen, bevor wir an das Äußere gehen. Da jede Hauterkrankung eine Erkrankung von innen ist und nur in den seltensten Fällen nur von außen kommt, ist dieser Hinweis äußerst wichtig.

Zur besseren Saftgewinnung sollten wir die Rinde und die Blätter aber immer bei zunehmendem Mond – kurz vor Vollmond – ernten. Dagegen sollte das Holz, aus dem wir uns einen Becher drechseln lassen, nur bei abnehmendem Mond – am besten kurz vor Neumond und auch möglichst im Winter – geschlagen werden. Da haben wir eine Garantie, dass der Becher keine Sprünge bekommt, wenn er trocken wird. Auch wird er natürlich durch den ständigen Gebrauch, indem wir oft etwas Wein darin stehenlassen, *„dass er den Geschmack des Holzes annimmt“,* immer in einem leicht gequollenen und dichten Zustand sein.

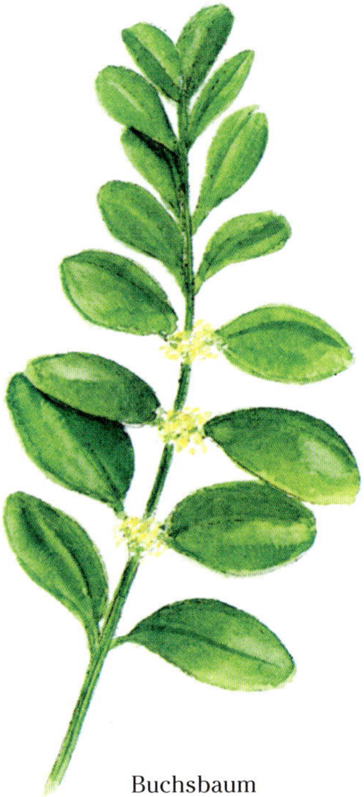

Buchsbaum
Buxus sempervirens

Hier noch einmal die **Rezepturen:**

- 1 ml Buchsbaumsaft
- 1/2 Teelöffel Süßholzpulver in
- 1/4 Liter Wein erwärmen und mehrmals täglich etwas davon trinken.

- 1 ml Buchsbaumsaft mit
- 10 ml Olivenöl vermischen und damit öfters leicht einstreichen.

Buchsbaumsaft nur in geringen Mengen zu sich nehmen, da Buchsbaum zu den Giftpflanzen zählt.

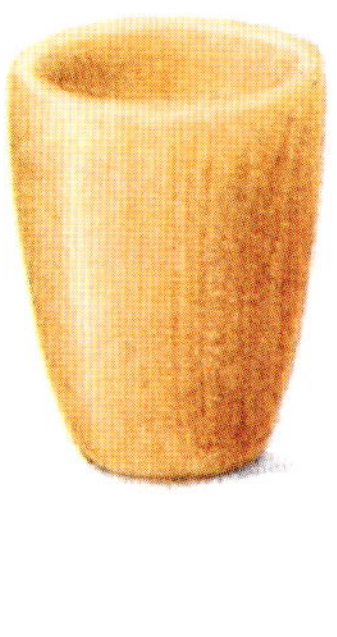

Weinbecher aus Buchsbaum. Das zum Drechseln benötigte Holz am besten kurz vor Neumond im Winter schlagen

Stichwortverzeichnis

Quellenverzeichnis

Hildegard von Bingen:
Heilmittel;
Ursachen und Behandlungen der Krankheiten;
Scivias – Wisse die Wege; Liber vitae meritorim – Das Buch der Lebensverdienste

Sekundärliteratur

Eduard Gronau:
Hildegard von Bingen

Gottfried Hertzka:
Kleine Hildegard-Apotheke;
So heilt Gott;
Das Wunder der Hildegard-Medizin

Hertzka / Strehlow:
Große Hildegard-Apotheke;
Küchengeheimnisse der Hildegard-Medizin

Madaus:
Lehrbuch der biologischen Heilmittel, 3 Bände

Rosemarie Müller:
Hl. Hildegard – DinkelKochbuch

Peter Pukownik:
Hl. Hildegard – Heilfasten

Walburga Storch, aSB:
Gebete der Heiligen Hildegard

Jürgen Thorwald:
Macht und Geheimnis der frühen Ärzte

Die Zeitschriften der drei Hildegard-Vereine

1. „Hildegard-Heilkunde“, Mitteilungsblatt des „Förderkreises Hildegard von Bingen e.V.“, D-78464 Konstanz
2. „Hildegard-Zeitschrift“, Mitteilungsblatt der „Internationalen Gesellschaft Hildegard von Bingen“, CH-6390 Engelberg
3. „St. Hildegard-Kurier“, Mitteilungsblatt des „Bundes der Freunde Hildegards eV“, A-5084 Grossmain bei Salzburg

Bezugsadressen für Hildegard-Mittel
(Gesamtsortiment)

1. Jura Naturheilmittel, Nestgasse 2, D-78464 Konstanz, Tel.: 07531/31487
2. Sankt Hildegard Posch GmbH, Am Weinberg 23, A-4880 SI. Georgen, Tel.: 07667 / 361
3. Hildegard Naturdrogerie, Aeschenvorstadt 25, CH-4051 Basel, Tel.: 061 / 2799151 Mail: hildegard.naturdrogerie @dropa.ch

---